2016 国家执业药师考试

·高频易错考点随身记·

中药学综合知识与技能

主　编　关　枫　高长玉

副主编　刘　磊　王　萍

编　委　（按姓氏笔画排序）

王　萍　王　聪　刘　磊

刘　杰　关　枫　李　微

张成宇　高长玉

中国医药科技出版社

内容提要

本书是“2016国家执业药师考试高频易错考点随身记”系列之一，由多年从事执业药师考前辅导的专家围绕最新版考试大纲和考试指南，对国家执业药师资格考试历年高频出现的重点、难点、易错点进行条理分明地凝炼、归纳与梳理。本书精心分章节设置了“考点梳理”“真题回放”“易错题解析”“关键点提示”等特色板块，高度覆盖最新版考试指南的高频易错考点。层次清楚、题辅结合，便于考生记忆与掌握，指导考生有的放矢地高效复习与合理备考。本书具有极强的针对性和实用性，是参加2016年国家执业药师资格考试考生的必备复习用书。

图书在版编目（CIP）数据

中药学综合知识与技能／关枫，高长玉主编．—北京：中国医药科技出版社，2016.4

2016国家执业药师考试高频易错考点随身记

ISBN 978-7-5067-8376-7

Ⅰ.①中… Ⅱ.①关… ②高… Ⅲ.①中药学—资格考试—自学参考资料 Ⅳ.①R28

中国版本图书馆CIP数据核字（2016）第070007号

美术编辑 陈君杞
版式设计 麦和文化

出版 中国医药科技出版社
地址 北京市海淀区文慧园北路甲22号
邮编 100082
电话 发行：010-62227427 邮购：010-62236938
网址 www.cmstp.com
规格 850×1168mm 1/32
印张 8¾
字数 300千字
版次 2016年4月第1版
印次 2016年4月第1次印刷
印刷 北京市密东印刷有限公司
经销 全国各地新华书店
书号 ISBN 978-7-5067-8376-7
定价 29.00元

编写说明

习医用药者，应永远坚守一颗“至精至微、勤勉不倦、如履薄冰”的敬畏之心！执业药师是我国公众健康的守护者，执业药师资格制度的核心是保障合格准入药学专业技术人员在药品质量管理、药学服务、药物警戒、中医药学相关专业知识与实践技能等方面具备良好的综合性职业能力，并且能够很好地将其应用于指导药房常规操作、公众用药咨询、药物治疗与合理用药方案优化、健康教育等具体实践工作之中。自2015年起，国家执业药师资格考试大纲发生了颠覆性变化，从考试内容、重点要求到考试题型等诸多方面都有非常重大的更新和扩充，更加着重强调理论联系实际，也更加注重和突出药学实践工作、临床用药指导和患者教育，充分体现“以用定考、以用为先”的主导理念，与当今执业药师所肩负的重任相适应，即以保证患者能够安全、有效、合理、规范地用药作为首要目标与准则。

目前市面上关于执业药师资格考试的考前辅导用书琳琅满目，但绝大多数都是卷帙浩繁、洋洋洒洒的“大部头”，使人顿感沉重。然而，“一果熟而晓万物硕，一叶落而知天下秋”！为了帮助各位考生致精微、博广大，顺利通过执业药师这一行业准入考试，能够在未来医药健康领域承担起自己合格的职业角色，我们力邀多年从事执业药师考前辅导的专家、教授组成团队，紧密围绕国家执业药师资格考试新版大纲的要求，密切配合《国家执业药师考试指南》（第七版·2016），精心编写了这套“2016国家执业药师考试高频易错考点随身记”系列丛书。本套丛书开本小巧、凝练精当、题辅结合，便于随时学习、轻松复习，力求使各位考生达到执简驭繁、见微知著的备考效果。

本套丛书各分册分章节设置了“考点梳理”“真题回放”“易错题解析”“关键点提示”等特色板块，高度覆盖最新版考试指南的高频易错考点。各板块功能特色如下：

1.“考点梳理”按照《国家执业药师考试指南》（第七版·2016）章节编排，但是直接以高频易错考点作为一级标题，直击考试“七寸”，全面覆盖、高度精炼指南“干货”内容，对国家执业药师资格考试历年高频出现的重点、难点、易错点进行层次清晰、条理分明地归纳与梳理。

2.“真题回放”紧随“考点梳理”，所选历年真题充分包含高频考点内容，使考生在系统学习之后迅即进入真题考试环境，可有效迅速地调适备考状态。

3.“易错题解析”设置在每章全部“考点梳理”之后，编者精心挑选历年易错、难解考题，并配以详尽解析，以帮助考生有的放矢、快速掌握本章节重要知识点和易混淆考试内容。

4.“关键点提示”设于每章最后，三言两语、提纲挈领、言简意赅地分条目罗列汇总本章节的关键词与重要考点，提示考生记忆的诀窍与关键点。

在《国家执业药师资格考试大纲》与相应科目《考试指南》大幅变革的第二年，愿更多的考生能够受益于本套丛书，顺利通过考试，取得国家执业药师资格证书，做一名会“用药”、更会“用药治病”的金匮药师，为国家医药学事业贡献力量！在复习备考过程中，如果您有任何意见和建议，欢迎与我们联系，我们的邮箱是 yykj401@ 163. com。在此，我们预祝各位考生攻破堡垒、一举通关、圆梦 2016！

中国医药科技出版社

2016 年 4 月

目 录

第一章 中医基础理论 / 1

第二章 中医诊断基础 / 47

第三章 常见病辨证论治 / 75

第七章 中药调剂操作的基本技能知识 / 169

第八章 中药的贮藏与养护 / 196

第九章 中药的合理应用 / 209

第一章

中医基础理论

第一节　中医学的基本特点

考点1 整体观念

1. 人是一个有机的整体

（1）五脏一体观：人体以五脏为中心，配合六腑、五体、五官、九窍、四肢百骸等，通过经络系统的联系以及精、气、血、津液的作用，构成了心、肝、脾、肺、肾五个生理系统。心、肝、脾、肺、肾五个生理系统之间，具有结构的完整性和功能的统一性，相互促进，相互制约，共同维持生命活动的正常进行。这种以五脏为中心的结构与功能相统一的观点，称为“五脏一体观”。

（2）形神一体观：人的形体结构和物质基础与精神意识思维活动的结合与统一。形是神的藏舍之处，神是形的生命体现。

（3）物质与功能一体观：脏腑、经络、精气血津液与其相关的生理功能活动密切相关、协调统一。物质为功能活动提供必要的给养，而功能活动又能调节物质的新陈代谢。

2. 人与自然环境的统一性　人类生活在自然界之中，自然界存在着人类赖以生存的必要条件，同时自然界的变化又可以直接或间接地影响人体，而机体则产生相应的反应。

3. 人与社会环境的统一性　社会环境因素必然通过与人的信息交换影响着人体的各种生理、心理活动和病理变化，而人也在与社会环境的交流中，维持着生命活动的稳定有序与协调平衡。

真题回放

最佳选择题：人体内外环境的统一性，中医学称为（2011）

A. 辨证论治　　B. 整体观念　　C. 恒动观念　　D. 阴阳互化

E. 综合思想

［答案］B

易错题解析

多项选择题：下列能体现中医学的整体思想观点的是

A. 人体是一个以五脏为中心，通过经络的联系而构成有机整体

B. 中医学是以“有诸内必形诸外”为理论依据进行察病的

C. 中医学诊治用药强调结合机体内外因素进行全面考虑

D. 中医养生原则之一是强调顺应自然

E. 中医学对局部病变的治疗，不是头痛医头、脚痛医脚

［答案与解析］ABCDE。本题是对中医整体观念具体体现的考查。整体观念体现于人体自身整体性和人与自然、社会环境统一性两个方面。人体整体性包括生理、病理、诊治三方面的整体性。生理整体性体现于五脏一体观和形神一体观。选项A即五脏一体观，选项B为人体病理整体性，选项C、E体现诊治整体性，选项D体现人与自然统一性。

关键点提示

整体观念认为人是一个有机的整体，包括五脏一体观、形神一体观和物质与功能一体观；同时人与自然环境、社会环境之间存在统一性。

考点2 辨证论治

1. 症、证、病的区别 症，指疾病的外在表现，即症状。病，即疾病的简称，指有特定的致病因素、发病规律和病理演变的异常病变过程，具有特定的症状和体征。证，是机体在疾病发展过程中某一阶段的病理概括，包括病变的部位、原因、性质以及邪正关系，能够反映出疾病发展过程中某一阶段的病理变化的本质。

2. 辨证与论治的关系 辨证，就是将四诊（望、闻、问、切）所收集的资料、症状和体征，通过分析、综合，辨清疾病的原因、性质、部位以及邪正之间的关系，从而概括、判断为某种性质证候的过程。论治亦称施治，是根据辨证分析的结果，确定相应的治疗原则和治疗方法。

（1）辨病与辨证的关系：中医临床认识和治疗疾病，是既辨病又辨证，并通过辨证而进一步认识疾病。

（2）同病异治与异病同治

①同病异治：指同一种疾病，由于发病的时间、地区及患者机体的反应不同，或处于不同的发展阶段，所表现的证不同，因而治法就各异。

②异病同治：指不同的疾病，在其发展过程中，由于出现了相同的病机，因而也可以采用同一种方法来治疗。

真题回放

最佳选择题：中医理论认为“症”“证”“病”含义不同，下列表述中属于“证”的是（2015）

A. 感冒　　B. 咳嗽　　C. 风寒犯肺　　D. 鼻痒喷嚏

E. 恶寒发热

［答案］C

易错题解析

1. 最佳选择题：中医学认识疾病和治疗疾病的基本思路是

A. 整体观念　B. 恒动观念　C. 同病异治　D. 异病同治

E. 辨证论治

［答案与解析］E。“辨证论治”是中医认识疾病和治疗疾病的基本思路。中医学在认识疾病的过程中确立证候的思维和实践过程就是“辨证”；确立治疗方法、选择治疗手段及措施处理疾病的思维和实践过程就是“论治”。

［2-4］配伍选择题

A. 辨证论治　B. 对症治疗　C. 异病同治　D. 同病异治

E. 辨病论治

2. 同种疾病，若其表现的证不同，则治法应采用

3. 不同的疾病，由于出现了相同的病机，其治法应采用

4. 根据辨证结果，确定相应的治疗原则和治法，称为

［答案与解析］D、C、A。此类题考查考生对辨证论治含义和实质的掌握。辨证论治是处理疾病的基本原则，故4题选A。治随证立，证同治同，证异治异是辨证论治的实质。2题病同，但证不同则治异，故选D。3题病不同，病机相同则证同，故治亦同，故选C。

关键点提示

1. 症即症状，病即疾病的简称，证是机体在疾病发展过程中某一阶段的病理概括。

2. 辨证是确定为某种性质证候的过程，论治则是根据辨证结果确定相应的治疗原则和治疗方法，证同治亦同，证异治亦异。

第二节　阴阳学说

考点3 阴阳的属性

1. 阴阳的含义　是对自然界相互关联的某些事物和现象对立双方属性的概括，即含有对立统一的概念。

2. 事物阴阳属性的划分和应用　阴阳学说认为，宇宙间的任何事物，都包含着阴和阳相互对立的两个方面，如以天地而言，则“天为阳，地为阴”；以水火而言，则“水为阴，火为阳”；以动静而言，则“静者为阴，动者为阳”；以物质的运动变化而言，则“阳化气，阴成形”。一般来说，凡是剧烈运动的、外向的、上升的、温热的、明亮的，或属于功能方面的皆为阳；相对静止的、内守的、下降的、寒冷的、晦暗的，或属于有形的物质方面的皆属于阴。阴和阳的相对属性引入于医学领域，即把对于人体具有推动、温煦、兴奋等作用的物

质和功能，统属于阳；对于人体具有凝聚、滋润、抑制等作用的物质和功能，统属于阴。

3. 阴阳属性的相对性 主要表现在阴阳的可分性和阴阳的相互转化性。

真题回放

最佳选择题：下列药物属阳的是（2014）

A. 补中益气 B. 清热导滞 C. 降气收敛 D. 消积导滞

E. 降逆收敛

［答案］A

易错题解析

最佳选择题：《内经》认为“阴中有阴，阳中有阳”，体现阴阳的

A. 相关性 B. 普遍性 C. 可分性 D. 转化性

E. 规定性

［答案与解析］C。本题考查对阴阳相对性的理解。阴阳的可分特性是指属阴或属阳的事物，其中的任何一方又可再分阴阳。阴阳可分体现了阴阳是相对的，阴阳之中复有阴阳这一特性。

关键点提示

1. 对于人体具有推动、温煦、兴奋等作用的物质和功能，统属于阳；对于人体具有凝聚、滋润、抑制等作用的物质和功能，统属于阴。

2. 阴阳具有可分性和相互转化性。

考点4 阴阳的相互关系

1. 阴阳的对立制约 阴阳对立，即阴阳相反，主要表现于它们之间的相互制约、相互消长，以取得动态平衡，称之为“阴平阳秘”。阴阳制约，即阴阳相互抑制、相互约束，主要体现在阴阳相互消长的过程之中。

2. 阴阳的互根互用 指事物或现象中相互对立的阴阳两个方面，具有相互依存、相互为用的关系，又称“阴阳相成”。阴阳互根，即阴阳相互依存关系；阴阳互用，即阴阳相互资生、相互促进的关系。阴阳的互根互用，是事物发展变化的条件，是阴阳转化的内在根据。

3. 阴阳的消长平衡 消，即减少、消耗；长，即增多、增加。阴阳消长的基本形式为：此消彼长，包括阴消阳长和阳消阴长；此长彼消，包括阳长阴消和阴长阳消；此消彼消和此长彼长，即阴或阳的一方消耗太过，导致另一方的减少；或阴或阳的一方增多，导致另一方增加。

4. 阴阳的相互转化 指在一定的条件下，阴或阳可以各自向其相反方向转化的运动变化形式，即由阴转阳、由阳转阴。阴阳转化是在量变基础上的质变。

真题回放

1. 最佳选择题： 根据阴阳相互关系，寒极生热、热极生寒属于阴阳的（2015）

A. 相互交感　B. 对立制约　C. 互根互用　D. 消长平衡

E. 相互转化

［答案］E

2. 多项选择题： 阴阳互根互用的内容包括（2011）

A. 阴阳的依存关系　B. 阴阳消长的基本形式

C. 阴阳的相对属性　D. 阴阳转化的内在依据

E. 事物发展变化的条件

［答案］ADE

易错题解析

最佳选择题： 阴阳转化的内在依据是

A. 阴阳消长　B. 阴阳互根　C. 阴阳平衡　D. 阴阳对立

E. 阴阳制约

［答案与解析］B。相互对立的阴阳两个方面具有相互依存、互为根本的关系（即阴阳互根）。正是这种互根导致的阴阳的皆消皆长，消长量变到一定程度产生质变，即出现阴阳转化。这里所指的量变到一定程度就是事物阴阳属性可以向相反方向转化的条件。

关键点提示

阴阳的对立制约是阴阳消长平衡的基础，阴阳的互根互用是阴阳转化的内在根据，阴阳消长是量变过程，阴阳转化是在量变基础上的质变。

考点5 阴阳学说的临床应用

1. 在疾病诊断中的应用　用阴阳的属性来分析四诊收集到的临床症状和体征，阴阳是八纲辨证的总纲，表证、实证、热证属于阳证，里证、虚证、寒证属于阴证。

2. 在疾病治疗中的应用　治疗的基本原则是调整阴阳，即补其不足、泻其有余，恢复阴阳的相对平衡。

（1）确定治疗原则：阴阳偏胜则“损其有余”“实则泻之”；阴阳偏衰则“补其不足”“虚则补之”。

（2）归纳药物的性能：药性四气即寒、热、温、凉中寒凉属阴（凉次于寒），温热属阳（温次于热）；五味即辛、甘、酸、苦、咸中辛、甘、淡属阳，酸、苦、咸属阴；升降浮沉则是升浮者为阳，沉降者为阴。

真题回放

1. 最佳选择题： 其性属阳的药是（2013）

A. 黄芩　B. 黄柏　C. 附子　D. 麦冬

E. 石斛

［答案］C

［2-3］配伍选择题（2015）

A. 实寒证　　B. 实热证　　C. 虚寒证　　D. 虚热证

E. 亡阳证

2. 阳偏盛病机表现的临床症候是

3. 阳偏衰病机表现的临床症候是

［答案］BC

易错题解析

1. 最佳选择题：下述疾病现象中属于阴的是

A. 面色鲜明　　B. 咳声有力　　C. 脉象滑数　　D. 气低气微

E. 脉象洪大

［答案与解析］D。阳主动，阴主静。以气息分阴阳：语声高亢洪亮、多言躁动属阳；语声低微无力、少言沉静属阴。其余选项均属阳，本题答案选D。

2. 最佳选择题：在阴阳学说中，“益火之源，以消阴翳”治疗原则是

A. 阴病治阳　　B. 阳病治阴　　C. 阴中求阳　　D. 阳中求阴

E. 阴阳双补

［答案与解析］A。本题考查对于运用阴阳学说确定疾病的治疗原则的掌握。人体阳虚出现虚寒证时，治疗当扶阳抑阴。扶阳即“益火之源”，抑阴即“以消阴翳”。其证虚寒属“阴病”，其治“扶阳”“治阳”，故答案选A，选项B则相反。选项E“阴阳双补”是选项C“阴中求阳”和选项D“阳中求阴”的总称，是针对阴阳两虚时采用的原则。“阴中求阳”用于阳虚为主，故补阳为主，兼用小量补阴；“阳中求阴”则相反，以达到阴阳相互资生的目的。

关键点提示

诊断疾病时，无论四诊或辨证，都应以分别阴阳为首务。治疗疾病时，要根据病证的阴阳偏胜偏衰情况，确定治疗原则，再利用药物性能的阴阳属性以纠正由疾病引起的阴阳失调状态，从而达到治愈疾病之目的。

第三节　五行学说

考点6　五行与五行学说

1. 五行的特性

（1）木的特性：古人称“木曰曲直”。“曲直”是指树木的生长形态，为枝干曲直，向上向外周舒展。因而引申为具有生长、升发、条达、舒畅等作用的事物，均归属于木。

（2）火的特性：古人称“火曰炎上”。“炎上”是指火具有温热、上升的特性。因而引申为具有温热、升腾等作用的事物，均归属于火。

（3）土的特性：古人称“土爰稼穑”。“稼穑”是指土有播种和收获农作物的作用。因而引申为具有生化、承载、受纳等作用的事物，均归属于土。故有“土为万物之母”之说。

（4）金的特性：古人称“金曰从革”。“从革”是指“变革”的特性。引申为具有清洁、肃降、收敛等作用的事物，均归属于金。

（5）水的特性：古人称“水曰润下”。“润下”是指水具有滋润和向下的特性。引申为具有寒凉、滋润、向下运行等作用的事物，均归属于水。

2. 五行的分类

（1）取象比类法：即将事物的性质和作用与五行的特性相类比，推演得出事物的五行属性。如以五脏配属五行，则由于肝主条达而归属于木，心阳主温煦而归属于火，脾主运化而归属于土，肺主肃降而归属于金，肾主水而归属于水。

（2）推演络绎法：即根据已知的某些事物的五行属性，推演至其他相关的事物，以得知这些事物的五行属性。如肝属于木，则肝主筋和肝开窍于目的“筋”和“目”亦属于木；心属于火，则“脉”和“舌”亦属于火；脾属于土，则“肉”和“口”亦属于土；肺属于金，则“皮毛”和“鼻”亦属于金；肾属于水，则“骨”和“耳”“二阴”亦属于水。

真题回放

最佳选择题： 根据五行学说，金的特性为（2013）

A. 生长　　B. 生化　　C. 升发　　D. 收敛

E. 滋润

［答案］D

易错题解析

多项选择题：“土爰稼穑”是指土具有

A. 生化作用　　B. 收敛作用　　C. 滋润作用　　D. 受纳作用

E. 承载作用

［答案与解析］ADE。“土爰稼穑”，稼穑即种植收获谷物。引申为凡是具有生化、承载、受纳等性质或作用的事物和现象归属于土。

关键点提示

“木曰曲直”，具有生长、升发、条达、舒畅等作用；“火曰炎上”，具有温热、升腾等作用；“土爰稼穑”，具有生化、承载、受纳等作用；“金曰从革”，具有清洁、肃降、收敛等作用；“水曰润下”，具有寒凉、滋润、向下运行等作用。

考点7 五行的生克乘侮

1. 五行的相生相克

（1）五行相生：指木、火、土、金、水之间存在着有序的资生、助长和促进的作用。五行相生的次序是：木生火，火生土，土生金，金生水，水生木。五行的相生关系又可称作“母子”关系。

（2）五行相克：指木、土、水、火、金之间存在着有序的克制、制约的作用。五行相克的次序是：木克土，土克水，水克火，火克金，金克木。五行中的任何“一行”，都存在着“克我”“我克”两方面的联系，即“克我”者为“所不胜”，“我克”者为“所胜”。

2. 五行的相乘相侮

（1）五行相乘：是指五行的某一行对所胜一行克制太过，从而引起一系列的异常相克反应，也称为“过克”。引起相乘的原因有“太过”，如木乘土；“不及”如土虚木乘两个方面。

（2）五行相侮：是指由于五行的某一行对所不胜一行进行反向克制，又称“反侮”或“反克”。引起相侮的原因有“太过”（如木亢侮金）、“不及”（如木虚土侮）两个方面。

真题回放

多项选择题：依据五行相克规律确立的治法有（2015）

A. 培土制水法　　B. 滋水涵木法

C. 泻南补北法　　D. 佐金平木法

E. 抑木扶土法

［答案］ACDE

易错题解析

最佳选择题：抑木扶土法的理论依据是

A. 五行相生　B. 五行相乘　C. 五行相侮　D. 五行相克

E. 五行母子相关

［答案与解析］D。根据五行学说来确定治法，有相生、相克两个方面。由相生理论确定的治法主要有滋水涵木法（水生木）、益火补土法（火生土）、培土生金法（土生金）、金水相生法（金生水）。由相克理论确定的主要治法有抑木扶土法（木克土）、培土制水法（土克水）、佐金平木法（金克木）、泻南补北法（水克火）。而其他选项“母子相及”“相乘”“相侮”是讨论疾病传变的理论。

关键点提示

1. 五行相生即木生火、火生土、土生金、金生水、水生木，又称作“母子”关系；五行相克即木克土、土克水、水克火、火克金、金克木，存在着“克我”“我克”两方面的联系。

2. 相乘和相侮均是异常的相克现象，主要区别是相乘是按五行的相克次序发生过强的克制；相侮则是与五行相克次序发生相反方向的克制现象。

考点8 五行学说的临床应用

1. 在疾病诊断中的应用

（1）阐释疾病传变：相生关系的传变包括“母病及子”与“子病及母”两个方面。相克关系的传变包括“相乘”和“相侮”两个方面。

（2）指导疾病诊断：由于脏腑都具有五行属性，因此从色、味、脉等外在表现，可以用来诊断脏腑疾病。并且，可以从色与脉之间的生克关系来判断疾病的预后。

2. 在疾病治疗中的应用

（1）根据相生规律确定的治则治法：包括补母或泻子两个方面，即“虚则补其母，实则泻其子”。补母，适用于母子关系失调的虚证；泻子，适用于母子关系失调的实证。根据相生规律确定的治法，主要有滋水涵木法、培土生金法、金水相生法、益火补土法等。

（2）根据相克关系确定的治则治法：包括抑强，或扶弱两个方面，即泻其乘侮之太过，补其乘侮之不及。抑强，适用于相克太过引起的相乘和相侮。扶弱，适用于相克不及引起的相乘和相侮。根据五行相克规律确定的治法，主要有抑木扶土法、培土制水法、佐金平木法、泻南补北法等。

真题回放

最佳选择题：下列是按相生规律制定的是（2014）

A. 佐金平木　　B. 益火补土　　C. 培土制水　　D. 泻南补北

E. 抑木扶土

[答案] B

易错题解析

[1–2] 配伍选择题

A. 肝气郁结　　B. 心火亢盛　　C. 肝气犯脾　　D. 肺热壅滞

E. 肝火犯肺

1. 依据五行学说，脾虚病人，面见青色，诊断为

2. 依据五行学说，面见赤色，口味苦，脉洪，诊断为

[答案与解析] CB。五色“青赤黄白黑”的五脏归属：青—肝，赤—心，黄—脾，白—肺，黑—肾。青色属肝之色，脾虚病人面见青色为木来乘土，是肝气犯脾。赤色为心之色，是心火亢盛。

3. 多项选择题：根据五行学说理论，可作为心病诊断依据的征象是

A. 面见赤色　　B. 急躁易怒　　C. 口泛甜味　　D. 齿槁耳聋

E. 舌尖红赤

[答案与解析] AE。五色、情志、五味、五官的五脏配属：肝→青→怒→酸→目，心→赤→喜→苦→舌，脾→黄→思→甘→口，肺→白→悲→辛→鼻，肾→黑→

恐→咸→耳。赤色五行属火，为心之色。面见赤色、口味苦、舌尖红赤、脉象洪为心火亢盛之病。怒为肝之情志，选项B急躁易怒为肝之病。甘为脾之味，选项C口泛甜味为脾之病。耳属肾之官窍，齿为骨之余，选项D齿槁耳聋为肾之病。

关键点提示

1. 相生传变包括“母病及子”与“子病及母”，治疗上要“虚则补其母，实则泻其子”。

2. 相克传变包括“相乘”和“相侮”，治疗上要抑强或扶弱，即泻其乘侮之太过、补其乘侮之不及。

3. 根据相生规律确定的治法，主要有滋水涵木法、培土生金法、金水相生法、益火补土法等；根据五行相克规律确定的治法，主要有抑木扶土法、培土制水法、佐金平木法、泻南补北法等。

第四节　藏　象

藏象，指藏于体内脏腑及其表现于外的生理病理征象及与外界环境相通应的事物和现象。五脏，即心、肺、脾、肝、肾，主藏精气，以藏为主，藏而不泄；六腑，即胆、胃、小肠、大肠、膀胱、三焦，传化水谷，传化物而不藏；奇恒之腑，即脑、髓、骨、脉、胆、女子胞（胞宫）虽名为腑，但其功能却有异于六腑，并有类似于五脏贮藏精气的作用，具有似脏非脏、似腑非腑的特点。

考点9 心的生理功能

心为神之居，血之主，脉之宗，起着主宰生命活动的作用。心在志为喜，在体为脉，其华在面，开窍于舌，在液为汗，与夏气相通应。心与小肠相表里，手少阴经属心而络于小肠。

1. 心主血脉　心有推动血液在脉管内运行的作用。心对血液的生成有一定的作用。

2. 心主神明　又称心藏神，即心有主宰生命活动和主宰意识、思维、情志等精神活动的功能。同时，心具有接受外界客观事物和各种刺激并做出反应，进行意识、思维、情志等活动的功能。

真题回放

最佳选择题：与血液的生成和运行有密切联系的两脏是（2013）

A. 心与脾　B. 肝与脾　C. 肺与肝　D. 肝与肾

E. 脾与肾

［答案］A

易错题解析

最佳选择题：“心主神明”是指心主宰人体的

A. 生理活动　B. 心理活动

C. 生理、心理活动　　　　D. 精神意识活动

E. 以上都不是

[答案与解析] C。心藏神，主神明，是指心不仅有统帅全身脏腑、经络、形体、官窍的生理活动的作用，而且还主司意识、思维、情志等精神活动。本题答案中选项C较全面。

关键点提示

心主血脉与心主神明在生理上密切相关，心推动血液在脉管内运行，并促进血液的生成，为神志活动提供物质基础，精神活动亦能调节和影响血液循环。

考点10 肺的生理功能

在诸脏腑中，肺位最高，故称“华盖”。由于肺叶娇嫩，不耐寒热，易被邪侵，故又称“娇脏”。肺在志为悲，在体为皮，其华在毛，开窍于鼻，在液为涕，与秋气相通应。肺与大肠相表里，手太阴经属肺而络于大肠。

1. 肺主气，司呼吸　肺具有主呼吸之气和主一身之气的作用。

2. 肺主宣发与肃降　肺主宣发指肺气具有向上、向外、升宣、发散的生理功能。肺主宣发主要体现在三个方面：①通过肺的宣发，排出体内的浊气；②将脾所转输的津液和水谷精微布散周身，外达皮毛。③宣发卫气，调节腠理之开合，将津液化为汗液，排出体外。肺主肃降，指肺气具有向下、向内、肃降、收敛的生理功能。肺主肃降主要体现在三个方面：①吸入自然界清气，下纳于肾；②将脾转输至肺的水谷精微向下布散于其他脏腑，并将津液下输于肾；③清肃呼吸道的异物，保持呼吸道的通畅。

3. 肺主通调水道　指肺气宣发和肃降对于体内津液代谢具有疏通和调节的作用。主要体现在两个方面：

（1）肺气宣发，不但将津液和水谷精微布散于周身，而且主司腠理的开合，调节汗液的排泄，使汗液排出正常。

（2）肺气肃降，可将体内的水液不断地向下输送，经肾和膀胱的气化作用，生成尿液而排出体外。肺在调节津液代谢中发挥重要作用，故又称“肺为水之上源”和“肺主行水”等。

4. 肺朝百脉，主治节　肺朝百脉是指全身的血液，都通过经脉而聚会于肺，通过肺的呼吸，进行气体的交换，然后再输布到全身。血液的正常循行，亦有赖于肺气的正常敷布和调节，即肺气具有辅心行血的作用。肺主治节，指肺气具有治理调节肺之呼吸及全身之气、血、津液的机能。主要体现在四个方面：①治理调节呼吸运动；②治理调节一身之气的生成和运动；③治理调节血液的运行；④治理调节津液的输布代谢。

真题回放

最佳选择题：称为“娇脏”的是（2014）

A. 肾　　B. 肝　　C. 脾　　D. 心
E. 肺
［答案］E

易错题解析

最佳选择题：肺主气功能的核心是
A. 主气的生成　　B. 主呼吸
C. 调节气机　　D. 主宣发
E. 主肃降

［答案与解析］B。肺主气包括主呼吸之气和主一身之气两方面。主呼吸，是指肺是气体交换的场所。主一身之气指肺主一身之气的生成和运行的作用。这两方面实际上都基于肺的呼吸机能。肺的呼吸调匀是气的生成和气机调畅的根本条件。所以肺主一身之气的作用，主要取决于肺的呼吸机能。故选B。宣发肃降是肺气的运动形式，是肺的生理特性，不是基本功能，故选项D、E可排除。

2. 多项选择题：肺的肃降，主要向下向内布散的物质是
A. 浊气　　B. 清气　　C. 卫气　　D. 津液
E. 水谷精气

［答案与解析］BDE。肺气宣发，向上向外布散气与津液体现在三方面：呼出体内浊气；水谷精微上输头面；外达皮毛肌腠；宣发卫气于皮毛肌腠。肺气肃降，向下向内布散气与津液体现在三方面：吸入清气，合宗气以资元气；将水谷精微、津液布散于其他脏腑；将脏腑代谢浊液下输于肾及膀胱，生成尿液。

关键点提示

肺的生理功能包括肺主气、司呼吸，主宣发肃降，通调水道，朝百脉而主治节。

考点11 脾的生理功能

脾为后天之本，气血生化之源，在志为思，在体为肉，主四肢，开窍于口，其华在唇，在液为涎，与长夏之气相通应，又有“脾寄旺于四时”之说。足太阴经属脾而络于胃。

1. 脾主运化　包括运化水谷精微和运化水液的功能两个方面。运化水谷精微，是指脾对饮食物的消化，水谷精微的吸收、转输、布散的作用；运化水液，是指脾对水液的吸收、转输和布散作用。

2. 脾主统血　指脾能统摄、控制血液，使之正常地循行于脉内，而不逸出于脉外。脾统血的机理，是与气对血液的固摄作用密切相关。

真题回放

［1-2］配伍选择题（2014）
A. 肝　　B. 心　　C. 脾　　D. 肺
E. 肾
1. 能通调水道的是

2. 能运化水液的是

［答案］D、C

易错题解析

最佳选择题：脾主运化是指脾能够

A. 运化水液　　B. 运化水谷　　C. 化生血液　　D. 化生气血

E. 运化水谷和水液

［答案与解析］E。脾主运化是指脾具有把饮食水谷转化为水谷精微和津液，并把水谷精微和津液吸收、转输到全身各脏腑的生理机能，即可分为运化水谷和水液两方面。

关键点提示

脾主运化运化水谷精微和运化水液，主统血，为后天之本，气血生化之源。

考点12 肝的生理功能

肝具有刚强之性，喜条达舒畅而恶抑郁；内寄相火，主升主动，易亢易逆，故称“刚脏”。肝在志为怒，在体为筋，开窍于目，在液为泪，其华在爪，与春气相通应。肝与胆相表里，足厥阴经属肝而络于胆。

1. 肝主疏泄　指肝气具有疏通、畅达全身气机，进而调畅精血津液的运行输布、脾胃之气的升降、胆汁的分泌排泄以及情志活动等作用。肝的疏泄功能反映了肝为刚脏、主升、主动的生理特点，中心环节是调畅全身气机。肝主疏泄功能，具体体现在三个方面：调畅情志，促进消化吸收，促进血液运行和津液代谢。

2. 肝主藏血　指肝具有贮藏血液、调节血量和防止出血的功能。

（1）肝为血海，能贮存一定的血量，以制约肝的阳气升腾，勿使过亢，以维护肝的疏泄功能，使之冲和条达。

（2）肝调节人体各部分的血量分配，特别是对外周血量的调节起着主要的作用。

（3）肝具有防止出血的重要作用。

真题回放

［1-2］配伍选择题（2015）

A. 肝　　B. 脾　　C. 肺　　D. 心

E. 肾

1. 根据中医藏象学说，主统血的脏是

2. 根据中医藏象学说，主藏血的脏是

［答案］B、A

3. 最佳选择题：称为“刚脏”的是（2013）

A. 心　　B. 肝　　C. 脾　　D. 肺
E. 肾
［答案］B

易错题解析

1. 最佳选择题：肝能调畅情志，其理论依据是
A. 疏通气机　　B. 调节血量　　C. 贮藏血液　　D. 疏泄胆汁
E. 调节脾胃升降
［答案与解析］A。情志活动分属五脏，但由心所主。心主神志机能与心主血脉密切相关。而血的正常运行赖于气机的调畅。肝主疏泄，调畅气机，使血脉通畅、心情舒畅。所以肝能调畅情志理论依据是疏通气机。

2. 最佳选择题：肝主疏泄生理功能的核心是
A. 调节情志　　B. 疏泄气机
C. 促进脾胃运化　　D. 促进生殖
E. 促进血行和津液代谢
［答案与解析］B。肝主疏泄生理功能核心是调畅全身气机。其作用主要表现在以下方面：①气机调畅进一步促进血、津运行及代谢；②气机调畅促进血行，气血调和、心脉通畅则情志活动正常；③气机调畅既有助于脾胃之气升降，促进脾胃运化机能，又促进胆汁分泌与排泄。④正常的男子排精和女子排卵、行经有赖于肾之闭藏与肝气疏泄相互协调作用完成。

关键点提示

肝主疏泄和藏血功能相互为用、相辅相成。肝内贮藏充足的血液，可涵养肝气，维持肝气的冲和调达，以保证疏泄功能的正常发挥；血液藏于肝中，以及肝血输布外周，或下注冲任形成月经，是肝的疏泄功能在血液运行方面的体现。

考点13 肾的生理功能

肾为先天之本、脏腑阴阳之本。肾在志为恐，在体为骨，齿为骨之余，其华在发，开窍于耳及前后二阴，在液为唾，与冬气相通应。肾与膀胱相表里，足少阴经属肾络膀胱。

1. 肾藏精，主生长、发育与生殖　肾藏精，是指肾对精气具有封藏作用。肾所藏之精包括“先天之精”和“后天之精”，二者的来源不同，但同藏于肾而构成肾中精气。肾藏精的生理效应有：

（1）主生长、发育：人体的生、长、壮、老、已的生命过程，与肾中精气的盛衰密切相关。

（2）主生殖：人体的生殖功能主要与肾有关。其一，肾藏先天之精，其携带遗传物质，促进人体胚胎发育，是生命起源的物质基础；其二，肾精能化生“天癸”。

2. 肾主水 指肾的气化功能，对于体内津液的输布和排泄，维持津液代谢平衡，起着极为重要的调节作用。

3. 肾主纳气 指肾有摄纳肺所吸入的清气，保持吸气的深度，防止呼吸表浅的作用。

真题回放

[1-2] 配伍选择题（2011）

A. 生气 B. 纳气 C. 主气 D. 载气

E. 行气

1. 肺的生理功能

2. 肾的生理功能

[答案] C、B

易错题解析

1. 最佳选择题：肾主纳气的生理作用是

A. 藏摄精气于肾 B. 防止水液外泄

C. 防止阳气外脱 D. 封藏五脏精气

E. 防止呼吸表浅

[答案与解析] E。肾主纳气，是指肾气具有摄纳肺所吸入的自然界清气，保持吸气的深度，防止呼吸表浅的作用。

2. 最佳选择题：肾所藏之精是

A. 先天之精 B. 后天之精

C. 先后天之精 D. 脏腑之精

E. 生殖之精

[答案与解析] C。肾所藏之精包括先天之精和后天之精，二者的来源不同，但同藏于肾而构成肾中精气。

关键点提示

1. 肾藏“先天之精”和“后天之精”，主生长、发育与生殖，为先天之本、脏腑阴阳之本。

2. 肾主水，维持津液代谢平衡；肾主纳气，摄纳肺所吸入的清气，保持吸气的深度，防止呼吸表浅。

考点14 五脏之间的关系

1. 心与肺的关系 主要表现在心主血与肺主气、心主行血与肺主呼吸之间的关系。肺主气，具有助心行血之作用。肺气正常则是血液正常循行的必要条件。心主血，推动血液循行，方能维持肺呼吸功能的正常进行，故有“呼出心与肺”之说。联结心之搏动和肺之呼吸两者之间的中心环节是积于胸中的“宗气”。

2. 心与脾的关系 主要表现在血液的生成和运行两方面。脾运化水谷精微，以生化血液，心主血，营气和津液化赤为血；心气推动血液循环，脾气统摄血液行于脉中。

3. 心与肝的关系 主要表现在血液与神志方面的依存与协同。血液贮藏于肝，通过心气推动作用而运行于全身。心主神明，肝主疏泄。人的意识、思维、情志等精神活动，虽由心所主，但与肝的疏泄功能亦密切相关。

4. 心与肾的关系 主要表现在心肾阴阳水火既济与心血肾精之间的依存关系。心火必须下降于肾，助肾阳以温肾水，使肾水不寒；肾水必须上济于心，助心阴以濡心阳，使心火不亢。心主血，肾藏精，血化为精，精能生血，精血互生。

5. 肺与脾的关系 主要表现在气的生成和津液的输布代谢两个方面。①肺所吸入的清气和脾运化而生成的水谷精气，是组成宗气的主要物质。②肺的宣发肃降和通调水道功能，有助于脾的运化水液功能，从而防止内湿的产生；而脾转输津液，散精于肺，则不仅是肺通调水道的前提，而且亦为肺的生理活动提供了必要的营养。

6. 肺与肝的关系 主要表现于气机的调节。肺主降而肝主升，二者相互协调，对于全身气机的调畅是一个重要的环节。

7. 肺与肾的关系 主要表现于津液代谢和呼吸运动两个方面。①肾为主水之脏，具有气化功能，升清降浊，主持水液的蒸腾气化，维持津液代谢的正常。肺为水之上源，具有宣发肃降功能，能使水道通调，可使上焦之水液下输于肾，变为尿液排出体外。②肺主呼吸，肾主纳气，肺的呼吸功能需要肾的纳气作用来协助。

8. 肝与脾的关系 主要表现在饮食物的消化和血液生成、贮藏及运行方面。①脾的运化有赖于肝的疏泄调节，而脾运化水谷精微，能滋养肝体，保证肝的疏泄功能正常发挥。②肝主疏泄而维持血行，藏血而调节血量、防止出血；脾生血、统血，又为气血生化之源。

9. 肝与肾的关系 主要表现于精血同源、藏泄互用及阴阳互资等方面。①精血同源：肝藏血，肾藏精，精血同源于水谷精微，又互生互化。②藏泄互用：肝气疏泄可使肾气开合有度，肾气闭藏可防止精气妄泻。③阴阳互资：肝属木，肾属水，水能生木。肾阴滋养肝阴，共同制约肝阳，则肝阳不亢；肾阳资助肝阳，共同温煦肝脉，可防肝脉寒滞。

10. 脾与肾的关系 主要表现于先天后天相辅相成和津液代谢方面。①脾为后天之本，肾为先天之本。脾主运化水谷精微，脾气的健运，须借助于肾中阳气的温煦，而肾脏精气的不断充盈和成熟，亦有赖于水谷精微的培育和充养。②津液代谢：脾主运化，肾主蒸腾气化，脾肾两脏密切配合，方能使津液代谢正常进行。

真题回放

1. 最佳选择题：“水火既济”是指（2014）

A. 心与肝的关系　　B. 心与肾的关系

C. 心与脾的关系　　D. 心与肺的关系

E. 脾与肾的关系

［答案］B

［2-3］配伍选择题（2010）

A. 心与肾　　B. 脾与肾　　C. 肺与肾　　D. 肝与肾

E. 肝与脾

2. 治疗水肿、心悸等症，主要责于

3. 治疗呼吸不利、咳嗽等症，主要责于

［答案］A、C

4. 多项选择题：心与脾的功能失调，最易影响（2010）

A. 心神的潜藏　　B. 精血的互化

C. 血液的生成　　D. 血液的循行

E. 气血的转化

［答案］CD

易错题解析

多项选择题：肝与脾在生理功能上的联系有

A. 肝主疏泄，助脾运化　　B. 脾化生气血，肝能藏血

C. 脾气健运，肝木得养　　D. 肝藏血，脾统血，参与血的循环

E. 肝旺横逆犯胃

［答案与解析］ABCD。本题考查五脏间肝与脾的主要生理关系。肝与脾在生理功能方面的主要联系有：①肝的疏泄功能，主升、主动，在正常情况下有助于脾之运化升清，而且亦因调节着胆汁的分泌排泄，以助食物的消化，故称“土得木而达”；②脾主运化，为气血生化之源，脾健则血有所生，肝亦有所藏；③脾统血于脉中运行，肝才有所藏；肝的藏血功能健全，亦有助于脾的统血，二者失调，必致血液妄行而出血：这即是肝脾之间在生理方面的主要联系。

关键点提示

1. 呼出心与肺：指心主血，推动血液循行，方能维持肺呼吸功能的正常进行。

2. “水火既济”“心肾相交”即心火必须下降于肾，助肾阳以温肾水，使肾水不寒；肾水必须上济于心，助心阴以濡心阳，使心火不亢，如此维持心肾阴阳水火协调平衡。

3. “肺为气之主，肾为气之根”是指肺从自然界吸入的清气在其肃降的作用下，下归于肾，由肾摄纳；而肾中精气充盛，摄纳功能正常，则可使呼吸深沉平稳。

4. 乙癸同源：即肝肾同源，主要表现于精血同源，肝藏血，肾藏精。血的化生，有赖于肾中精气的气化；肾中精气的充盛，亦有赖于血液的滋养。精血同源于

水谷精微，又互生互化。

考点15 五脏与志、液、体、华、窍的关系

志即情志活动，是人体对外界信息所引起的情绪、情感等变化，有喜、怒、思、忧、恐五志。液即津液，是机体内正常水液的总称，称为五液，即汗、涕、涎、泪和唾液。体即形体，广义的形体泛指人体的身形和躯体，狭义的形体指脉、筋、肌肉、皮肤、骨，称为五体。华即外荣、光彩，与五脏功能活动相关而外荣于体表的部分，即面、发、毛、爪、唇，称为五华。窍即孔穴、苗窍，为五脏功能活动而与外界相连通的门户、窗口，人体头面部有七窍，即耳、目、鼻各有两窍，口、舌合为一窍，窍多成官，故又称五官，加下部前阴、后阴二窍，共为九窍，但前、后阴只称为窍而不名为官。

1. 心在志为喜，在液为汗，在体合脉，其华在面，在窍为舌。
2. 肺在志为忧（悲），在液为涕，在体合皮，其华在毛，在窍为鼻。
3. 脾在志为思，在液为涎，在体合肌肉，主四肢，其华在唇，在窍为口。
4. 肝在志为怒，在液为泪，在体合筋，其华在爪，在窍为目。
5. 肾在志为恐，在液为唾，在体为骨，其华在发，在窍为耳及二阴。

真题回放

1. 多项选择题：对脾的“志液体华窍”描述正确的是（2014）

A. 在志为悲　B. 在液为唾　C. 在体为肉　D. 在华为唇

E. 在窍为舌

［答案］CD

2. 多项选择题：关于心与志、液、体、华、窍的关系，正确的是（2013）

A. 在志为喜　B. 在液为血　C. 在体为脉　D. 在华为发

E. 在窍为舌

［答案］ACE

易错题解析

多项选择题：关于肾与志、液、体、华、窍关系的表述正确的有

A. 在志为恐　B. 在液为涎　C. 在体为骨　D. 在华为毛

E. 在窍为耳

［答案与解析］ACE。肾在志为恐，在体为骨，其华在发，在液为唾，在窍为耳。选项B涎为脾之液，选项D毛为肺之华。

关键点提示

1. 汗血同源：由于汗为津液所化生，血与津液均为水谷精气所化生，故有此说。

2. 治痿独取阳明：肌肉的营养来自脾所吸收转输的水谷精微，在治疗以四肢肌肉痿废不用为主要表现的痿证时，常从脾胃着手。

3. 爪为筋之余：爪乃筋之延续的部分，爪甲的荣枯，可以反映肝血的盛衰。

4. 齿为骨之余：牙齿是全身最硬的骨组织，牙齿的生长与脱落与肾中精气的盛衰密切相关。

5. 脑为髓之海：脑为髓聚之处，依赖于肾精的充养。

考点16 六腑的生理功能

1. 胆的主要生理功能

（1）贮藏和排泄胆汁：以助饮食物的消化，是脾胃运化功能得以正常进行的重要条件，并与肝的疏泄功能密切相关。

（2）胆主决断：胆具有对事物进行判断、做出决定的机能。

2. 胃的主要生理功能

（1）胃主受纳腐熟：饮食经过胃的腐熟，即初步消化，形成食糜，而下传于小肠。

（2）胃主通降，以降为和：胃的通畅、下降，对于小肠、大肠之气的通降具有重要作用。

3. 小肠的主要生理功能

（1）主受盛和化物：小肠接受经胃初步消化的食糜，必须在小肠内停留相当长的时间，称为“受盛”；进一步对食糜进行消化，并吸收水谷之精微，称为“化物”。

（2）小肠泌别清浊：体现在三个方面：一是食糜经过小肠消化，分别（泌别）为水谷精微和食物残渣两个部分；二是将清者即水谷精微吸收，并将浊者即食物残渣传输于大肠；三是小肠在吸收水谷精微的同时，也吸收了大量的水液，使无用的水液渗入于膀胱。

4. 大肠的主要生理功能　传化糟粕，并吸收部分水液。

5. 膀胱的主要生理功能　可贮留一定量的尿液，开合有度，尿液可及时地从溺窍排出体外。膀胱的开合有度依赖于肾气的推动和固摄作用调节。

6. 三焦的主要生理功能　总的生理功能为主持诸气，总司人体的气机和气化，为元气运行的通路和水液运行的通道。

（1）上焦：指横膈以上的胸部，包括心、肺。生理功能特点为“上焦如雾”，即形容心肺输布营养至全身的作用。

（2）中焦：指横膈以下至脐以上的腹部，包括脾、胃。生理功能特点为“中焦如沤”，即形容脾胃等脏腑腐熟水谷、运化精微的作用。

（3）下焦：指脐以下的部位，包括小肠、大肠、肾、膀胱等脏腑。生理功能特点为“下焦如渎”，即形容肾、膀胱、大肠等脏腑排泄二便的作用。

真题回放

最佳选择题：六腑的生理功能是（2010）

A. 化生精气　　B. 储存精气
C. 藏而不泻　　D. 传化物而不藏
E. 排泄水液
［答案］D

易错题解析

最佳选择题：小肠的生理功能是
A. 受盛和化物　　B. 储存精气
C. 通调水道　　D. 传化糟粕
E. 排泄水液
［答案与解析］A。本题考查小肠的生理功能。小肠的主要生理功能是受盛和化物、泌别清浊。

关键点提示

1. 胆为六腑之一，又属奇恒之腑。因胆汁直接有助于饮食物的消化，故属六腑。但由于胆内藏胆汁，又称“精汁”，与胃、肠等有别，并且与精神活动有关，故归属奇恒之腑。

2. 脾胃对饮食水谷的消化功能，又常概括称为“胃气”。人以胃气为本，保胃气为重要的治疗原则。

3. 小肠主液：小肠在吸收水谷精微的同时，也吸收了大量的水液，使无用的水液渗入于膀胱。

4. 大肠主津：大肠接受经过小肠泌别清浊后传输而来的食物残渣，吸收其中多余的水液，形成粪便，经肛门而排出体外。

5. 孤府：三焦是上焦、中焦、下焦的合称。因其在人体脏腑中最大，又无脏与之相表里，故又有“孤府”之称。

考点17 奇恒之腑

1. 奇恒之腑所包括的组织器官　奇恒之腑，即脑、髓、骨、脉、胆、女子胞。奇恒之腑，虽名为腑，但不与水谷直接接触，有异于六腑，其功能“以藏为主”，类似于五脏贮藏精气。奇恒之腑似脏非脏，似腑非腑，不同于一般的五脏六腑。

2. 脑的生理功能及与五脏的关系

（1）脑的生理功能：脑是人体的生命活动中枢，能主宰和调节人体的生理活动，诸如呼吸、心跳、吞咽等。人的思维、意识和情志活动以及记忆力等，都由脑的功能活动所主管，故有“脑为元神之府”之说。

（2）脑与五脏的关系：脑主管思维、意识及情志活动等，又分属于五脏，“心藏神，肺藏魄，肝藏魂，脾藏意，肾藏志”，由于心主神志、肝主疏泄而调节情志活动、肾藏精而生髓充脑，故精神情志活动的认识与心、肝、肾三脏的联系更为密切。

3. 女子胞的生理功能及影响其功能的生理因素

（1）女子胞的生理功能：女子胞是发生月经和孕育胎儿的器官。

（2）影响女子胞功能的生理因素。

①肾中精气和天癸的作用：肾的精气阴阳，能促进天癸生成，天癸促进生殖器官的发育成熟。

②肝气肝血的作用：肝主疏泄，能使气机调畅，与女性的月经通调和排卵功能密切相关；肝主藏血，能贮藏血液和调节血流量，与女性月经量的多少和养育胎儿的功能密切相关。

③冲任二脉的作用：气血通过冲、任二脉的调节，注入子宫，平时可发生月经，孕时则养育胎儿。

真题回放

最佳选择题：既为五体，又为奇恒之腑的是（2011）

A. 胆　　B. 筋　　C. 肉　　D. 脉

E. 髓

［答案］D

易错题解析

多项选择题：下列由脑的生理功能主管的有

A. 思维　　B. 吞咽　　C. 情志　　D. 呼吸

E. 记忆力

［答案与解析］ABCDE。脑是人体的生命活动中枢，能主宰和调节人体的生理活动，诸如呼吸、心跳、吞咽等。人的思维、意识和情志活动以及记忆力等，都由脑的功能活动所主管，故有“脑为元神之府”之说。

关键点提示

1. 脑为元神之府：人的思维、意识和情志活动以及记忆力等，都由脑的功能活动所主管，故有“脑为元神之府”之说。

2. 女子以肝为先天：肝主疏泄，能使气机调畅，与女性的月经通调和排卵功能密切相关；肝主藏血，能贮藏血液和调节血流量，与女性月经量的多少和养育胎儿的功能密切相关。故又有“女子以肝为先天”的论说。

考点18 五脏与六腑的关系

1. 心与小肠的关系　小肠泌别清浊，其清者可转化为心血。心主血脉，将气血输送于小肠，有利于小肠的受盛和化物。

2. 肺与大肠的关系　肺主肃降，肺气的下降可以推动大肠的传导，有助于糟粕下行。大肠传导正常，腑气通畅，亦有利于肺气的下降。

3. 脾与胃的关系

（1）纳运协调：脾主运化，胃主受纳，一纳一运，相互协调配合，共同完成饮食物的消化吸收及其精微的输布，以营养全身。

（2）升降相因：脾气主升，胃气主降，一升一降，相互协调。

（3）燥湿相济：脾属阴喜燥而恶湿，胃属阳喜润而恶燥。两脏燥湿相合，相互为用而协调共济，方能完成饮食物的腐熟和运化过程。

4. 肝与胆的关系 胆汁来源于肝之余气，胆汁的正常排泄和发挥作用，又依靠肝的疏泄功能。肝主疏泄，调畅情志，胆主决断，与人之勇怯相关。

5. 肾与膀胱的关系 膀胱的贮尿和排尿功能，均依赖于肾的气化。肾气充足，则固摄有权，膀胱开合有度，以维持津液的正常代谢。

真题回放

最佳选择题：与膀胱贮尿和排尿功能直接相关的是（2011）

A. 脾的运化功能
B. 肾的气化功能
C. 气的固摄功能
D. 气的推动功能
E. 肺的宣发功能

［答案］B

易错题解析

最佳选择题：与胃主受纳功能直接相关的是

A. 脾的运化功能
B. 肾的气化功能
C. 气的推动作用
D. 气的固摄作用
E. 肺的宣发功能

［答案与解析］A。本题考查脾胃之间的关系。脾主运化，胃主受纳，一纳一运，相互协调配合，共同完成饮食物的消化吸收及其精微的输布，以营养全身。

关键点提示

1. "心火移热于小肠"，心火炽盛，可以循经下移于小肠，引起小肠泌别清浊的功能失常，出现小便短赤、灼热疼痛甚或尿血等症。

2. "气虚便秘"，肺气虚弱，推动无力，大肠传导无力，可见大便困难。

3. 脾阳易损，而致水湿不运；胃阴易伤，而致消化异常。在临床上应注意保护脾阳、胃阴。

第五节 生命活动的基本物质

考点19 气

1. 气的生成 气来源于父母先天之精气、后天饮食物中的水谷精微以及从自然界吸入的清气。

2. 气的分类与分布

（1）元气：又称"原气"，是人体最基本、最重要的气，是人体生命活动的原动力。

①元气的生成与分布：主要由先天之精化生而来，并受后天水谷之精气的不断补充和培育。元气根于肾，通过三焦而流行于全身，内至脏腑，外达肌肤腠理。

②元气的生理功能：推动和促进人体的生长发育，温煦和激发各脏腑、经络等组织器官的生理活动。

（2）宗气：是积于胸中之气。宗气在胸中集聚之处，称作“气海”，又称“膻中”。

①宗气的生成与分布：由肺吸入的清气和脾胃运化产生的水谷精气相互结合而生成。宗气聚集于胸中，向上分布于肺与息道，向下贯注于心脉，布散全身。

②宗气的生理功能：上走息道以行呼吸，贯注心脉以行气血。

（3）营气：又称“荣气”，与卫气相对而言，营气行于脉内而属阴，故又称“营阴”。

①营气的生成与分布：主要来源于脾胃所运化的水谷精气，由水谷精气中的精华部分所化生，并进入脉中运行全身，成为血液的重要组成部分，故常以“营血”并称。

②营气的生理功能：有营养人体和化生血液两方面。

（4）卫气：与营气相对而言，卫气行于脉外而属阳，又称“卫阳”。

①卫气的生成与分布：主要由水谷精气所化生，运行于脉外。卫气活动力特别强，流动迅速，故不受脉管的约束，可运行于皮肤、分肉之间，布散于全身内外上下。

②卫气的生理功能：一是护卫肌表，防御外邪入侵；二是温养脏腑、肌肉、皮毛等；三是调节控制汗孔的开合和汗液的排泄，以维持体温的相对恒定。

3. 气的功能

（1）推动作用：气是活动能力极强的精微物质，对人体生长发育、各脏腑组织器官的功能活动、血液的循行、津液的生成输布和排泄等，均能发挥激发和推动作用。

（2）温煦作用：气的运动是人体热量的来源。人体体温的恒定，依赖气的温煦和调节；各脏腑组织器官、经络等，也要在气的温煦作用下，才能进行正常的生理活动；血和津液之所以能保持液态在体内不停地运行，除依赖于气的推动外，也要依靠气的温煦作用，方不致凝聚，故古人说“血得温则行，得寒则凝”。

（3）防御作用：气具有防御和抵抗各种邪气的功能，主要表现在：一是护卫肌表，防止外邪侵入；二是与侵入体内的各种邪气进行斗争。

（4）固摄作用：气的固摄作用，主要是对于精、血、津液等物质具有防止其无故流失，以及维护脏腑器官各自位置的相对恒定等作用。

（5）气化作用：气化，是指通过气的运动而产生的各种变化，即精、气、血、津液等物质的新陈代谢及相互转化。

4. 气的运行 气的运动称作“气机”，“升降出入”是气运动的基本形式。气的升降出入运动体现在脏腑、经络、形体、官窍的功能活动中。气的升降出入运动的平衡协调状态，称为“气机调畅”，是人体生命活动的根本。气的升降出入一旦停止，也就意味着生命活动的停止。

真题回放

1. 最佳选择题：具有调节汗孔开合作用的气是（2015）

A. 营气 B. 宗气 C. 元气 D. 卫气

E. 真气

［答案］D

［2-5］配伍选择题（2013）

A. 正气 B. 邪气 C. 谷气 D. 元气

E. 四气

2. 促进机体生长发育的物质是

3. 从饮食中吸收的营养物质是

4. 机体内起抗邪愈病作用的物质总称为

5. 导致机体产生疾病的因素称为

［答案］D、C、A、B

易错题解析

最佳选择题：脾主统血的功能与气的哪项功能有关

A. 推动作用 B. 气化作用 C. 温煦作用 D. 固摄作用

E. 防御作用

［答案与解析］D。气的固摄作用，是指气对于体内血、津液、精等液态物质的固护、统摄和控制作用，从而防止这些物质无故流失，保证它们在体内发挥正常的生理功能。脾气是一身之气分布到脾脏的部分，一身之气充足，脾气必然充盛；脾气健运，气生有源，一身之气自然充足，气足则能摄血。故脾主统血实际上是气的固摄作用的体现。

关键点提示

1. 气来源于父母先天之精气、后天饮食物中的水谷精微以及从自然界吸入的清气。

2. 元气又称原气，是人体生命活动的原动力；宗气，是积于胸中之气，上走息道以行呼吸，贯注心脉以行气血。

3. “营在脉中”，守于内而属阴，“卫在脉外”，卫于外而属阳。二者协调，才能维持正常的腠理开合及正常的体温，并保持正常的“昼精而夜寐”以及正常的防御外邪的能力。

4. 气的功能有推动作用、温煦作用、防御作用、固摄作用、气化作用。

5. 气的运动称作气机，“升降出入”是气运动的基本形式。

6. “正气存内，邪不可干”，气的防御功能，是通过脏腑经络的生理功能而体现的。脏腑经络功能正常，说明正气充沛，防御和战胜邪气的力量就强，则不易受邪而患病。

考点20 血

1. 血的生成　水谷精微和肾精是血液化生的基础物质。

2. 血的运行　血液循行于脉管之中，流布于全身，运行不息，以供给机体各脏腑组织器官的营养需要。

3. 血的功能　血对全身的营养和滋润作用，也是精神活动的主要物质基础。

4. 气与血的关系　气与血都是人体生命活动的物质基础，同源于水谷精微，经肺、脾、肾等脏器的功能活动而化生。气属阳，以推动、温煦功能为主；血属阴，以营养、滋润功能为主。

（1）气为血之帅

①气能生血：指血的组成及其化生过程，均离不开气和气的运动变化—气化功能。

②气能行血：血的循行有赖于气的推动，即有赖于心气的推动、肺气的宣发布散、肝气的疏泄条达。

③气能摄血：气对血液的统摄作用，使血液正常循行于脉管之中而不逸出脉外。

（2）血为气之母：指血是气的载体，并给气以充分的营养，可概括为血能载气和血能生气。

真题回放

［1-4］配伍选择题（2014）

A. 推动作用　　B. 温煦作用　　C. 防御作用　　D. 固摄作用

E. 气化作用

1. 血液在脉内循行是依赖气的

2. 维持人体恒定体温是依赖气的

3. 护卫肌表是依赖气的

4. 防止血液逸出脉外是依赖气的

［答案］A、B、C、D

易错题解析

最佳选择题：治疗血瘀证时，常配补气、行气药物的理论依据是

A. 气能生血　　B. 气能行血　　C. 气能摄血　　D. 血能载气

E. 血能生气

［答案与解析］B。气能行血，是指血液的运行离不开气的推动作用。若气亏少则无力推动血行，或气机郁滞不通则不能推动血行，都能产生血瘀的病变。故治疗血瘀证时，常配补气、行气药物。

关键点提示

1. 血的生成：水谷精微和肾精是血液化生的基础物质；血液的主要功能是对全身的营养和滋润作用，又是精神活动的主要物质基础。

2. 精藏于肾，血藏于肝，肾中精气充盈，则肝有所养，血有所充；肝藏血充足，则肾有所藏，精有所生。

3. 气为血之帅，包括气能生血、气能行血、气能摄血；血为气之母，包括血能载气和血能生气。

考点21 津液

1. 津液的分布

（1）津：质地较清稀，流动性较大，布散于体表皮肤、肌肉和孔窍，并能渗注于血脉，起滋润作用的，称为津。

（2）液：质地较稠厚，流动性较小，灌注于骨节、脏腑、脑、髓等组织，起濡养作用的，则称为液。

2. 津液的代谢　津液来源于饮食水谷，通过胃对饮食物的“游溢精气”和小肠的“分清别浊”，“上输于脾”而生成。津液的输布和排泄，主要是通过脾的转输、肺的宣降和肾的蒸腾气化，以三焦为通道而输布于全身的。

3. 津液的功能

（1）滋润和濡养作用：津的质地较清稀，布散于体表而滋润皮毛肌肤，输注于孔窍而滋润眼、鼻、口等；液的质地较浓稠，分布于脏腑脑髓而濡养脏腑，充养骨髓、脊髓、脑髓，流入骨节则关节滑利，屈伸自如。

（2）化生血液：津液不仅流行敷布于脉外，而且能进入脉内，化生血液，成为血液的组成部分。

（3）运输代谢废料：津液在代谢过程中，能把机体各部的代谢废料收集起来，通过脉内血液或脉外的途径，运输到有关排泄器官，不断地排出体外，以保证各组织器官的正常运行。

真题回放

［1-4］配伍选择题（2010）

A. 津　　B. 液　　C. 卫气　　D. 宗气

E. 营气

1. 运行于全身血脉之中的精微物质是

2. 运行于皮肤、分肉之间的精微物质是
3. 聚于胸中，贯注于心肺之脉的精微物质是
4. 灌注于骨节、脏腑、脑、髓等组织的物质是
［答案］E、C、D、B
5. 多项选择题： 与机体津液输布排泄相关的有（2011）
A. 肺的宣降　B. 肾的蒸腾气化
C. 汗液的排泄　D. 尿液的形成排泄
E. 气机的升降疏泄
［答案］ABCD

易错题解析

多项选择题： 关于“液”的作用，说法正确的是
A. 灌注于骨节、脏腑、脑、髓，起润养作用
B. 质地较厚
C. 流动性小
D. 布散于体表皮肤、肌肉和孔窍，并能渗注于血脉，起滋润作用
E. 质地较薄
［答案与解析］ABC。质地稠厚，流动性小，灌注于骨节、脏腑、脑、髓，起濡养作用称为液；质地稀薄，流动性大，布散于体表皮肤、肌肉和孔窍，能渗注于血脉，起滋润作用，称为津。

关键点提示

津液的生成依赖于脾胃对饮食物的运化功能，津液的输布则依靠脾的“散精”和肺的“通调水道”功能，津液的排泄则主要通过汗液、尿液和呼气的形式而实现，津液在体内的升降出入，则是在肾的气化蒸腾作用下，以三焦为通道，随着气的升降出入，布散于全身而环流不息。

第六节　经　络

经络是运行全身气血，联络脏腑肢节，沟通表里上下内外，调节体内各部分功能活动的通路，是人体特有的组织结构和联络系统。经络系统由经脉、络脉及其他连属部分所组成。

经脉主要有正经、奇经和经别三类。①正经：共有十二条，分为手足三阴经和手足三阳经，合称“十二经脉”，是人体气血运行的主要通道；②奇经：共有八条，即督脉、任脉、冲脉、带脉、阴跷脉、阳跷脉、阴维脉、阳维脉，合称“奇经八脉”。奇经穿插循行于正经之间，主要起统率、联络和调节十二经脉的作用；③经别：是从十二经脉别行分出的重要支脉，又称“十二经别”，主要功能是加强十二经脉中相为表里的两经之间的联系。

络脉是经脉的分支，其循行部位较经脉为浅。包括：①别络：是络脉系统中较大的和主要的络脉。十二经脉在四肢部位各分出一支别络，再加上躯干部的任脉之络、督脉之络及脾之大络合为“十五别络”，简称“十五络”，主要功能是沟通表里

两经和渗灌气血；②浮络：是循行于人体浅表部位而常浮现的络脉；③孙络：是最细小的络脉，具有“溢奇邪”“通荣卫”的作用。

连属部分包括：①经筋：是十二经脉之气“结、聚、散、络”于筋肉、关节的体系，是十二经脉的附属部分，故称“十二经筋”，具有联缀四肢百骸、主司关节运动的作用；②皮部：是指十二经脉及其络脉所分布的皮肤部位，亦即在皮肤的经络分区，故称“十二皮部”。皮部受十二经脉及其络脉气血的濡养滋润而维持正常生理功能。

考点22 十二经脉

1. 十二经脉的走向规律 手三阴经，从胸走手；手三阳经，从手走头；足三阳经，从头走足；足三阴经，从足走腹。

2. 十二经脉的交接规律 相为表里的阴经与阳经在四肢部交接，同名的手、足阳经在头面部相接，手、足阴经在胸部交接。

3. 十二经脉的分布规律

（1）四肢部位：阴经分布于内侧面，阳经分布于外侧面。内侧分为三阴，外侧分为三阳，前后顺序规律：太阴、阳明在前缘，少阴、太阳在后缘，厥阴、少阳在中线。

（2）头面部位：手、足阳明经行于面部、额部，手、足太阳经行于面颊、头顶及头后部，手、足少阳经行于头侧部。

（3）躯干部位：手三阳经行于肩胛部，手三阴经均从腋下走出。足三阳经则是阳明经行于前（胸、腹面），太阳经行于后（背面），少阳经行于侧面，足三阴经均行于腹面。循行于腹面的十二经脉，排列顺序自内向外为足少阴肾经、足阳明胃经、足太阴脾经、足厥阴肝经。

4. 十二经脉的流注次序 十二经脉是气血运行的主要通道。十二经脉流注次序自手太阴肺经开始，逐经依次相传至足厥阴肝经，再复注于手太阴肺经，首尾相贯，如环无端，形成十二经脉的主要气血循环流注。

真题回放

最佳选择题：十二经脉中，相为表里的阴经与阳经的交接部位（2011）

A. 胸　B. 腹　C. 头面　D. 后背

E. 四肢

［答案］E

易错题解析

最佳选择题：手足三阳经在四肢的分布规律是

A. 阳明在前，少阳在中，太阳在后

B. 太阳在前，阳明在中，少阳在后

C. 少阳在前，阳明在中，太阳在后

D. 少阳在前，太阳在中，阳明在后

E. 阳明在前，太阳在中，少阳在后

［答案与解析］A。十二经脉四肢部的分布规律：阳经在外侧，阴经在内侧，阳明、太阴在前缘，少阴、太阳在后缘，少阳、厥阴在中间。

关键点提示

1. 十二经脉分布于胸、背、头面、四肢，均是左右对称地分布于人体之两侧，共计二十四条经脉。其中，每一条阴经都与另一条阳经在体内与有关脏腑相互属络，在四肢部位则循行于内侧和外侧相对应的部位。

2. 十二经脉流注次序自手太阴肺经开始，依次按手阳明大肠经、足阳明胃经、足太阴脾经、手少阴心经、手太阳小肠经、足太阳膀胱经、足少阴肾经、手厥阴心包经、手少阳三焦经、足少阳胆经、足厥阴肝经依次相传，再复注于手太阴肺经，首尾相贯，如环无端。十二经脉对于人体的生理功能和病理变化有着极为重要的意义，故称“正经”。

考点23　奇经八脉

奇经八脉又称“奇经”，是指在十二经脉之外“别道而行”的八条经脉而言，包括督脉、任脉、冲脉、带脉及阴跷脉、阳跷脉、阴维脉、阳维脉在内。

1. 奇经八脉的作用

（1）进一步密切了十二经脉之间的联系。

（2）调节十二经脉之气血。

（3）参与人体生殖及脑髓功能的调节。

2. 督脉、任脉、冲脉、带脉的基本功能

（1）督脉的基本功能：调节阳经气血，故称“阳脉之海”；与脑、髓和肾的功能有关。

（2）任脉的基本功能：调节阴经气血，故称“阴脉之海”；主持妊养胞胎。

（3）冲脉的基本功能：调节十二经气血，故称“十二经脉之海”；冲为血海，有促进生殖之功能，并同妇女的月经有着密切的联系。

（4）带脉的基本功能：约束纵行诸经；主司妇女的带下。

真题回放

1. 最佳选择题：称为“阴脉之海”的经脉是（2015）

A. 带脉　　B. 冲脉　　C. 任脉　　D. 督脉

E. 阴维脉

［答案］C

［2-3］配伍选择题（2014）

A. 气海　　B. 血海　　C. 阳脉之海　　D. 阴脉之海

E. 十二经脉之海

2. 督脉为

3. 任脉为

［答案］C、D

［4-5］配伍选择题（2013）

A. 气海　B. 血海　C. 髓海　D. 阳脉之海

E. 阴脉之海

4. 冲脉为

5. 任脉为

［答案］B、E

易错题解析

1. 多项选择题：奇经八脉的作用为

A. 密切十二经脉之间的联系　B. 调节十二经脉气血

C. 参与人体生殖及脑髓机能调节　D. 主司妇女带下

E. 主持妊养胞胎

［答案与解析］ABC。奇经八脉的主要作用有进一步加强十二经脉之间的联系、调节十二经脉的气血、参与人体生殖及脑髓功能的调节。选项D、E分别为带脉与任脉的功能，不是奇经八脉整体的功能。

2. 多项选择题：冲脉的基本功能

A. 调节十二经脉的气血　B. 同妇女的月经有密切联系

C. 主持妊养胞胎　D. 促进生殖

E. 约束纵行诸经

［答案与解析］ABD。冲脉的基本功能：一是冲脉上行至头，下行至足，贯穿全身，为气血之要冲，能调节十二经脉气血，故称“十二经脉之海”。二是冲脉起于胞中，又为“血海”，不仅与妇人月经有关，也与孕育机能有关。选项C是任脉的基本功能之一，选项E是带脉的基本功能之一。

关键点提示

1. 奇经进一步密切了十二经脉之间的联系。督脉“总督诸阳”；任脉“总任诸阴”；带脉有“约束诸经”的作用；冲脉则通行上下，渗灌三阴、三阳；“阳维维于阳”“阴维维于阴”，则组合所有的阳经和阴经；阴跷脉与阳跷脉，对分布于腿膝内外侧的阴经和阳经有协调作用。

2. 奇经与肝、肾及女子胞的关系极为密切，与女子的经、带、胎、产等功能密切相关，故能参与人体生殖功能的调节，如“冲为血海”“任主胞胎”。奇经在循行过程中与脑、髓直接联系，相互之间在生理和病理上均有一定的影响。

第七节　体　质

考点24　体质的构成要素与分类

1. 体质的构成要素　体质由形态结构、生理功能和心理状态三个方面的差异性所构成，其中的形态结构、生理功能决定着体质的特性。

2. 体质的分类

(1) 阴阳平和质：是指强健壮实、功能比较协调的体质类型。体质特征为：身体强壮，胖瘦适度，体形匀称健壮；面色与肤色虽有五色之偏，但都红黄隐隐，明润含蓄，头发稠密有光泽；鼻色明润，嗅觉通利；食量适中，二便调畅；目光有神，性格开朗、随和；夜眠安和，精力充沛，反应灵活，思维敏捷，能耐寒暑，自身调节和对外适应能力强；唇色红润，舌质淡红，润泽，苔薄白，脉象缓匀有神。

(2) 偏阳质：是指具有代谢相对亢奋、身体偏热、多动、好兴奋等特性的体质类型。体质特征为：形体适中或偏瘦，但较结实；面色多略偏红或微苍黑，或呈油性皮肤，皮肤易生疮疖；食量较大，消化吸收功能健旺，大便易干燥，小便易黄赤；平素畏热喜冷，耐冬不耐夏，或体温略偏高；动则易出汗，口渴喜冷饮；精力旺盛，动作敏捷，反应灵敏，性欲较强，喜动好强；性格外向，易急躁；唇、舌偏红，苔薄易黄，脉象多数或细弦。

(3) 偏阴质：是指具有代谢相对抑制、身体偏寒、喜静少动等特征的体质类型。体质特征为：形体适中或偏胖，但肌肉不壮；面色偏白而欠华，口唇色淡；毛发易落；食量较小，消化吸收功能一般；平时畏寒喜热，手足不温，耐夏不耐冬，或体温偏低；大便溏薄，小便清长；精力偏弱，容易疲劳，睡眠偏多；动作迟缓，反应较慢，喜静少动，性欲偏弱；性格内向，或胆小易惊；舌质偏淡，脉多迟缓。

真题回放

1. 最佳选择题：某男，20 岁，身体偏热，多动、好兴奋，其体质类型应辨为(2015)

A. 偏阴质　B. 偏阳质　C. 瘀血质　D. 痰湿质
E. 阴阳平和质

[答案] B

2. 最佳选择题：偏阳体质者易于表现为（2014）

A. 疲劳　B. 急躁　C. 喜热　D. 喜静
E. 少动

[答案] B

易错题解析

多项选择题：体质的构成要素包括

A. 形态结构的差异性　B. 生理功能的差异性
C. 心理特征的差异性　D. 对某些病因的易感性
E. 发病的倾向性

[答案与解析] ABC。本题考查对体质的构成要素的掌握：体质由形态结构、

生理功能和心理状态三个方面的差异性构成。而选项 D、E 则是体质因素在病理上的表现。

关键点提示

1. 体质由形态结构、生理功能和心理状态三个方面的差异性所构成。

2. 阴阳平和质强健壮实、功能比较协调；偏阳质具有代谢相对亢奋、身体偏热、多动、好兴奋等特性；偏阴质具有代谢相对抑制、身体偏寒、喜静少动等特征。

第八节 病 因

考点25 六淫

1. 六淫与六气的区别 风、寒、暑、湿、燥、火是自然界中六种不同的气候变化，在正常情况下，称为“六气”。六气发生太过或不及，或非其时而有其气，或气候变化过于急骤时，才能成为致病因素，伤及人体而发生疾病。六淫是不正之六气，所以又称为“六邪”。

2. 六淫致病的共同特点

（1）外感性：六淫病邪多自外界侵犯人体，属外感致病因素，所致疾病称为“外感病”。

（2）季节性：六淫致病常有明显的季节性，与气候变化密切相关。

（3）地域性：六淫致病与生活、工作区域环境密切相关。

（4）相兼性：六淫邪气既可单独侵袭人体而致病，又可两种以上同时侵犯人体而致病。

3. 风邪的性质及致病特点

（1）风为阳邪，其性开泄，易袭阳位。

（2）风邪善行而数变：“善行”，是指风邪致病，具有病位游移，行无定处的特性。“数变”，是指风邪致病，具有变幻无常和发病迅速的特点。

（3）风为百病之长：风邪常为外邪致病之先导，多兼他邪同病。

4. 寒邪的性质及致病特点

（1）寒为阴邪，易伤阳气。

（2）寒性凝滞，主痛。

（3）寒性收引。

5. 暑邪的性质及致病特点

（1）暑为阳邪，其性炎热。

（2）暑性升散，耗气伤津。

（3）暑多挟湿。

6. 湿邪的性质及致病特点

（1）湿为阴邪，易阻遏气机，损伤阳气。

（2）湿性重浊。

（3）湿性黏滞。

（4）湿性趋下，易伤阴位。

7. 燥邪的性质及致病特点

（1）燥性干涩，易伤津液。

（2）燥易伤肺。

8. 火热邪气的性质及致病特点

（1）火热为阳邪，其性炎上。

（2）火易伤津耗气。

（3）火热易生风动血。

（4）火热易发肿疡。

9. 疫疠邪气的性质及致病特点

（1）疫疠邪气的性质：是一类具有强烈传染性的外感致病邪气。又称“疠气”“戾气”“异气”“毒气”“乖戾之气”等。常见病如大头瘟、疫痢、白喉、烂喉丹痧、天花、霍乱、鼠疫等。疫疠邪气的发生与流行，多与气候、环境、饮食及未及时做好预防隔离工作等因素有关。

（2）疫疠邪气的致病特点：发病急骤、病情较重；一气一病、症状相似；传染性强、易于流行。

真题回放

1. 最佳选择题：具有生风动血致病特点的外感病邪是（2014）

A. 风邪　　B. 寒邪　　C. 暑邪　　D. 燥邪

E. 火邪

［答案］E

［2-4］配伍选择题（2014）

A. 疼痛剧烈　　B. 肌肤不仁　　C. 周身困重　　D. 迫血妄行

E. 病位游移

2. 风邪的致病特点是

3. 寒邪的致病特点是

4. 火邪的致病特点是

［答案］E、A、D

［5-7］配伍选择题（2013）

A. 升散　　B. 趋下　　C. 重浊　　D. 开泄

E. 收引

5. 寒邪的性质是

6. 暑邪的性质是

7. 风邪的性质是

［答案］E、A、D

易错题解析

1. 多项选择题：疫疠邪气发生与流行的相关因素有

A. 气候反常　　B. 水源污染　　C. 六淫外感　　D. 隔离不当

E. 饮食不节

［答案与解析］ABD。疫疠邪气的发生与流行，多与下列因素有关：①气候因素：自然界气候的反常变化，如久旱无雨、酷热异常、湿雾瘴气等。②环境和饮食：如空气、水源或食物受到污染等。③没有及时做好预防隔离工作。

2. 多项选择题：疫疠邪气的致病特点有

A. 发病急骤　　B. 病情较重　　C. 症状相似　　D. 传染性强

E. 易于流行

［答案与解析］ABCDE。本题考查疫疠邪气的性质及致病特点。其包括发病急骤，病情较重，症状相似，传染性强，易于流行。

关键点提示

1. 六淫致病的共同特点：外感性、季节性、地域性、相兼性。

2. 湿性重浊：即湿邪致病多见沉重或重着之状或分泌物和排泄物秽浊不清。

3. 湿邪黏腻停滞，主要表现在两个方面：一是指湿邪致病临床表现多黏滞不爽，如排出物及分泌物多滞涩而不畅；二是指湿邪为病多缠绵难愈，病程较长或反复发作。

4. 壮火食气：火热亢盛，极易损伤正气，而使全身功能减弱。壮火这里指火热邪气。

考点26 七情内伤

1. 七情与脏腑气血的关系　情志活动以脏腑气血为物质基础，因此喜、怒、思、忧、恐，分别由心、肝、脾、肺、肾的五脏精气所化生，故常称“五志”，即五脏相关情志表现。

2. 七情内伤致病的特点

（1）直接伤及内脏：怒伤肝、喜伤心、思伤脾、悲忧伤肺、惊恐伤肾。

（2）影响内脏气机：情志所伤，主要影响脏腑气机，使其紊乱。主要的病理变化是：怒则气上、喜则气缓、悲则气消、恐则气下、惊则气乱、思则气结。

①怒则气上：指过度愤怒，则可使肝气疏泄太过，气机上逆，甚则血随气逆，并走于上。可见头胀头痛，面红目赤，呕血，甚则昏厥猝倒等。

②喜则气缓：指过喜或暴喜，则可使心气涣散而不收。在正常情况下，心情喜悦，气血调和，能缓和精神紧张；但暴喜或过喜，则又可使心气涣散，神不内守。表现为精神不能集中，甚则神志失常、狂乱，或见心气暴脱的大汗淋

漓、气息微弱、脉微欲绝等症。

③悲则气消：指过度悲忧，则可使肺气抑郁，意志消沉，从而使肺气耗伤。可见精神不振、气短胸闷、乏力懒言等症。

④恐则气下：指恐惧过度，因恐而伤及肾气，肾气不固，可见二便失禁；或恐惧不解，肾精不固，而发生骨酸痿厥、遗精等病症。

⑤惊则气乱：指突然受惊，以致心无所倚，神无所归，虑无所定。可见精神不安，惊慌失措，或遇事犹豫不决等症。

⑥思则气结：是指思虑劳神过度，伤及于脾，使脾不健运，运化无力，气血化生无源。若耗及于心，则心血亏虚，心神失养，表现为心悸、健忘、失眠、多梦；若脾运不健，又可影响胃纳，可见食欲减退、脘腹胀满或腹泻便溏等症。

真题回放

最佳选择题：依据七情内伤致病的理论，悲哀太过常导致（2015）

A. 气上　　B. 气结　　C. 气消　　D. 气下

E. 气乱

［答案］C

易错题解析

1. 最佳选择题：恐则

A. 气乱　　B. 气上　　C. 气下　　D. 气消

E. 气缓

［答案与解析］C。恐惧过度可导致肾气不固，气泄于下，见二便失禁；恐惧不解而伤精，可见骨酸痿厥、遗精等症状。

［2-3］配伍选择题

A. 怒则气上　　B. 悲则气消　　C. 喜则气缓　　D. 恐则气下

E. 思则气结

2. 精神不能集中，甚则狂乱、失神妄动为

3. 二便失禁摄纳不住为

［答案与解析］C、D。本组题目考查七情致病的特点。情志所伤，主要影响脏腑气机，使其紊乱。主要的病理变化：怒则气上、喜则气缓、悲则气消、恐则气下、惊则气乱、思则气结。怒则气上可见气逆作喘，面红目赤，或呕血，甚则昏厥卒倒等。喜则气缓表现为精神不能集中，甚则狂乱、失神妄动等。悲则气消可见精神不振，气短乏力等。恐则气下可见二便失禁，摄纳不住。惊则气乱表现为精神不安，惊慌失措，或遇事犹豫不决等。思则气结表现为食欲减退、脘腹胀满或腹泻便溏等。

关键点提示

1. 内伤七情指喜、怒、忧、思、悲、恐、惊七种情志活动对机体产生突然、强烈或长期持久的刺激后，导致脏腑精气损伤，气机紊乱失调而发病。主要的病理变化是：怒则气上、喜则气缓、悲则气消、恐则气下、惊则气乱、思则气结。

2. 人体是一个有机的整体，心为“君主之官”“五脏六腑之大主”“精神之所舍”，故情志的异常变化，首先影响的是心脏的功能，然后再影响其他脏腑，使脏腑功能紊乱。

考点27 饮食与劳逸失常

1. 饮食不节、饮食不洁、饮食偏嗜的致病特点

（1）饮食不节

①过饥：指不能按时进食，或长期进食不足，以致气血化生无源，气血得不到足够的补充，日久即可导致脏腑功能衰弱而为病，或因正气不足，抗病无力，继发他病。

②过饱：指饮食太多，或暴饮暴食，超过脾胃助消化能力，则会损伤脾胃之气。由于食物不能及时腐熟运化，则可导致脘腹胀痛拒按、厌食、嗳腐吞酸、泻下臭秽等症，此种病证多见于小儿。

（2）饮食不洁：因进食不清洁的食物，引起胃肠疾病和肠道寄生虫病。

（3）饮食偏嗜

①寒热偏嗜：嗜食寒凉或温热，能导致人体的阴阳失调，发生某些病变。如多食生冷寒凉之物，可以损伤脾胃阳气，使寒湿内生，发生腹痛、泄泻等症；多食油煎温热之物，可以损伤脾胃阴液，使肠胃积热，发生口渴、口臭、嘈杂易饥、便秘等症。

②五味偏嗜：酸入肝，苦入心，甘入脾，辛入肺，咸入肾。如果长期嗜好而多食某种味道的食物，不食或少食某些味道的食物，就会使五脏功能偏盛或偏衰，也可使某些营养缺乏而发生疾病。多食肥甘厚味，易生痰、化热，发生眩晕、胸痹、昏厥、痈疡等病证；嗜好饮酒，或恣食辛辣，不仅可以损伤脾胃之阴液，而且饮酒过量，能致中毒昏迷；缺乏某些必要的营养可致脚气病、瘿瘤、夜盲、佝偻病等。

2. 劳逸失常的致病特点

（1）过度劳累致病

①劳力过度：体力劳动过度耗气伤血，积劳成疾。表现为少气乏力、神疲消瘦、自汗等症。

②劳神过度：思虑太过，劳伤心脾，可出现心神失养的心悸、健忘、失眠、多梦，及脾失健运的纳呆、腹胀、便溏等症。

③房劳过度：指性生活不节、房事过度频繁而言，可见腰膝酸软、眩晕耳鸣、精神萎靡、性功能减退，或遗精、早泄，甚或阳痿等症。

（2）过度安逸致病：是指长期不从事劳动和体育运动，使脾胃之气呆滞，功能减弱，气血化生不足，运行不畅，从而出现食少乏力、精神不振、肢体软弱、痰湿内停，或形体臃肿发胖，动则心悸、气短、自汗等，或继发他病。

真题回放

多项选择题：多食肥甘厚味容易（2011）

A. 生痰　　B. 助湿　　C. 化热　　D. 发生痈疡

E. 发生瘿瘤

［答案］ACD

易错题解析

多项选择题：多食生冷寒凉之物容易

A. 寒湿内生　　B. 损伤阳气　　C. 口臭　　D. 便秘

E. 泄泻

［答案与解析］ABE。本题考查饮食偏嗜。多食生冷寒凉之物，可以损伤脾胃阳气，使寒湿内生，发生腹痛、泄泻等症。

关键点提示

1. 饮食不节：过饥日久可导致脏腑功能衰弱而为病；过饱则会损伤脾胃之气，食物不能及时腐熟运化，则可导致脘腹胀痛拒按、厌食、嗳腐吞酸、泻下臭秽等症，多见于小儿。

2. 劳逸失常是指过度劳累（劳力、劳神、房劳）或过度安逸而导致疾病的发生，是内伤病的致病因素之一。

考点28 痰饮

1. 痰饮的形成　痰和饮都是水液代谢障碍所形成的病理产物，常分为有形与无形两类。有形的痰饮，是指视之可见、触之可及或听之有声的痰或饮而言。其中以黏稠者为痰，以清稀者为饮。所谓无形之痰饮，是指有痰饮的病理表现，如头目眩晕、恶心呕吐、气短、心悸或癫狂、昏不识人等，但却视之不见，触之无物，且按治痰饮的方法治疗，也同样可以收到满意的效果。

2. 痰饮的致病特点　痰饮所致病证，临床较为多见，故又有“百病多由痰作祟”之说。临床常见的痰饮病证有寒痰、热痰、燥痰、风痰、湿痰、痰饮、溢饮、支饮、悬饮等。

（1）痰证：若痰滞在肺，则可见喘咳咯痰；痰阻于心，血行不畅，可见胸闷心悸；痰迷心窍，可见神昏、痴呆；痰火扰心，可发为癫狂；痰停于胃，胃失和降，可见恶心呕吐、胃脘痞满；痰留经络筋骨，可见瘰疬痰核、肢体麻木，或半身不遂，或成阴疽流注等；痰浊上犯于头，可见眩晕、昏瞀；若痰与气凝结咽喉，可出现咽中梗阻、吞之不下、吐之不出的梅核气症。

（2）饮证：如饮留肠间，则肠鸣沥沥有声；饮留胸胁，则胸胁胀满、咳唾引痛；饮在胸膈，则胸闷、咳喘、不能平卧，其形如肿；饮溢肌肤，则肌肤水肿、无汗、身体痛重。

真题回放

多项选择题：痰留经络筋骨常导致（2010）

A. 瘰疬痰核　　B. 肢体麻木　　C. 半身不遂　　D. 咳痰胸闷

E. 阴疽流注

［答案］ABCE

易错题解析

多项选择题：痰浊阻肺常见的症状有

A. 气喘胸满，苔白腻　　B. 咳喘，咯吐脓血臭痰

C. 咳嗽痰多，色白易咯　　D. 痰少而黏，缠喉难出

E. 痰多黄稠，不易咯出

［答案与解析］AC。本题考查痰浊阻肺的症状。痰浊阻肺的临床表现为咳嗽，痰多，色白而黏，容易咳出，或见气喘、胸满、呕恶等，舌苔白腻，脉象多滑。

关键点提示

1. 痰饮既是脏腑功能失调的病理产物，又是致病因素，可产生多种病变，即所谓“百病多由痰作祟”“痰生百病”。

2. 有形之痰饮是指视之可见、触之可及或听之有声的痰或饮而言，其中以黏稠者为痰，以清稀者为饮；无形之痰饮是指有痰饮的病理表现且按治痰饮的方法治疗，也同样可以收到满意的效果。

考点29 瘀血

1. 瘀血的形成因素

（1）由于气虚、气滞、血寒、血热等原因，使血行不畅而瘀滞。

（2）由于内外伤，或气虚失摄，或血热妄行等原因，引起血离经脉，积存于体内而形成瘀血。

2. 瘀血的致病特点　瘀阻于心，可见心悸、胸闷心痛、口唇指甲青紫；瘀阻于肺，可见胸痛、咳血；瘀阻胃肠，可见呕血、大便色黑如漆；瘀阻于肝，可见胁痛痞块；瘀血攻心，可致发狂；瘀阻胞宫，可见少腹疼痛、月经不调、痛经、闭经、经色紫暗成块，或见崩漏；瘀阻于肢体末端，则可形成脱骨疽；瘀阻肢体肌肤局部，则可见局部肿痛青紫等，瘀血病证的共同特点如下：

（1）疼痛：多为刺痛，痛处固定不移，拒按，夜间痛甚。

（2）肿块：外伤肌肤局部，可见青紫肿胀；积于体内，久聚不散，则形成癥积，按之有痞块，固定不移。

（3）出血：血色多呈紫暗色，并伴有血块。

（4）望诊往往可见到面色黧黑、肌肤甲错、唇甲青紫、舌色紫暗或有瘀点、瘀斑，或舌下静脉曲张等；切诊则多见脉细涩、沉弦或结代等。

真题回放

[1-2] 配伍选择题（2014）

A. 胀痛　B. 重痛　C. 刺痛　D. 隐痛

E. 掣痛

1. 气滞多见

2. 瘀血多见

［答案］A、C

3. 多项选择题：瘀血形成的主要原因有（2013）

A. 外伤　B. 气虚　C. 气滞　D. 气逆

E. 血热

［答案］ABCE

易错题解析

多项选择题：瘀血疼痛的特点有

A. 刺痛　B. 胀痛

C. 夜间痛甚　D. 清晨痛甚

E. 痛处游移不定

［答案与解析］AC。瘀血疼痛的特点多为刺痛，痛处固定不移，拒按，夜间痛甚。

关键点提示

1. 瘀血即指体内局部血液的停滞，包括离经之血积存体内，多由内外伤，或气虚失摄，或血热妄行等原因导致；或血运不畅，阻滞于经脉、脏腑及其他部位的血液，多由于气虚、气滞、血寒、血热等引起。瘀血是疾病过程中所形成的病理产物，又是某些疾病的致病因素。

2. 瘀血的致病特点有刺痛，痛处固定不移，拒按，夜间痛甚；外伤肌肤局部青紫肿胀或体内按之有痞块，固定不移；出血，血色多呈紫暗色，并伴有血块；面色黧黑、肌肤甲错、唇甲青紫，舌色紫暗或有瘀点、瘀斑，脉细涩、沉弦或结代等。

第九节　发病与病机

考点30 邪正盛衰病机

1. 邪正盛衰与虚实变化　随着体内邪正的消长盛衰，形成了病证的虚实变化。

（1）实：即指邪气亢盛，是以邪气盛为矛盾主要方面的一种病理反应。在临床上出现一系列病理性反应比较剧烈有余的证候，即谓之实证。实证常见于外感六淫致病的初期和中期，或由于痰、食、水、血等滞留于体内而引起的病证。如痰涎壅盛、食积不化、水湿泛滥、瘀血内阻等病变，以及壮热、狂躁、声高气粗、腹痛拒按、二便不通、脉实有力等，都属于实证。

（2）虚：即指正气不足，是以正气虚损为矛盾主要方面的一种病理反应。临床上可出现一系列虚弱、衰退和不足的证候，即谓之虚证。虚证，多见于素体虚弱或疾病的后期，以及多种慢性病证。如大病、久病消耗精气，或大汗、吐利、大出血等耗伤人体气血津液、阴阳，均会导致正气虚弱，出现神疲体倦、面容憔悴、心悸气短、自汗、盗汗，或五心烦热，或畏寒肢冷，脉虚无力等正虚的临床表现。

2. 邪正盛衰与疾病的转归 最常见的是由实转虚、因虚致实和虚实夹杂。

（1）由实转虚：指因疾病失治或治疗不当，以致病邪久留，损伤人体正气，导致疾病由实转化为虚。

（2）因虚致实：指因正气不足，无力驱邪外出，或正虚，而内生水湿、痰饮、瘀血等病理产物的凝结阻滞，导致疾病由虚转化致实。

（3）虚实夹杂常见的有实中夹虚和虚中夹实两种：①实中夹虚，指以邪实为主，兼见正气虚损的病机变化。②虚中夹实，指以正虚为主，兼夹邪实的病机变化。

真题回放

最佳选择题：邪正盛衰决定着（2010）

A. 病证的寒热　B. 病位的表里　C. 气血的虚实　D. 病证的虚实

E. 脏腑的虚实

［答案］D

易错题解析

［1-3］配伍选择题

A. 真虚假实　B. 因虚致实　C. 由实转虚　D. 真实假虚

E. 虚极致脱

1. “大实有羸状”的病机是

2. 治疗不当，病邪久留，损伤人体正气，其病机是

3. 正气不足，内生痰饮，其病机是

［答案与解析］D、C、B。由于邪气亢盛，结聚体内，阻滞经络，气血不能外达，出现真实假虚现象。“实”为病机的本质，而其“虚”乃是病证假象的病理状态，即所谓“大实之病，反有羸状”。因疾病失治或治疗不当，以致病邪久留，损伤人体正气，导致疾病由实转化为虚。因正气不足，无力驱邪外出，或正虚而内生水湿、痰饮、瘀血等病理产物的凝结阻滞，导致疾病由虚转化致实。

关键点提示

1. 邪正盛衰决定了病证的虚实变化，邪气亢盛则实，正气不足则虚。邪正盛衰也决定了疾病的转归，最常见的是由实转虚、因虚致实和虚实夹杂。

2. “大实有羸状”即真实假虚证，“至虚有盛候”即真虚假实证。

考点31 阴阳失调病机

1. 阴阳盛衰的病机特点

（1）阴阳偏盛：阴或阳的偏盛，主要是指“邪气盛则实”的实证。阳胜则热，阴胜则寒，明确地指出了阳偏盛和阴偏盛病机的临床表现特点。

①阳偏盛：即是阳盛，是指机体在疾病过程中，出现的阳邪偏盛，机能亢奋，热量过剩的病理状态。其病机特点多表现为阳盛而阴未虚的实热证，即“阳胜则热”。

②阴偏盛：即阴盛，是指机体在疾病过程中所出现的一种阴邪偏盛，机能障碍或减退，产热不足，以及病理性代谢产物积聚的病理状态。其病机特点多表现为阴盛而阳未虚的实寒证，即“阴胜则寒”。

（2）阴阳偏衰：阴或阳的偏衰，是指“精气夺则虚”的虚证。“精气夺”，实质上是包括了机体的精、气、血、津液等基本物质的不足及其生理功能的减退，同时也包括了脏腑、经络等生理功能的减退和失调。

①阳偏衰：即是阳虚，是指机体阳气虚损，机能减退或衰弱，热量不足的病理状态。其病机特点多表现为机体阳气不足，阳不制阴，阴相对亢盛的虚寒证，即“阳虚则阴盛”“阳虚则寒”。

②阴偏衰：即是阴虚，是指机体精、血、津液等物质亏耗，以及阴不制阳，导致阳相对亢盛，机能虚性亢奋的病理状态。其病机特点多表现为阴液不足、滋养、宁静功能减退，以及阳气相对偏盛的虚热证，即“阴虚则阳亢”“阴虚则热”。

2. 阴阳互损的病机特点 阴阳互损是指阴或阳任何一方虚损到相当程度，病变发展影响及相对的一方，形成阴阳两虚的病理机制。

3. 阴阳格拒的病机特点

（1）阴盛格阳：是指阴寒之邪壅盛于内，逼迫阳气浮越于外，使阴阳之气不相顺接，相互格拒的一种病理状态。由于其病变本质是阴寒内盛，临床除可见四肢厥逆、下利清谷、脉微欲绝等症状外，又可见阳浮于外之症，如身热反不恶寒（但欲盖衣被）、面颊泛红等假热之象，应属真寒假热之证。

（2）阳盛格阴：是指邪热过盛，深伏于里，阳气被遏，郁闭于内，不能外透布达于肢体，从而形成阴阳格拒、排斥，而格阴于外的一种病理状态。其临床除见身热、面红、气粗、烦躁等症状外，又突然出现四肢厥冷（但身热不恶寒）、脉象沉伏（但沉数有力）等假寒之象，应属真热假寒之证。

4. 阴阳亡失的病机特点

（1）亡阳：是指机体的阳气发生突然性脱失，而致全身机能突然严重衰竭的一种病理状态。临床表现多见冷汗淋漓、肌肤手足逆冷、精神疲惫、神情淡漠，甚则见昏迷、脉微欲绝等症状。

（2）亡阴：是指机体由于阴液发生突然性的大量消耗或丢失，而致阴精亏竭，滋养濡润功能丧失，全身机能严重衰竭的一种病理状态。临床表现多见汗出不止、汗热而黏、手足温和、喘渴烦躁，或昏迷谵妄、身体干瘪、皮肤皱褶、目眶深陷、脉疾躁无力等症。

真题回放

［1-2］配伍选择题（2015）

A. 实寒证　　B. 实热证　　C. 虚寒证　　D. 虚热证

E. 亡阳证

1. 阳偏盛病机表现的临床症候是

2. 阳偏衰病机表现的临床症候是

［答案］B、C

易错题解析

［1-2］配伍选择题

A. 阳偏衰　　B. 阴偏衰　　C. 阴阳互损　　D. 阴寒偏盛

E. 热盛伤阴

1. 面色㿠白，畏寒肢冷，喜静，小便清长，下利清谷，属于

2. 形寒，肢冷，舌淡，属于

［答案与解析］A、D。本组题考查阴阳盛衰病机的形成及临床表现。阳偏衰即是阳虚，是指机体阳气虚损、机能减退或衰弱、机体反应性低下、代谢活动减退、热量不足的病理状态。阴盛为阴寒偏盛，为实寒证，出现机能障碍或减退、产热不足以及病理性代谢产物积聚的病理状态，为阴盛而阳未虚的实寒证。

关键点提示

1. 阳胜则阴病："阳胜则热"即邪客于阳而致阳盛，此时由于阴的相对不足，从而出现实热证。如果由于阳盛而耗伤机体的阴液，此时阴由相对的不足转而成为绝对的虚亏，则实热证转化为虚热证或实热兼阴亏证。

2. 阴胜则阳病："阴胜则寒"即邪客于阴而致阴盛，此时，由于阳的相对不足，从而出现实寒证，如果由于阴盛而耗伤机体的阳气，此时阳由相对的不足转而成为极度的虚亏，即从实寒证转化为虚寒证或实寒兼阳虚证。

3. 阳虚则寒是阳气不足、阳不制阴、阴相对亢盛的虚寒证，阴胜则寒是阴盛而阳未虚的实寒证；阴虚则热是阴液不足，滋养、宁静功能减退，以及阳气相对偏盛的虚热证，阳胜则热是阳盛而阴未虚的实热证。

考点32 气血津液失调病机

1. 气失调的病机特点

（1）气不足：又称"气虚"，系指元气耗损，功能失调，脏腑功能衰退，

抗病能力下降的病理状态。主要由于先天禀赋不足，或后天失养，或肺脾肾的功能失调而致气的生成不足；也可因劳倦内伤，久病不复等而致。

（2）气行失常：气行失常是指气的升降出入运行失常，而引起的气滞、气逆、气陷、气闭和气脱等病理变化。若因外感、内伤，或痰食中阻，即可阻碍气之运行，导致气的运行失常。

2. 血失调的病机特点

（1）血不足：又称“血虚”，是指血液不足或血的濡养功能减退的病理状态。失血过多，新血不及生成，或脾胃虚弱，饮食营养不足，化生血液的功能减弱或化源不足，而致血液化生障碍，或因久病不愈，慢性消耗等因素而致营血暗耗等，均可导致血虚。

（2）出血：出血是指血液不循常道，流出脉外的病理状态。其原因有外伤出血、气虚失血、血热妄行等。

（3）血瘀：血瘀是指血液的循行迟缓和不流畅的病理状态。气滞血行受阻，或气虚血运迟缓，或痰浊阻于脉络，或寒邪入血，或邪热煎熬血液等，均可形成血瘀，甚则血液瘀结而成瘀血。

3. 津液失调的病机特点

（1）津液不足：津液不足是指津液在数量上的亏少，进而导致内则脏腑，外而孔窍、皮毛，失其濡润滋养作用，因之产生一系列干燥失润的病理状态。多由燥热之邪或五志之火，或发热、多汗、吐泻、多尿、失血，或过用误用辛燥之剂等引起津液耗伤所致。

（2）津液的输布、排泄障碍：津液的输布障碍是指津液得不到正常的输布，导致津液在体内环流迟缓，或在体内某一局部发生滞留，因而津液不化，水湿内生、酿痰成饮。津液的排泄障碍主要是指津液转化为汗液和尿液的功能减退，而致水液潴留，上下溢于肌肤而为水肿。导致津液输布排泄障碍的原因很多，主要涉及肺的宣发和肃降、脾的运化和散精、肝的疏泄条达、肾的蒸腾气化和三焦的水道是否通利。

真题回放

［1-3］配伍选择题（2014）

A. 血虚　　B. 血热　　C. 血瘀　　D. 血寒

E. 出血

1. 血液不足，称为

2. 血行不畅，称为

3. 血溢脉外，称为

［答案］A、C、E

4. 多项选择题：引起津液不足的原因有（2013）

A. 发热　　B. 多汗　　C. 吐泻　　D. 失血
E. 多尿
［答案］ABCDE

易错题解析

多项选择题：引起血不足的原因有
A. 失血过多　　B. 气虚　　C. 痰浊阻络　　D. 脾胃虚弱
E. 发热

［答案与解析］AD。血不足又称“血虚”，是指血液不足或血的濡养功能减退的病理状态。失血过多，新血不及生成，或脾胃虚弱，饮食营养不足，化生血液的功能减弱或化源不足，而致血液化生障碍，或因久病不愈、慢性消耗等因素而致营血暗耗等，均可导致血虚。

关键点提示

1. 气不足指元气耗损、功能失调，则推动、营养、防御等功能减弱，抗病能力下降的病理状态。

2. 气行失常是指气的升降出入运行失常而引起的气滞、气逆、气陷、气闭和气脱等病理变化，可涉及五脏六腑、表里内外、四肢九窍等各方面的多种病变。

3. 血瘀与瘀血有别。血瘀是指血液的循行迟缓和不流畅的病理状态；瘀血，即指体内局部血液的停滞，包括离经之血积存体内，或血运不畅，阻滞于经脉、脏腑及其他部位的血液。

第十节　预防与康复

考点33 预防

1. 未病先防的原则和方法

（1）培养正气以提高抗病能力：①重视精神调养；②加强身体锻炼；③注意生活起居；④人工免疫。

（2）消灭病邪以防止邪气侵害：①药物杀灭病邪；②讲究卫生；③避免病邪侵害；④防范各种外伤。

2. 既病防变的基本措施

（1）早期诊治：掌握疾病发生发展及其传变规律，做到早期诊治，阻止发展。

（2）控制疾病的传变：防止传变是在掌握疾病的发生发展及其传变规律的基础上，采取截断疾病传变途径和先安未受邪之地的方法，防止疾病的发展或恶化。

真题回放

多项选择题：培养正气，提高抗病能力的方法有（2015）

A. 精神调养　　B. 早期诊治　　C. 锻炼身体　　D. 控制传变
E. 人工免疫
［答案］ACE

易错题解析

1. 最佳选择题：“治未病”是指

A. 防止疾病的发生和发展　　B. 外避病邪和既病防变
C. 未病先防和早期诊治　　D. 未病先防和既病防变
E. 调养正气和控制病传

［答案与解析］D。中医学历来重视预防，《内经》就提出“治未病”的预防思想，包含未病先防、既病防变两个方面。未病先防是对于健康人，可通过增强体质以防止疾病的产生；既病防变是对于患病者，可采取措施防止疾病的发展和传变。

2. 最佳选择题：下列不属于调养正气的方法是

A. 加强锻炼　　B. 外避病邪　　C. 起居有常　　D. 调摄精神
E. 饮食有节

［答案与解析］B。未病先防包括增强人体正气和防止病邪侵害两大方面。增强、调养人体正气的方法包括调摄精神，修身养性；顺应自然，起居有常；劳逸适度，积精全神；锻炼身体，增强体质；饮食有节，顾护脾胃；人工免疫，针灸保健等措施。外避病邪属于防止病邪侵害。

关键点提示

1. “治未病”的预防思想包括未病先防和既病防变两个方面。

2. “先安未受邪之地”指对尚未受邪而可能即将被影响的脏腑经络，事先予以调养充实，阻止病变传至该处。

考点34 康复

1. 康复的原则

（1）形神共养：①养形重在养精血保胃气；②养神重在调神护神。

（2）调养气血阴阳。

①调养气血，针对气血各自失常及其互用关系失调，补气血之不足，调气血之不畅，恢复其气血充足和条畅的状态。

②调整阴阳，纠正阴阳的偏盛偏衰，损其有余而补其不足，恢复和重建人体阴阳动态平衡。

③协调脏腑，针对脏腑功能失常进行整体调节以促进各脏腑功能，使其恢复到正常协调的状态。

④疏通经络，疏通经络气血，以供五脏六腑、四肢百骸、五官九窍的滋养，可使机体恢复正常。

2. 常用康复疗法

（1）药物康复和康复器械辅助疗法。

（2）针灸推拿气功康复法。

（3）体育娱乐康复法。

（4）自然康复法。

真题回放

多项选择题：康复的原则有（2013）

A. 形神共养　　B. 调养气血　　C. 调养阴阳　　D. 协调脏腑

E. 疏通经络

［答案］ABCDE

易错题解析

［1-2］配伍选择题

A. 心　　B. 脾　　C. 肝　　D. 肝肾

E. 脾肾

1. 养生的基本原则中，重在调养的内脏是

2. 调神原则中，列为调养首务的是

［答案与解析］E、A。肾为先天之本，是生命活动的根基；脾为后天之本，是气血生化之源，故养生的基本原则中，重在调养的内脏是脾肾。调神是养生的一个重要方面。心为五脏六腑之大主，精神之所舍，调神原则首先是调心。《素问》曰："恬淡虚无，真气从之，精神内守，病安从来。"即言心的生理特性是喜宁静，心静则神安，神安则体内真气和顺，就不会生病。

关键点提示

康复的原则要形神共养，调养气血阴阳。

第二章

中医诊断基础

第一节 中医诊断学概述

中医诊断学的主要内容包括四诊、八纲、辨证、疾病诊断、症状鉴别和病案撰写。

四诊也叫诊法，是望、闻、问、切四种诊察疾病方法。八纲指阴阳、表里、寒热、虚实八个辨证要点，也是辨证的纲领。八纲辨证是基础、是关键。其余还有病因、气血津液、脏腑、经络、六经、卫气营血和三焦辨证等各种辨证方法。

诊断分为常见疾病诊断和证候诊断两个方面，基本原则为：①审内察外，整体统一；②四诊合参；③辨证求因，审因论治。

第二节 四 诊

考点1 望诊

1. 望神的临床表现和意义

（1）失神的临床表现和意义：在疾病过程中，如病人表现为目光晦暗，瞳仁呆滞，精神萎靡，反应迟钝，呼吸气微，甚至神识昏迷，循衣摸床，撮空理线，或猝倒而目闭口开、手撒、遗尿等，均称为“失神”或“无神”。表示正气已伤，病情严重，预后不好。

（2）假神的临床表现和意义：往往见于久病、重病、精气极度衰弱的患者。如原来不欲言语，语声低弱，时断时续，突然转为言语不休者；原来精神极度衰颓，意识不清，突然精神转“佳”者；原来面色十分晦暗，忽然两颧发红如妆者；都属于假神，是为阴阳格拒、阴不敛阳、欲将离决的虚假现象。

（3）神乱的临床表现和意义：即神志异常，常见于癫、狂、痫的病人。如：表情淡漠，寡言少语，闷闷不乐，继则精神发呆，哭笑无常的，多为痰气凝结、阻蔽心神的癫病；烦躁不宁，登高而歌，弃衣而走，呼号怒骂，打人毁物，不避亲疏，多属痰火扰心的狂病；若突然跌倒，昏不知人，口吐涎沫，四肢抽动，多属痰迷心窍、肝风内动的痫病。

2. 望色的临床表现和意义

（1）白色：主虚寒证、失血证。若白而虚浮，多属阳气不足，淡白而消瘦，多为营血亏损。若急性病突然面色苍白，常属阳气暴脱的证候。里寒证剧烈腹痛，或虚寒战栗时，也可见面色苍白，则为阴寒凝滞、经脉拘急所致。

（2）黄色：主虚证、湿证。黄为脾虚、湿蕴的征象。面色淡黄，枯槁无泽，称为萎黄，多属脾胃气虚，营血不能上荣之故；若面色黄而虚浮，称为黄胖，多是脾气虚衰、湿邪内阻所致。如面、目、身俱黄，称为黄疸，其中黄而鲜明如橘子色者，为阳黄，多属湿热；黄而晦暗如烟熏者，为阴黄，多属寒湿。

（3）赤色：主热证。赤为血色。热盛而致脉络血液充盈则面色红赤。故面赤多见于热证。若满面通红，多属外感发热，或脏腑阳盛的实热证；仅颜部潮红，则多属阴虚而阳亢的虚热证；如久病、重病面色苍白却时而泛红如妆，多为戴阳证，是虚阳上越的危重症候。

（4）青色：主寒证、痛证、瘀血证及惊风证。青为寒凝气滞，经脉瘀阻的气色。如阴寒内盛，心腹疼痛，可见苍白而带青的面色；心气不足，推动无力，血行不畅，可见面色青灰、口唇青紫，多为气虚血瘀所致。又有小儿高烧，面部青紫，以鼻柱、两眉间及口唇四周最易察见，往往是惊风的先兆。

（5）黑色：主肾虚、水饮证、瘀血证。黑为阴寒水盛的病色。目眶周围见黑色，多见于肾虚水泛的水饮病，或寒湿下注的带下证。若面黑而干焦，则多为肾精久耗。

3. 望形体、头面的主要内容和临床意义

（1）望形体：疾病过程中，凡形体肥胖，肤白无华，精神不振者，即“形盛气虚”，多为阳气不足之证；形瘦肌削，面色苍黄，胸廓狭窄，皮肤干焦，则又常见于阴血不足之证；如瘦削已至大肉脱失的程度，每见于精气衰竭的患者。如“鸡胸”“龟背”等畸形，则多属先天禀赋不足，往往是肺气耗散、脾胃虚弱、肾精亏损的病变。

（2）望头形与头发

①望头形：主要观察头的形状及动态。如小儿头形过大或过小，伴有智力发育不全，多属肾精亏损；囟门下陷，多属虚证；囟门高突，多属热证；囟门迟闭，头项软弱不能竖立者，多为肾气不足、发育不良；无论大人小儿，头摇不能自主的，皆为风证。

②望头发：主要望发的质和色的变化。如头发稀疏易落，或干枯不荣，多为精血不足之证；突然出现片状脱发，多属血虚受风；年少落发，不属于肾虚，便属于血热。

（3）望目色：望目，除观察眼神外，还应注意外形、颜色及动态等方面的变化。眼胞红肿，多为肝经风热；目胞浮肿，如卧蚕状，多为水肿；眼窝下陷，多是津液亏耗；目眦赤烂，多属湿热；小儿睡眼露睛，多属脾虚、气血不足；瞳孔散大，是为精气衰竭；白睛黄染，常见于黄疸；目眦淡白，属气血不足。诸经热盛，均可见到目赤，凡开目而欲见人者，属阳证；闭目而不欲见人者，为阴证。两目上视或斜视、直视，多见于肝风，或为动风先兆。

（4）望耳鼻

①望耳：应注意耳的色泽及耳内的情况。耳轮干枯焦黑，多是肾精亏耗，精不上荣所致，属危证；耳背有红络，耳根发凉，多是麻疹先兆；耳内流脓水，病为脓耳或聤耳，多为肝胆湿热所致。

②望鼻：主要是望鼻内分泌物和鼻的外形。鼻流清涕，多为外感风寒；流浊涕，则属风热；久流浊涕而有腥臭味者，是为鼻渊，由于感受外邪或胆经蕴热所致。若见鼻头或周围充血或生红色丘疹，名酒糟鼻，多属肺胃有热；鼻柱溃烂塌陷，常见于麻风病或梅毒；鼻翼煽动，多见于肺热，或肺肾精气衰竭而出现的喘息。

（5）望唇、齿、龈、咽喉

①望唇：应观察其颜色、润燥和形态的变化。唇为脾之外荣。若唇色淡白，多属气血两虚；色青紫，常为寒凝血瘀；色深红，则为热在营血。口唇干枯皴裂，可见于外感燥邪，亦见于热炽津伤；口角流涎（或睡时流），多属脾虚湿盛或胃中有热，亦见于虫积；口唇糜烂，多由脾胃蕴热上蒸；口歪斜，则为中风；撮口或抽掣不停，为肝风内动，或脾虚生风；口开不闭，常见于脱证。

②望齿：应注意色泽、润燥、形态几个方面。齿乃骨之余，骨为肾所主。如牙齿干燥，多是胃热炽盛、津液大伤；干燥竟如枯骨，多为肾精枯竭、肾水不能上承所致；牙齿松动稀疏、齿根外露者，多属肾虚或虚火上炎；睡中咬牙或啮齿，常见于胃中有热或虫积的患者。

③望龈：应注意其色泽的变化。胃之经脉络于龈中，龈色淡白者，多是血虚不荣；红肿者，多属胃火上炎；牙龈出血而红肿者为胃火伤络，不红而微肿者，或为气虚，或为虚火伤络。

④望咽喉：应注意其颜色及形态的异常改变。咽喉红肿而痛，多属肺胃积热；红肿溃烂，有黄白腐点，为肺胃热毒壅盛；若色鲜红娇嫩，疼痛不甚，多为阴虚火旺；色淡红不肿，久久不愈，是为虚火上浮；如有灰白色假膜，擦之不去，重擦出血，且随即复生者，是为白喉，属肺热阴伤之证。

（6）望体表：如皮肤面目皆黄，是为黄疸；皮肤虚浮肿胀，多属水湿泛滥为病；皮肤干瘪枯槁，多由津伤液耗所致等。

①斑疹：斑疹常见于外感热病，亦可点大成片，或红或紫，平铺于皮下，摸之不碍手者，谓之斑；色红疹点小如粟，高出于皮肤，摸之碍手（亦有不高出皮肤，抚之无碍手之感），谓之疹。斑疹多是邪热郁于肺胃不能外泄，内迫营血所致，其中从肌肉而出的即是斑，而从皮肤血络发出的则为疹。斑疹的色泽以红活润泽为顺。若深红如鸡冠色，多为热毒炽盛；色紫暗者，多为热毒盛极、阴液大伤；色淡红或淡紫者，为气血不足，或阳气衰微。斑疹的形态以分布均

匀，疏密适中为顺。若稀疏松浮，为病邪轻浅；稠密紧束，压之不褪色，则为热毒深重；疹点疏密不匀，或先后不齐，或见而即陷者，多为正气不足、病邪内陷的危候。

②白痦：又名白疹，是皮肤上出现的晶莹如粟的透明小疱疹，高出皮肤，擦破流水，以胸部及颈项部为多见，亦偶见于四肢，唯不见于面部，多系湿郁肌表、汗出不彻所致。白痦晶莹饱满者为顺，又称为“晶”，乃湿热外达之候；若色枯白，空窍无液者为逆，称为“枯”，是津液枯竭的反映。

③痈疽疔疖：都属于在皮肤体表部位有形证可见的疮疡一类的外科病症。其中，发病局部范围较大，红、肿、热、痛，根盘紧束的为痈，属阳证；若漫肿无头，部位较深，皮色不变者为疽，属阴证；若范围较小，初起如粟，根角坚硬，或麻或痒或木，顶白而痛者为疔；起于浅表，形圆而红、肿、热、痛，化脓即软者为疖。

4. 望舌质和舌苔的主要内容及临床意义 舌质又称舌体，是舌的肌肉脉络组织。舌苔是舌体上附着的一层苔状物，由胃气所生。正常舌象，是舌体柔软，活动自如，颜色淡红，舌面铺有薄薄的、颗粒均匀、干湿适中的白苔，常描写为“淡红舌、薄白苔”。

（1）望舌质

①望舌色：主要观察舌质颜色的异常变化。淡白舌主虚寒证，为阳气虚弱、气血不足之象。红舌主热证。可见于里实热证，也可见于阴虚内热。绛舌主内热深重，外感热病，邪热深入营血；内伤杂病，多属阴虚火旺。紫舌主病有寒热之分，绛紫色深，干枯少津，多系邪热炽盛、阴液两伤、血气壅滞不畅之象；淡紫或青紫湿润，多因阴寒内盛、血脉瘀滞所致。舌上有紫色斑点，称为瘀斑或瘀点，多为血瘀之象。

②望舌形：主要是观察舌质的荣枯老嫩以及形体的异常变化。

胖大舌：若舌体胖嫩，色淡，多属脾肾阳虚、津液不化、水饮痰湿阻滞所致；如舌体肿胀满口，色深红，多是心脾热盛；若舌肿胖，色青紫而暗，多见于中毒。

瘦薄舌：瘦薄而色淡者，多是气血两虚；瘦薄而色红绛且干，多是阴虚火旺、津液耗伤所致。

裂纹舌：若舌质红绛而有裂纹，多属热盛津伤、阴精亏损；舌色淡白而有裂纹，常是血虚不润的反映。

齿痕舌：齿痕舌常与胖大舌同见，多属脾虚。若舌质淡白而湿润，多为脾虚而寒湿壅盛。

芒刺舌：若芒刺干燥，多属热邪亢盛，且热愈盛则芒刺愈多。舌尖有芒刺，多属心火亢盛；舌边有芒刺，多属肝胆火盛；舌中有芒刺，多属胃肠热盛。

③望舌态：主要是观察舌体运动的变化。

强硬：若见于外感热病，多属热入心包、痰浊内阻，或高热伤津、邪热炽盛。见于杂病中者，多为中风征兆。

痿软：多属气血虚极，阴液亏损，筋脉失养所致。若久病舌淡而痿，是气血俱虚；舌绛而痿，是阴亏已极。新病舌干红而痿者，则为热灼阴伤。

颤动：久病中见舌颤，属气血两虚或阳气虚弱。外感热病中见之，多属热极生风或虚风内动之象。

吐弄：属心脾有热。吐舌可见于疫毒攻心，或正气已绝；弄舌多为动风先兆，或小儿智能发育不良。

歪斜：多是中风或中风之先兆。

短缩：多是危重证候的反映。舌淡或青而湿润短缩，多属寒凝筋脉；舌胖而短缩，属痰湿内阻；舌红绛干而短缩，多属热病津伤。

（2）望舌苔

①望苔色。

白苔一般常见于表证、寒证。黄苔主热证、里证。苔色越黄，反映热邪越重，淡黄为热轻，深黄为热重，焦黄为热结。灰苔主里证，可见于里热证，亦可见于寒湿证。若苔灰而润，则多为寒湿内阻，或痰饮内停；而苔灰干燥，则多属热炽津伤，或阴虚火旺。黑苔主里证，主热极又主寒盛。若苔黑而燥裂，甚则生芒刺，多为热极津枯；苔黑而润滑，则多属阳虚寒盛。

②望苔质。

厚薄：疾病初起，病邪在表，病情较轻者，舌苔多薄，而病邪传里，病情较重，或内有食饮痰湿积滞者，则舌苔多厚。舌苔由薄增厚，表示病邪由表入里，病情由轻转重，为病进；而由厚变薄，则表示邪气得以内消外达，病情由重变轻，多属病退。

润燥：苔面干燥，望之枯涸，扪之无津，称为燥苔，更甚者有粗糙刺手感觉的又称糙苔，是津液不能上承所致，多见于热盛津伤或阴液亏耗的病证。但也有因阳气虚不能化津上润而苔反燥者。苔面有过多水分，扪之滑利而湿，称为滑苔，多是水湿内停之征。

腻腐：腻苔，多见于湿浊、痰饮、食积等阳气被阴邪所抑的病变，如痰饮、湿温等病证。腐苔，多由阳热有余，蒸腾胃中腐浊邪气上升而成，常见于食积、痰浊等病。

剥落：光剥舌，又叫“镜面舌”，是胃阴枯竭、胃气大伤的表现。“花剥苔”，也属胃的气阴两伤之候。若花剥而兼有腻苔者，说明痰浊未化、正气已伤，病情较为复杂。

有根与无根：有根的多为实证、热证，表示有胃气，无根的则多见于虚证、寒证，表示胃气衰。

（3）舌诊的临床意义

①判断正气的盛衰：如舌质红润，为气血旺盛；舌质淡白，为气血虚衰；苔薄白而润，是胃气旺盛；舌光无苔，为胃气衰败，或胃阴大伤。

②分辨病位的深浅：如苔薄，多为疾病的初期，病位尚浅；苔厚，则为病邪渐入于里，表示病位较深；如舌质绛，则为热入营血，病位更深，病情亦较严重了。

③区别病邪的性质：如黄苔多是热，白苔多是寒，腐腻苔多属食积痰浊为病。舌质有瘀点或瘀斑者，则是瘀血的表现。

④推断病势的进退：如舌苔由白转黄、变黑，多是病邪由表入里，由轻变重，由寒化热；舌苔由润转燥，多是热盛而津液渐伤；若舌苔由燥转润，由厚变薄，往往为津液复生，病邪渐退的表现。

5. 望排出物的主要内容及临床意义 一般来说，排出物清稀者，多为寒证；黄浊稠黏者，多属热证。

（1）痰涎：痰色白而清稀，多为寒证；痰色黄或白而黏稠者，多属热证。痰少极黏，难以排出者，多属燥痰；痰白易咯而量多者，为湿痰。咳吐脓血如米粥状，为热毒蕴肺，多是肺痈证；痰中带血，或咳吐鲜血，多为热伤肺络。

（2）呕吐物：呕吐痰涎，其质清稀者属于寒饮；呕吐物清稀而挟有食物、无酸臭味者，多为胃气虚寒；呕吐物色黄味苦多属肝胆有热、胃失和降；呕吐物秽浊酸臭多因胃热或食积所致；吐血鲜红或暗红、夹有食物残渣，多因肝火犯胃或瘀血内停；呕吐脓血、味腥臭者多为内痈。

（3）大便：大便稀溏如糜，色深黄而黏，多属肠中有湿热；便稀薄如水样，夹有不消化食物，多属寒湿；便如黏胨，夹有脓血，是为痢疾；色白者为病在气分；色赤者为病在血分；赤白相杂者多属气血俱病。先便后血，其色黑褐的是远血；先血后便，其色鲜红的是近血。

（4）小便：小便清澈而量多者多属虚寒，量少而黄赤者多属热证，小便混浊不清或为湿浊下注，或为脾肾气虚；尿血者多是热伤血络；尿有砂石者为石淋，尿如膏脂者为膏淋。

真题回放

1. 最佳选择题：舌胖大，有齿痕，所属的是（2014）

A. 肺气虚　　B. 脾气虚　　C. 肾阴虚　　D. 肝血虚

E. 心血虚

［答案］B

2. 最佳选择题：面赤多见于（2013）

A. 寒证　　B. 痛证　　C. 虚证　　D. 热证

E. 饮证

［答案］D

［3-4］配伍选择题（2015）

A. 痿软舌　B. 瘦薄舌　C. 齿痕舌　D. 裂纹舌

E. 芒刺舌

根据中医望诊理论，则：

3. 热盛津伤可见

4. 脾虚湿盛可见

［答案］D、C

易错题解析

最佳选择题：下列属于假神的表现是

A. 神识昏迷　B. 循衣摸床　C. 目光有神　D. 反应灵敏

E. 原来不欲语，突然转为言语不休

［答案与解析］E。假神是垂危病人出现精神暂时好转的假象，见于久病，重病精气大衰之人：①原本目光晦滞，突然目似有光，但却浮光外露。②本为面色晦暗，一时面似有华，但为两颧泛红如妆。③本已神昏或精神极度萎靡，突然神志似清，想见亲人，言语不休，但精神烦躁不安。④原本身体沉重难移，忽思起床活动，但并不能自己转动。⑤本来毫无食欲，久不能食，突然索食，且食量大增等。假神是脏腑精气极度衰竭，阴不敛阳，虚阳外越，阴阳即将离决所致，常是危重病人临终前的征兆。

关键点提示

1. 失神表示正气已伤，病情严重，预后不好；假神是为阴阳格拒、阴不敛阳、欲将离决的虚假现象，通常把它比喻为“回光返照”或“残灯复明”。

2. 五色主病：白色主虚寒证、失血证；黄色主虚证、湿证；赤色主热证；青色主寒证、痛证、瘀血证及惊风证；黑色主肾虚、水饮证、瘀血证。

3. 望舌色：淡白舌主虚寒证；红舌主热证；绛舌主内热深重；紫舌主病有寒证或热证。

4. 望舌苔：白苔主表证、寒证，黄苔主热证、里证，灰苔主里热证或寒湿证，黑苔主里证，主热极又主寒盛。

5. 一般来说，排出物清稀者多为寒证，黄浊稠黏者多属热证。

考点2　闻诊

1. 语声、呼吸异常及咳嗽、呃逆、嗳气声音变化的临床意义

（1）语声变化的临床意义

①语声强弱：语声高亢洪亮、多言而躁动的，属实证、热证；语声低微无力、少言而沉静的，属虚证、寒证。“失音”，亦有虚实之分，见于外感风寒、风热，或感邪后又伤于饮食，或妊娠末期气道受阻者，多属实证；见于内伤、肺肾阴虚，津液不能上承，表现为慢性或反复发作的，多属虚证。语声重浊，

常见于外感，亦见于湿浊阻滞，为肺气不宣、气道不畅所致。如呻吟、惊呼等，常与痛、胀有关。

②语言错乱："言为心声"，语言错乱多属于心的病变。若神志昏糊，胡言乱语，声高有力的，是谵语，常见于热扰心神的实证；神志不清，语言重复，时断时续，声音低弱的，是郑声，属于心气大伤、精神散乱的虚证。若言语粗鲁，狂妄叫骂，失去理智控制的为狂言，常见于狂证，是痰火扰心所致。喃喃自语，讲话无对象，见人便停止的是独语，常见于癫证，多是心气虚、精不养神的表现。而语言謇涩，则多属于风痰上扰的病变。

（2）呼吸异常变化的临床意义

①气微与气粗：呼吸微弱，多是肺肾之气不足，属于内伤虚损；呼吸有力，声高气粗，多是热邪内盛，气道不利，属于实热证。

②哮与喘：呼吸困难，短促急迫，甚则鼻翼煽动，或张口抬肩不能平卧的称为喘。喘气时喉中有哮鸣声的称为哮。喘有虚实之分。若喘息气粗，声高息涌，唯以呼出为快的，属实喘，多因肺有实邪、气机不利所致；若喘声低微息短，呼多吸少，气不得续的，属虚喘，乃肺肾气虚、出纳无力之故。

③少气与叹息：少气，多因气虚所致；叹息，多因情志抑郁，肝失疏泄所致。

（3）咳嗽声音变化的临床意义：咳声重浊多属实证，咳声低微气怯多属虚证。呈阵发性，咳而气急，连声不绝，终止时作鹭鸶叫声的，称为顿咳（百日咳）。咳声如犬吠多为白喉，干咳无痰或只有少量稠痰，多属燥邪犯肺或阴虚肺燥。

（4）呃逆与嗳气声音变化的临床意义

①呃逆：俗称打呃。呃声高亢而短，响亦有力，多属实热。呃声低沉而长，气弱无力，多属虚寒。若久病胃气衰败，出现呃逆，声低无力，则属危证。

②嗳气：又称噫气，俗称名打嗝，多见于饱食后。食后嗳出酸腐气味多为宿食停积，或消化不良，无酸腐气味的则为肝胃不和或胃虚气逆所致。

2. 口气、痰涕、二便气味异常的临床意义

（1）口气臭秽，多属胃热，或消化不良，亦见于龋齿、口腔不洁等；口气酸臭，多是胃有宿食；口气腐臭，多是牙疳或有内痈。

（2）各种排泄物与分泌物包括二便、痰液、脓液、带下等，有恶臭者多属实热证，略带腥味者多属虚寒证。如大便臭秽为热，有腥味的属寒。小便臊臭，多为湿热。矢气奇臭，多为消化不良、宿食停滞。咳吐浊痰脓血、腥臭异常的，多为热毒炽盛、瘀结成脓的肺痈。

真题回放

最佳选择题：中医四诊中的"闻"字有"听"和"嗅"两层意思，下列不属

于“听”范畴的是（2010）

A. 呼吸　　B. 语音　　C. 口气　　D. 嗳气

E. 咳嗽

［答案］C

易错题解析

［1-3］配伍选择题

A. 语无伦次，笑骂不定　　B. 语无伦次，神志不清

C. 语言重复，声低断续　　D. 语言错乱，错后自知

E. 自言自语，见人则止

1. 病人郑声时，可表现为

2. 病人谵语时，可表现为

3. 狂证病人，可表现为

［答案与解析］C、B、A。狂病多表现为疯狂怒骂，语无伦次，笑骂不定，打人毁物，妄行不休，少卧不饥，甚则登高而歌，弃衣而走。郑声表现为神志昏沉、语言重复、低微无力、时断时续，多因心气大伤、神无所依而致，属虚证。谵语表现为神志不清、胡言乱语、声高有力，往往伴有身热烦躁等，多属实证、热证，尤以急性外感热病多见。

关键点提示

1. 语声高亢洪亮，多言而躁动的，属实证、热证；语声低微无力，少言而沉静的，属虚证、寒证。

2. 谵语常见于热扰心神的实证，郑声属于心气大伤、精神散乱的虚证；狂言常见于狂证，是痰火扰心所致；独语常见于癫证，多是心气虚，精不养神的表现。

考点3 问诊

1. 恶寒发热、但寒不热、但热不寒、寒热往来的临床意义

（1）恶寒发热同见的临床意义：多见于外感表证，外感风寒常表现为恶寒重发热轻，外感风热常表现为发热重恶寒轻。

（2）但寒不热的临床意义：在疾病过程中，病人唯感畏寒而不发热，多属虚寒证。寒邪直中脏腑，阳气被伤，也可见畏寒或病变部位冷痛，此即所谓“阴盛则寒”。

（3）但热不寒的临床意义：多属热证的表现。

①壮热：病人高热不退，不恶寒反恶热，称为壮热，多见于风寒入里化热，或风热内传的里实热证，此即所谓“阳盛则热。”

②潮热：阴虚潮热，每当午后或入夜即发热，属于“阴虚生内热”，且以五心烦热为特征，甚至有热自深层向外透发的感觉，故又称“骨蒸潮热”；湿温潮热，以午后热甚，身热不扬为特征；阳明潮热，是由于胃肠燥热内结所致，因其常于日晡阳明旺时而热甚，故又称“日晡潮热”。

③长期低热：可见于阴虚潮热、暑夏季节的发热（疰夏）、气虚发热。

（4）寒热往来的临床意义：恶寒与发热交替而作，称为寒热往来，是半表半里证的特征。若寒战与壮热交替，发有定时，一日一次或二三日一次者，则为疟疾。

2. 表证辨汗、自汗、盗汗、绝汗、战汗的临床表现及意义 汗为心液，是阳气蒸化津液，出于体表而成，即所谓“阳加于阴谓之汗”。

（1）表证辨汗：表证无汗，多属外感寒邪，如伤寒表实证之类；表证有汗，多属外感风邪，如太阳中风证之类，或外感风热，以及卫阳虚弱、复感外邪的表证。

（2）自汗：经常汗出不止，活动后加重的是自汗，多因气虚卫阳不固所致。

（3）盗汗：入睡则汗出，醒后则汗止，谓之盗汗，多因阴虚而致。

（4）绝汗：病情危重之时，大汗不止，称为绝汗，常见于亡阴、亡阳。

（5）战汗：先见全身恶寒战栗而继之汗出的为战汗，是邪正相争、病变发展的转折点。

3. 疼痛的性质特点及不同部位疼痛的临床意义

（1）疼痛的性质特点及临床意义

①胀痛：指疼痛伴有胀满或胀闷。多为气滞所致。

②重痛：疼痛并伴有沉重的感觉称为重痛。多见于头部、四肢及腰部，多因湿邪困遏气血所致。

③刺痛：即疼痛如针刺，是瘀血疼痛的特点之一。

④绞痛：痛如绞割，是为绞痛。多因有形实邪闭阻气机而成。

⑤灼痛：痛有灼热感而喜凉为灼痛。多由于火邪窜络，或阴虚阳热亢盛所致。

⑥冷痛：痛有冷感而喜暖的为冷痛。多因寒邪阻络或为阳气不足，脏腑、经络不得温养而成。

⑦隐痛：疼痛并不剧烈，可以忍耐，却绵绵不休，持续时间较长，一般多是气血不足、阴寒内生、气血运行滞涩而成。

⑧掣痛：抽掣或牵引而痛，即为掣痛，多由筋脉失养或阻滞不通所致，因肝主筋，故掣痛多与肝病有关。

（2）不同部位疼痛的临床意义

①头痛：外感风、寒、暑、湿、火以及痰浊、瘀血阻滞或上扰清阳，所引起的头痛多为实证。气血精液亏损，不能上荣于头，致使脑海空虚，也可以发生头痛，则属于虚证。如头项痛属太阳经，前额痛属阳明经，头侧痛属少阳经，头顶痛属厥阴经等。

②胸痛：胸闷痛而痞满者，多为痰饮；胸胀痛而走串，嗳气痛减者，多为

气滞；胸痛而咳吐脓血者，多见于肺痈；胸痛喘促而伴有发烧，咳吐铁锈色痰的，多属肺热；胸痛、潮热、盗汗、痰中带血者，多属肺痨；胸痛彻背，背痛彻胸，多属心阳不振；痰浊阻滞的胸痹，如有胸前憋闷，痛如针刺刀绞，甚则面色灰滞，冷汗淋漓，则为“真心痛”。

③脘痛：胃脘疼痛，可见于寒邪犯胃、食滞胃脘、肝气犯胃等病证。

④胁痛：肝气不疏、肝火郁滞、肝胆湿热、血瘀气滞以及悬饮等病变，都可引起胁痛。

⑤腹痛：脐以上为大腹，属脾胃，脐以下为小腹，属肾、膀胱、大小肠及胞宫，小腹两侧为少腹，是肝经经脉所过。就其疼痛的不同部位，可以察知其所属的不同脏腑。腹痛，有虚有实，如寒凝、热结、气滞、血瘀、食滞、虫积等，多为实证；至于气虚、血虚、虚寒等，概属虚证。

⑥腰痛：因于风、寒、湿邪阻塞经脉者，或瘀血阻络者均为实证；因于肾精气不足或阴阳虚损不能温煦、滋养而致者则为虚证。

⑦四肢痛：四肢疼痛，或在关节，或在肌肉，或在经络，多由风寒湿邪的侵袭，阻碍气血运行所引起。亦有因于脾胃虚损、水谷精气不能运于四肢而发作。疼痛独见于足跟，甚则掣及腰脊者，多属肾虚。

4. 口渴与饮水、食欲与食量及口味异常的临床意义

（1）口渴与饮水异常变化的临床意义：口渴多饮，常见于热证；大渴喜冷饮，为热盛伤津；渴喜热饮，饮量不多或口渴欲饮，水入即吐，小便不利，多为痰饮内停、水津不能上承之证；口渴而不多饮，常见于急性热病，多属热入营血；口干，但欲漱水不欲咽，可见于瘀血；大渴引饮，小便量多，是为消渴。

（2）食欲与食量异常变化的临床意义

①食欲减退或不欲食，胃纳呆滞，多是脾胃功能失常的表现。若食少见于久病，兼有面色萎黄、形瘦、倦怠等症者，属脾胃虚弱；而食少伴有胸闷、腹胀、肢体困重、舌苔厚腻者，则多是脾湿不运。

②厌恶食物或恶闻食臭，即为厌食，又称“恶食”，多见于伤食；妇女怀孕，亦可有厌食的反应；厌油腻厚味，多见于肝胆脾胃湿热的病证。

③食欲过于旺盛，食后不久即感饥饿者，为消谷善饥，往往身体反见消瘦，这是胃火炽盛、腐熟太过所致。

④有饥饿感但不想吃或进食不多者，称为饥不欲食，多因胃阴不足、虚火上扰所致。易饥多食但大便溏泻、倦怠乏力，属胃强脾弱。

⑤有嗜食生米、泥土等异物，尤多见于小儿，往往是虫积的征象。

疾病过程中，食量渐增，表示胃气渐复，食量渐减，常是脾胃功能衰退的表现。若久病之人，本不能食，但突然反而暴食，这是中焦脾胃之气将绝的征象，称为“除中”，也是“回光返照”的一种表现。

（3）口味异常的临床意义：口苦，多见于热证，特别是常见于肝胆实热的病变；口甜而腻，多属脾胃湿热；口中泛酸，多为肝胃蕴热；口中酸馊，多为食积内停；口淡乏味，常见于脾虚不运。

5. 大小便变化的临床意义

（1）大便异常变化的临床意义

①便秘多是热结肠道，或津亏液少，或气液两亏，以致大肠燥化太过，传导不行所致；溏泄或泄泻，常见于脾失健运，小肠不能分清别浊，水湿直趋大肠的病证；大便先干后溏，多属脾胃虚弱；大便时干时稀，多为肝郁脾虚、肝脾不和；水粪夹杂，下利清谷或五更泄泻，多为脾肾阳虚、寒湿内盛；泻下黄糜，多属大肠湿热；大便夹有不消化食物，酸腐臭秽，多是伤食积滞；老年人大便不干不稀，而只是排便困难的，多属气虚。

②排便时，肛门有灼热感的，多是热迫直肠；大便滑脱不禁，肛门有下坠感甚或脱肛的，多见于脾虚下陷的久泄；里急后重，多见于痢疾；大便溏泄不爽，多是肝失疏泄的表现；便色黑如柏油而大便反易，多属瘀血；腹痛则泻，泻后痛减者多为伤食，泻后痛不减者多是肝郁脾虚。

（2）小便异常变化的临床意义

①尿量过多，其病在肾，多属虚寒，也常见于消渴证；小便短少，既可由于热盛津伤，或汗、吐、下太过损伤津液，以致化源不足所致，也常见于肺、脾、肾功能失常，气化不利，水湿内停的病证；癃闭因湿热下注，或瘀血、结石阻塞的，多属实证；若因肾阳不足，不能气化，或肾阴亏损，津液内虚的，多属虚证。

②小便次数增多，为小便频数；短赤而急迫的，多属下焦湿热；量多而色清的，多属下焦虚寒，肾气不固，膀胱失约；尿频而涩少，常是阴虚内热。小便数而大便硬，多是脾约病。

③小便次数减少，除属津液亏耗、化源不足外，还常见于气化不利、水湿内停的病证。

④小便时尿道疼痛并常伴有急迫、艰涩、灼热等感觉，多是湿热下注的淋证；小便后自觉空痛，多属肾气虚衰；尿后余沥不尽，不自主的排尿，或不能控制的尿滴沥，称为“尿失禁”，多属肾气不固；若伴见神志昏迷则多是危重证候；睡中不自主排尿，是为遗尿，多属肾气不足的虚证。

6. 失眠和嗜睡的临床意义

（1）失眠的临床意义：不寐，是阳不入阴、神不守舍的病理表现。其致病原因常见的有两个方面：一是阴血不足，阳热亢盛，以致心神不安，难以入寐，如心肾阴虚、心火炽盛的心烦不寐，心脾两虚、血不养心的心悸怔忡不寐等；一是由于痰火食积诸邪气干扰所致，如胆郁痰扰的失眠，食滞内停的“胃不和则卧不安”等。

（2）嗜睡的临床意义：多见于阳虚阴盛，痰湿困滞的病证。如头目昏沉而嗜睡者，多由痰湿困遏、清阳不升所致；而神疲欲寐，闭眼即睡，呼之即醒或蒙口迷糊，似睡非睡，似醒非醒者，又称之为“但欲寐”，是少阴心肾阳虚之征；若昏睡见于急性热病者，多属邪入心包、热盛神昏之象。

7. 耳鸣、耳聋、头晕、目眩的临床意义

（1）耳鸣、耳聋的临床意义

①耳鸣：若暴起耳鸣声大，用手按而鸣声不减，属实证，多因肝胆火盛所致；渐觉耳鸣，声音细小，以手按之，鸣声减轻，属虚证，多与肾虚精亏、髓海不充、耳失所养有关。

②耳聋：新病突发耳聋多属实证，因邪气蒙蔽清窍、清窍失养所致；渐聋多属虚证，多因脏腑虚损而成。

（2）头晕的临床意义：头晕是指患者自觉视物昏花旋转，轻者闭目可缓解，重者感觉天旋地转，不能站立，闭目亦不能缓解。若外邪侵袭或脏腑功能失调可引起经络阻滞，清阳之气不升或风火上扰，邪干清窍而发头晕。临床常见风火上扰头晕、阴虚阳亢头晕、心脾血虚头晕、中气不足头晕、肾精不足头晕和痰浊中阻头晕等。

（3）目眩的临床意义：目眩是指视物昏花迷乱，或眼前有黑花闪烁，蚊虫飞行的感觉。多因肝肾阴虚，肝阳上亢，肝血不足，或气血不足、目失所养而致。

8. 月经与带下变化的临床意义

（1）月经变化的临床意义

①经期异常变化的临床意义：月经先期多因邪热迫血妄行，或因气虚不能摄血，血行无制，属于肝郁或瘀血的亦较多见。月经后期多因寒凝气滞，血不畅行，或因血少，任脉不充，也常见于痰阻或气滞血瘀。经行无定期多因肝气郁滞，或因脾肾虚损，也有因瘀血积滞所致。还有极少数妇女终身不见月经，但也能正常妊娠生育的，称为“暗经”，属于生理上的异常，不作病论。

②经量异常变化的临床意义：月经过多多因血热、冲任受损，或气虚不能摄血所致。月经过少多因血虚生化不足，或因寒凝、血瘀、痰湿阻滞等。闭经多因生化不足，气虚血少，或血瘀不通，或血寒凝滞等。

③色质异常变化的临床意义：若经色淡红质稀，多为血少不荣，属虚证；若经色深红质稠，属血热内炽，为实证；色紫暗有块，乃寒凝血滞，暗红有块，则为血瘀。

④行经腹痛的临床意义：经前或经期小腹胀痛者，多属气滞血瘀；小腹冷痛，遇暖则缓者，多属寒凝；行经或经后小腹隐痛、腰酸痛者，乃气血亏虚、胞脉失养所致。

（2）带下变化的临床意义

①若分泌过多或缠绵不绝，即为带下。其中色白、量多淋沥者，为白带；白带中混有血液，赤白分明的，为赤白带；带下淡红黏稠，似血非血，称为赤带；其色淡黄，黏稠臭秽，是为黄带。临床以白带、黄带较为多见。

②若带下量多色白，清稀如涕，多属脾虚湿注；带下色黄，黏稠臭秽，或伴有外阴瘙痒疼痛，多属湿热下注；带下色赤，淋沥不断，微有臭味，多属肝经郁热；带下晦暗，质稀薄而多，腰腹酸冷，多属肾虚。总之，凡带下色白而清稀的，多属虚证、寒证；色黄或赤，稠黏臭秽的，多为实证、热证。

真题回放

多项选择题：一中年女性患者，自诉带下量多、色白、清稀，其病机多属（2010）

A. 肝郁脾虚　　B. 肝肾亏虚　　C. 寒湿下注　　D. 脾肾阳虚

E. 湿热下注

［答案］ACD

易错题解析

1. 最佳选择题：在问诊中，最重要的是

A. 问一般情况　　B. 问起病　　C. 问病史　　D. 问家史

E. 问现在症状

［答案与解析］E。现在症状是疾病现阶段病理变化的客观反映，是医生诊病、辨证的主要依据。因此询问现在症状是问诊的最重要的内容。

2. 多项选择题：属于但热不寒的症状有

A. 定时潮热　　B. 恶寒发热　　C. 高热不退　　D. 骨蒸潮热

E. 寒热往来

［答案与解析］ACD。但热不寒指在疾病过程中，病人唯感有热而没有寒象，同时怕热，多见于壮热、潮热、长期低热。选项B恶寒发热为寒热并见，选项E寒热往来为恶寒与发热交替而作。

关键点提示

1. 恶寒与畏寒的区别：病人感觉怕冷，甚则加衣被、近火取暖，仍觉寒冷的，称为恶寒，多见于表证；若虽怕冷，但加衣被或近火取暖而有所缓解者，称为畏寒，多属虚寒证。

2. 潮热，指发热如潮有定时，按时而发或按时而热更甚的，临床常见有三种情况：①阴虚潮热，每当午后或入夜即发热，属于“阴虚生内热”，且以五心烦热为特征，又称“骨蒸潮热”；②湿温潮热，以午后热甚、身热不扬为特征；③阳明潮热，常于日晡阳明旺时而热甚，故又称“日晡潮热”。

3. 自汗多因气虚卫阳不固所致，盗汗多因阴虚而致，绝汗常见于亡阴、亡阳，战汗是邪正相争、病变发展的转折点。

4. 胀痛多为气滞所致，重痛多因湿邪困遏气血所致，刺痛是瘀血致痛，绞痛多因有形实邪闭阻气机而成，灼痛多由火邪窜络或阴虚阳热亢盛所致，冷痛多因寒邪

阻络或为阳气不足、脏腑经络不得温养而成，隐痛多是气血不足，阴寒内生、气血运行滞涩而成，掣痛多由筋脉失养或阻滞不通所致，因肝主筋，故掣痛多与肝病有关。

考点4 切诊

1. 切脉部位和寸口脉分候脏腑

（1）脉诊的部位：普遍选用的切脉部位是“寸口”，即切按病人桡动脉腕后表浅部位，分寸、关、尺三部。掌后高骨（桡骨茎突）的部位为“关”，关前（腕端）为“寸”，关后（肘端）为“尺”。两手各有寸、关、尺三部，共为六脉。

（2）寸口脉分候脏腑：右寸候肺，右关候脾胃，右尺候肾（命门），左寸候心，左关候肝，左尺候肾。

2. 常见病脉的脉象和主病

（1）浮脉与主病

[脉象]“举之有余，按之不足”。轻取即得，重取稍弱。特点是脉象显现部位表浅。

[主病] 浮脉主表。浮而有力为表实，浮而无力为表虚。

[相似脉] 散脉：浮大无根，浮取脉形很大，但无力，稍一用力则按不着。散脉表示正气耗散，脏腑精气将绝，多见于病证的危候。芤脉：浮大中空，有如按葱管，多见于大失血或大汗后。

（2）沉脉与主病

[脉象] 轻取不应，重按始得。特点是脉象部位深在。

[主病] 病邪在里。有力为里实，无力为里虚。

[相似脉] 伏脉：较沉脉部位更深，须重按推筋着骨始得，甚至暂时伏而不显。常见于厥证、邪闭、痛极等病症。

牢脉：脉来实大弦长，浮取、中取均不应，推沉取始得，坚牢不移。多见于阴寒积聚的病证，如癥瘕、痞块、疝气等。

（3）迟脉与主病

[脉象] 脉来迟慢，一息不足四至（相当于每分钟脉搏在60次以下）。

[主病] 主寒证。有力为冷积，无力为阳虚。

[相似脉] 缓脉：仍一息四至，但脉势的来去却有缓慢之感。多见于湿邪致病及脾胃虚弱证。

（4）数脉与主病

[脉象] 一息脉来五至以上（相当于每分钟脉搏在90次以上），“去来促急”。

[主病] 主热证。有力为实热，无力为虚热。

[相似脉] 疾脉：脉来急疾，一息七至以上。其特征是数而躁。在热性病极期，以及劳瘵病阴竭阳越时，都可见到疾脉。

(5) 虚脉与主病

[脉象] 三部脉举按皆无力，隐隐蠕动于指下，令人有一种软而空豁的感觉，是无力脉的总称。

[主病] 气血两虚，尤多见于气虚。

(6) 实脉与主病

[脉象] 脉来去俱盛，三部举按皆较大而坚实有力，是有力脉的总称。

[主病] 主实证。邪气实而正气不虚，邪正相搏，气血壅盛之证。

(7) 滑脉与主病

[脉象] "往来流利，如盘走珠"，指下有一种圆滑感。

[主病] 痰饮、食滞、实热等。平人脉滑而冲和，是营卫充实之象。妇人妊娠亦常见滑象，是血气充盛而和调的表现。

[相似脉] 动脉：脉来滑数有力，应指跳突如豆，但搏动的部位较短小，主惊，主痛。

(8) 涩脉与主病

[脉象] 往来艰涩不畅，有如轻刀刮竹。

[主病] 气滞、血瘀、精伤、血少。

(9) 细脉与主病

[脉象] 脉来细小如线，软弱无力，但应指明显。

[主病] 气血两虚，诸虚劳损，又主湿病。

[相似脉] 濡脉：浮而细软，轻按可以触知，重按反不明显。虚证与湿证均常见。微脉："极细而软，按之欲绝，若有若无"。常见于心肾阳衰及暴脱的病人。弱脉：沉细而应指无力。主气血两虚诸证。

(10) 洪脉与主病

[脉象] "洪脉极大，状如洪水，来盛去衰，滔滔满指"。即脉体阔大，充实有力，来的力量较去的力量为大。

[主病] 邪热亢盛。久病气虚，或虚劳、失血、久泄等病证而见洪脉，则多属邪盛正衰的危证。

[相似脉] 大脉：脉形虽大于常脉，却无汹涌之势。若大而有力，为邪热实证，大而无力多为虚损。

(11) 弦脉与主病

[脉象] 端直以长，如按琴弦。

[主病] 肝胆病、痛证、痰饮等。弦大兼滑，阳热为病；弦紧兼细，阴寒为

病；虚劳内伤，中气不足，肝病乘脾，也常见弦脉；若弦而细劲，如循刀刃，便是全无胃气，病多难治。

[相似脉] 紧脉："紧脉有力，左右弹手"，有如绞转绳索一般。其主病为寒、为痛，为宿食。寒邪在表，脉多见浮紧，寒邪在里，脉多见沉紧。痛证多因寒邪所致，故亦常见紧脉。革脉：脉来弦急而中空，好像按着鼓皮似的，即为革脉。多见于亡血、失精、半产、崩漏等病证，也见于精血内虚。

(12) 代脉与主病

[脉象] 脉来缓弱而有规则的歇止，间歇时间较长。

[主病] 主脏气衰微。风证、痛证、七情惊恐、跌扑损伤诸病而见代脉，多属因病而致脉气不能衔接，与脏气衰微或"一脏无气"的代脉有所不同。

[相似脉] 促脉：脉来急数而有不规则的间歇。主阳热亢盛、气滞血瘀或痰食停积等病证。凡血气、痰食、肿痛诸实热证，均可见此脉，但促而有力。若促而细小无力，多是虚脱之象，临证应加注意。结脉：脉来缓慢而有不规则的间歇。主阴盛气结，寒痰瘀血。寒痰瘀血，气结不行，脉气阻滞，故也见结脉。

总之，促、结、代脉都属于节律不整而有歇止的脉象，这是三者共同之处。但结脉、促脉都是不规则的间歇，歇止时间短，而代脉则是有规律的间歇，歇止的时间较长，这是结促脉与代脉的不同之处。结脉与促脉虽都有不规则的间歇，但结脉是迟而歇止，促脉则数而歇止，这又是结、促脉的异同之点。

(13) 相兼脉与主病：浮紧脉主外感寒邪之表寒证，或风痹疼痛；浮缓脉主风邪伤卫、营卫不和、太阳中风的表虚证；浮数脉主风热袭表之表热证；浮滑脉主风痰，或表证挟痰，常见于素体痰盛而又感受外邪者；沉迟脉主里寒证，常见于脾胃阳虚、阴寒凝滞的病证；弦紧脉主寒痛，常见于寒滞肝脉，或肝郁气滞、两胁作痛等病证；弦数脉弦为肝脉，数为主热，常见于肝郁化火，或肝胆湿热等病证；滑数脉主痰热、痰火，或内热食积；洪数脉主气分热盛，多见于外感热病；沉弦脉主肝郁气滞，或水饮内结；沉涩脉主血瘀，尤常见于阳虚而寒凝血瘀者；弦细脉主肝肾阴虚，或血虚肝郁，或肝郁脾虚；沉缓脉主脾肾阳虚、水湿停留诸证；沉细数脉主阴虚或血虚有热；弦滑数脉见于肝火挟痰，或风阳上扰、痰火内蕴等证。

3. 按肌肤、按脘腹的要点和临床意义

(1) 按肌肤的内容及临床意义：主要是审察肌表的寒热、荣枯、润燥以及肿胀等。

①寒热：热邪盛的身多热，阳气衰的身多寒。凡身热，按其皮肤，初按热甚，久按热反转轻的，是热在表；若久按其热更甚，热自内向外蒸发的，是热在里；肌肤热泛而无蒸腾感的，属虚劳发热。

②润燥：了解病人有汗无汗和津液是否损伤。如皮肤润泽的，多属津液未伤；干燥或甲错的，多属津液已伤，或内有干血。

③肿胀：可以辨别水肿和气肿。重手按之不能即起，凹陷成坑的是水肿；按之凹陷手举而即起的是气肿。

④外科：如疮疡按之肿硬而不热，根盘平塌漫肿的，多属阴证；按之高肿灼手，根盘紧束的，多属阳证。按之固定，坚硬而热不甚，是未成脓；按之边硬顶软而热甚的，是已成脓。轻按即痛的，为脓在浅表；重按方痛的，脓在深部。按之陷而不起为脓未成，按之有波动感的为脓已成。

（2）按脘腹辨疼痛、痞满、积聚的要点和临床意义

①按脘部：脘部，指胸骨以下部位，又称“心下”。心下按之硬而痛的是结胸，属实证。心下满按之濡软而不痛的，多是痞证。心下坚硬，大如盘，边如旋杯，为水饮。

②按腹部：腹痛喜按为虚，拒按为实。腹胀满，叩之如鼓，小便自利的属气胀；按之如囊裹水，小便不利的是水臌。腹内有肿块，按之坚硬，推之不移且痛有定处的，为癥为积，多属血瘀；肿块时聚时散，或按之无形，痛无定处的，为瘕为聚，多属气滞。若腹痛绕脐，左下腹部按之有块累累，当考虑燥屎内结。腹有结聚，按之硬，且可移动聚散的，多为虫积。右侧少腹部按之疼痛，尤以重按后突然放手而疼痛更为剧烈的，多是肠痈。

真题回放

1. 最佳选择题：弦脉所主的病证是（2013）

A. 痛证　　B. 热证　　C. 食滞　　D. 血瘀

E. 精伤

［答案］A

2. 最佳选择题：根据三部脉分侯脏腑的方法，左尺侯的是（2012）

A. 心　　B. 肺　　C. 脾　　D. 肝

E. 肾

［答案］E

［3-4］综合分析选择题（2015）

某女，32 岁，平素性情急躁易怒，月经不调，因胃痛 1 周就诊，胃脘灼痛，痛势急迫，烧心泛酸，口苦口干，舌红苔黄，脉弦。

3. 该患者舌头红提示属于

A. 虚寒证　　B. 实热证　　C. 虚热证　　D. 瘀血证

E. 痰湿证

4. 该患者弦脉提示病位相关之脏是

A. 肝　　B. 心　　C. 脾　　D. 肺

E. 肾

［答案］B、A

易错题解析

1. 最佳选择题：结脉、代脉、促脉，其脉象的共同点是

A. 脉来较浮　　B. 脉来时止　　C. 止无定数　　D. 脉来缓慢

E. 止有定数

［答案与解析］B。结脉是脉率比较缓慢而有不规则的歇止；促脉是脉率较速或快慢不定，间有不规则的歇止；代脉是脉来缓弱而有规则的歇止，间隔时间较长。它们共同点是脉来时止。

2. 最佳选择题：弱脉与濡脉的共同特征是

A. 脉细如线　　B. 细而无力　　C. 浮而无力　　D. 沉而无力

E. 脉来无力

［答案与解析］B。弱、濡脉都是脉形细小且软弱无力，但弱脉沉细而无力，濡脉浮细而无力，即脉位与弱脉相反，轻取可以触知，重按反不明显。

3. 多项选择题：滑脉的临床意义为

A. 痰饮　　B. 痛证　　C. 实热　　D. 食滞

E. 妊娠

［答案与解析］ACDE。滑脉指脉象往来流利，应指圆滑，如珠走盘。主痰饮、食积、实热。邪气壅盛于内，正气不衰，气实血涌，故脉往来甚为流利，应指圆滑。若滑脉见于平人，必滑而和缓，总由气血充盛，气充则脉流畅，血盛则脉道充盈，故脉来滑而和缓。妇女妊娠见滑脉，是气血充盛而调和的表现。

关键点提示

1. 平脉的三个特点：①有神，即脉象和缓有力；②有胃（胃气），即脉来去从容而节律一致；③有根，在尺部沉取，仍有一种从容不迫应指有力的气象。

2. 浮脉主表；沉脉主病邪在里；迟脉主寒证；数脉主热证；虚脉主气血两虚，尤多见于气虚；实脉主实证；滑脉主痰饮、食滞、实热；涩脉主气滞、血瘀、精伤、血少；细脉主气血两虚，诸虚劳损，又主湿病；洪脉主邪热亢盛；弦脉主肝胆病、痛证、痰饮；代脉主脏气衰微。

第三节　辨　证

考点5　八纲辨证

1. 表证、里证的临床表现、相互关系及辨证鉴别要点

（1）表证的临床表现：临床表现以发热恶寒，或恶风，舌苔薄白，脉浮为主。常兼见头身疼痛、鼻塞、咳嗽等症状为主。

（2）里证的临床表现：详见虚实寒热辨证及脏腑辨证等有关章节。

（3）表证和里证的鉴别：辨别热性病的表证和里证，要辨清发热是否伴有恶寒，舌苔是白是黄，脉象是浮是沉。从临床表现上分析，一般以发热恶寒、

苔薄白、脉浮，属表证；发热不恶寒、苔黄、脉数或沉滑，属里证。

（4）表证和里证的关系：表里证可以相互转化，即由表入里或由里出表。

2. 寒证、热证的临床表现、相互关系及辨证鉴别要点

（1）寒证的临床表现：常见恶寒喜暖、口淡不渴、面色苍白、肢冷蜷卧、小便清长、大便溏稀、舌淡苔白而润滑、脉迟或紧等症状。

（2）热证的临床表现：多见发热喜凉，口渴饮冷，面红目赤，烦躁不宁，小便短赤，大便燥结，舌红苔黄而干燥，脉数等症状。

（3）寒证和热证的鉴别：寒证属阴盛，多与阳虚并见；热证属阳盛，常有津液干涸的证候出现。一般来说，发热喜凉为有热，恶寒喜暖为有寒；口渴为有热，不渴为有寒；面赤为有热，面白为有寒；手足烦热多为热，手足厥冷多为寒；小便短赤、大便燥结为热，小便清长、大便溏稀为寒；舌红苔黄、脉数为有热，舌淡苔白、脉迟或紧为有寒。

（4）寒证和热证的关系：寒热证可以互相转化，一般由寒转化为热证，是人体正气尚盛，若由热转化为寒证，多属正不胜邪。

3. 虚证、实证的临床表现、相互关系及辨证鉴别要点

（1）虚证的临床表现：有阴、阳、气、血虚损的区分，皆为人体正气不足所表现的证候。常见的有：面色苍白或萎黄，精神萎靡，身疲乏力，心悸气短，形寒肢冷或五心烦热，自汗盗汗，大便滑脱，小便失禁，舌上少苔无苔，脉虚无力等。

（2）实证的临床表现：主要有发热，腹胀痛拒按，胸闷烦躁甚至神昏谵语，呼吸喘粗，痰涎壅盛，大便秘结，小便不利，脉实有力，舌苔厚腻等。

（3）虚证和实证的鉴别：一般来说，外感初期，证多属实；内伤久病，证多属虚。临床症状表现有余、亢盛的，属实；表现为不足、虚弱的，属虚。其中声音气息强者为实，弱者为虚。痛处喜按为虚，拒按为实。舌质苍老为实，胖嫩为虚。脉实有力为实，脉弱无力为虚。

（4）虚证和实证的关系：虚证和实证在一定的条件下可以相互转化，也可以同时并存。

（5）虚实和表里、寒热的关系：表证和里证各有寒热虚实之证，即表寒证、表热证、表虚证、表实证，里寒证、里热证、里虚证、里实证。在里证中还有虚寒证、虚热证、实寒证和实热证的证候。虚寒证即阳虚证，虚热证即阴虚证，实寒即里寒证，实热证即里热证。

4. 阴证、阳证的形成、临床表现和辨证鉴别要点

（1）阴证和阳证的概念：表、热、实证属阳证，里、寒、虚证属阴证。

（2）阴证的临床表现：阴证常见于里虚寒证，临床常表现为无热恶寒、四肢逆冷、息短气乏、身体沉重、精神不振、但欲卧寐、呕吐、下利清谷、小便色白、爪甲色青、面白舌淡、脉沉微等症状。

（3）阳证的临床表现：阳证常见于里实热证，临床常表现为身热、恶热不恶寒、心烦口渴、躁动不安、气高而粗、口鼻气热、目睛了了不寐，或目睛视物模糊或目赤多眵、面唇色红、指甲色红、小便红赤、大便或秘或干、舌质红绛、脉滑数有力等症状。

（4）阳证和阴证的鉴别：一般来说，阳证必见热象，多见身热、恶热、烦渴、脉数；阴证必见寒象，多见身寒肢冷、无热恶寒、精神萎靡、脉沉微无力。

真题回放

1. 最佳选择题： 中医诊断用以分辨邪正盛衰的纲领是（2015）

A. 阴阳　B. 表里　C. 寒热　D. 虚实

E. 气血

［答案］D

2. 最佳选择题： 表证的主要临床表现是（2010）

A. 五心烦热　B. 发热汗出　C. 畏寒喜暖　D. 发热恶寒

E. 形寒肢冷

［答案］D

易错题解析

多项选择题： 寒证热证的鉴别要点是

A. 四肢冷暖　B. 面色赤白　C. 寒热喜恶　D. 身痛有无

E. 脉象迟数

［答案与解析］ABCE。寒证热证鉴别要点：①寒热喜恶：寒证恶寒喜暖，热证恶热喜冷；②口渴：寒证不渴或渴喜热饮，热证口渴喜冷饮；③面色：寒证面白，热证面目红赤；④四肢：寒证肢冷踡卧，热证肢体温和；⑤二便：寒证小便清长，大便溏稀；热证小便短赤，大便干结；⑥舌象：寒证舌淡苔白滑润，热证舌红苔黄燥；⑦脉象：寒证脉迟或紧，热证脉数。而寒证热证均可见身痛。

关键点提示

1. 表里：病在皮毛、肌腠，部位浅在者属表证，病在脏腑、血脉、骨髓，部位深在者属里证。

2. 寒热：寒证是机体阳气不足或感受寒邪所表现的证候，热证是机体阳气偏盛或感受热邪所表现的证候；虚实，虚指正气不足，实指邪气过盛；阴阳，表、热、实证属阳证，里、寒、虚证属阴证。

考点6 脏腑辨证

1. 心病主要证候的临床表现

（1）心气虚证与心阳虚证的临床表现

①共有症状：心悸，气短，自汗，活动或劳累后加重。

②心气虚证兼见面色㿠白，体倦乏力，舌质淡，舌体胖嫩，苔白，脉虚。

③心阳虚证兼见形寒肢冷，心胸憋闷，面色苍白，舌淡或紫暗，脉细弱或结代。如心阳虚脱，除有心阳虚的症状外，兼见大汗淋漓、四肢厥冷、口唇青紫、呼吸微弱、脉微欲绝。

（2）心血虚与心阴虚的临床表现

①共同症状：心悸，心烦，易惊，失眠，健忘。

②心血虚兼见眩晕，面色不华，唇舌色淡，脉细弱。

③心阴虚兼见低热，盗汗，五心烦热，口干，舌红少津，脉细数。

（3）心血瘀阻与心火亢盛的临床表现

①心血瘀阻证：多见心悸，心前区刺痛或闷痛，并常引臂内侧疼痛，尤以左臂痛厥为多见，一般痛势较剧，时作时止，重者并有面、唇、指甲青紫，四肢逆冷，舌质暗红，或见紫色斑点，苔少，脉微细或涩。

②心火亢盛证：多见心中烦热，急躁失眠，口舌糜烂疼痛，口渴，舌红，脉数，甚则发生吐血、衄血。

2. 肺病主要证候的临床表现

（1）肺气虚证：常见咳喘无力，气短懒言，声音低微，或语言断续无力，稍一用力则气吁而喘，周身乏力，自汗出，面色白，舌质淡嫩，脉虚弱等。

（2）肺阴虚证：常见咳嗽较重，干咳无痰，或痰少而黏，并有咽喉干痒，或声音嘶哑，身体消瘦，舌红少津，脉细无力。阴虚火旺还可见咳痰带血，干渴思饮，午后发热，盗汗，两颧发红，舌质红，脉细数。

（3）风寒犯肺证：常见咳嗽或气喘，咯痰稀薄，色白而多泡沫，口不渴，常伴有鼻流清涕，或发热恶寒，头痛身酸楚，舌苔薄白，脉浮或弦紧。

（4）风热犯肺证：常见咳嗽，咯黄稠痰，不易咳出，甚则咳吐脓血臭痰，一般还伴咽喉疼痛，鼻流浊涕，口干欲饮等，舌尖红，脉浮数。病重者可见气喘鼻煽，烦躁不安。

（5）燥热犯肺证：常见干咳无痰，或痰少而黏，缠喉难出，鼻燥咽干，舌尖红，苔薄白少津，脉浮细而数。并常伴有胸痛，或发热头痛、身酸楚等症状。

（6）痰浊阻肺证：常见咳嗽，痰量多，色白而黏，容易咯出，或见气喘，胸满，呕恶等症，舌苔白腻，脉象多滑。

3. 脾病主要证候的临床表现

（1）脾气虚证

①脾失健运：常见食纳减少，食后作胀，或肢体浮肿，小便不利，或大便溏泻，时息时发。并伴有身倦无力，气短懒言，面色萎黄，舌质淡嫩，苔白，脉缓弱。

②脾虚下陷：常见子宫脱垂，脱肛，胃下垂，慢性腹泻，并见食纳减少，

食后作胀，少腹下坠，体倦少气，气短懒言，面色萎黄，舌淡苔白，脉虚。

③脾不统血：常见面色苍白或萎黄，饮食减少，倦怠无力，气短，肌衄，便血以及妇女月经过多，或崩漏，舌质淡，脉细弱。

（2）脾阳虚证：在脾失健运症状的基础上，同时出现腹中冷痛，腹满时减，得温则舒，口泛清水，四肢不温，气怯形寒。妇女则见白带清稀，小腹下坠，腰酸沉等症，脉沉迟而舌淡苔白。

（3）寒湿困脾与脾胃湿热证的临床表现

①寒湿困脾证：常见脘腹胀满，头身困重，食纳减少，泛恶欲吐，口不渴，便溏稀薄，小便不利，妇女带下，舌苔白腻或厚，脉迟缓而濡。

②脾胃湿热证：常见面目皮肤发黄，鲜明如橘色，脘腹胀满，不思饮食，厌恶油腻，恶心呕吐，体倦身重，发热，口苦，尿少而黄，舌苔黄腻，脉濡数。

4. 肝病主要证候的临床表现

（1）肝气郁结证：常见胁肋胀痛，胸闷不舒，善太息，神情沉默，不欲饮食，或见口苦善呕，头目眩晕，脉弦，舌苔白滑。妇女则有月经不调，痛经或经前乳房作胀等症。

（2）肝火上炎证：常见头痛眩晕，耳聋耳鸣，面红目赤，口苦，尿黄，甚则咳血，吐血，衄血，舌红苔黄，脉弦数。

（3）肝阴虚证：常见眩晕耳鸣，胁痛目涩，面部烘热，五心烦热，潮热盗汗，口咽干燥，手足蠕动，舌红少津，脉弦细数。

（4）肝阳上亢证：常见头痛、头胀、眩晕，时轻时重，耳鸣耳聋，口燥咽干，两目干涩，失眠健忘，腰膝酸软，舌红少津，脉多弦而有力。

（5）肝血虚证：常见眩晕耳鸣，面白无华，爪甲不荣，夜寐多梦，视力减退或雀目，或见肢体麻木，关节拘急不利，手足震颤，肌肉跳动，妇女常见月经量少、色淡，甚则经闭，舌淡苔白，脉弦细。

（6）肝风内动证

①肝阳化风：常见眩晕欲仆，头胀头痛，肢麻或震颤，舌体歪斜，舌红脉弦，甚则猝然昏倒，舌强，语言不利，或半身不遂。

②热极生风：常见高热，肢体抽搐，项强，两眼上翻，甚则角弓反张，神志昏迷，舌红脉弦数。

③血虚生风：常见头目眩晕，视物模糊，面色萎黄，肢体麻木或震颤，手足拘急，肌肉动，脉弦细，舌淡少苔。

（7）肝胆湿热证：常见胁肋满闷疼痛，黄疸，小便短赤，或小便黄而浑浊，或带下色黄腥臭，外阴瘙痒，或睾丸肿痛，红肿灼热，舌苔黄腻，脉弦数。

（8）寒滞肝脉证：常见少腹胀痛，牵引睾丸，或睾丸胀大下坠，或阴囊冷缩，舌润苔白，脉多沉弦。

5. 肾病主要证候的临床表现

（1）肾阳虚证：常见形寒肢冷，精神不振，腰膝酸软，或阳痿不举，舌淡苔白，脉沉迟或两尺无力。

（2）肾阴虚证：常见头晕目眩，耳鸣耳聋，牙齿松动，失眠遗精，口燥咽干，五心烦热，盗汗，腰膝酸痛，舌红，脉细数。

（3）肾精不足证：常见男子精少不育，女子经闭不孕，性功能减退。小儿发育迟缓，身材矮小，智力和动作迟钝，囟门迟闭，骨骼痿软。成人早衰，发脱齿摇，耳鸣耳聋，健忘恍惚，动作迟缓，足痿无力，精神呆钝等。

（4）肾气不固、肾不纳气证

①肾气不固证：常见滑精早泄，尿后余沥，小便频数而清，甚则不禁，腰脊酸软，面色淡白，听力减退，舌淡苔白，脉细弱。

②肾不纳气证：常见气虚喘促，呼多吸少，动则喘甚，汗出，四肢不温，恶风寒，面部虚浮，脉虚浮，舌质淡。

6. 六腑病变主要证候的临床表现

（1）胃寒证：常见胃脘疼痛，轻则绵绵不已，重则拘急剧痛，阵阵发作，遇寒则重，得热则缓，呕吐清水，舌苔白滑，脉沉迟或沉弦。

（2）胃热（火）证：常见胃脘灼热而疼痛，烦渴多饮或渴欲冷饮，消谷善饥，牙龈肿痛，口臭，泛酸嘈杂，舌红苔黄，脉滑数。

（3）食滞胃脘证：常见脘腹胀满，呕吐酸腐，嗳气反酸，或矢气酸臭，不思饮食，大便泄泻或秘结，舌苔厚腻，脉滑。

（4）胃阴虚证：常见口咽发干，多以睡后明显，不思饮食，或知饥不食，并有心烦、低热、大便不调、干呕作呃，舌红少苔或无苔，脉细数。

（5）大肠湿热证：常见腹痛下利，里急后重，或便脓血，肛门灼热，小便短赤，舌苔黄腻，脉多弦滑而数。

（6）大肠液亏证：常见大便秘结干燥，难于排出，往往数日一次，可兼见头晕、口臭等症，脉涩或细，舌红少津或可见黄燥苔。

（7）膀胱湿热证：常见小便不畅，尿频尿急，尿痛或小便淋沥，尿色浑浊，或有脓血，或有砂石，舌苔黄腻，脉数。

7. 脏腑兼病主要证候的临床表现

（1）心肺两虚证：常见久咳不已，气短心悸，面色㿠白，甚者可见口唇青紫，舌淡，脉细弱。

（2）心脾两虚证：常见心悸怔忡，失眠多梦，健忘，食纳减少，腹胀，大便溏泻，倦怠乏力，舌质淡嫩，脉细弱。

（3）心肾不交证：常见虚烦失眠，心悸健忘，头晕耳鸣，咽干，腰膝酸软，多梦遗精，潮热盗汗，小便短赤，舌红无苔，脉细数。

（4）肺脾两虚证：常见久咳不已，短气乏力，痰多清稀，食纳减少，腹胀便溏，甚则足面浮肿，苔白舌淡，脉细弱。

（5）肝火犯肺证：常见胸胁窜痛，咳嗽阵作，甚则咳吐鲜血，性急善怒，烦热口苦，头眩目赤，舌苔薄，舌质红，脉弦数。

（6）肺肾阴虚证：常见咳嗽痰少，动则气促，间或咳血，腰膝酸软，消瘦，骨蒸潮热，盗汗遗精，颧红，舌红苔少，脉细数。

（7）肝脾不调证：常见胸胁胀痛，善太息，腹部胀满，肠鸣，大便稀薄，矢气多，精神抑郁，性情急躁，食纳减少，舌苔白，脉弦数。

（8）肝胃不和证：常见胸胁胀满，善太息，胃脘胀满作痛，嗳气吞酸，嘈杂或呕恶，苔薄黄，脉弦。

（9）脾肾阳虚证：常见畏寒肢冷，气短懒言，身体倦怠，大便溏泻或五更泄泻，或见浮肿，甚则腹满膨胀，舌质淡，苔白润，脉细弱。

（10）肝肾阴虚证：常见头晕目眩，耳鸣，胁痛，腰膝酸软，咽干，颧红，盗汗，五心烦热，男子或见遗精，女子或见月经不调，舌红无苔，脉细数。

真题回放

多项选择题：肾气虚的主要症状有（2013）

A．腰膝酸软　　B．潮热盗汗　　C．畏寒肢冷　　D．小便频数

E．神疲乏力

［答案］ADE

易错题解析

多项选择题：心气虚的临床表现是

A．心悸　　B．神疲体倦　　C．自汗　　D．舌淡苔薄

E．气短

［答案与解析］ABCDE。心气虚证是指心脏功能减退所表现的证候。凡禀赋不足，年老体衰，久病或劳心过度均可引起此证。临床表现：心悸怔忡，胸闷气短，活动后加重，面色㿠白，或有自汗，舌淡苔白，脉虚。

关键点提示

心肺两虚证以心悸咳喘与气虚证共见为辨证要点；心脾两虚证以心悸失眠，面色萎黄，神疲食少，腹胀便溏为辨证要点；心肾不交证以失眠，伴见心火亢而肾水虚的症状为辨证要点；肺脾两虚证以咳喘，纳少、腹胀便溏为主，伴见气虚症状为辨证要点；肝火犯肺证以胸胁灼痛，急躁易怒，目赤口苦，咳嗽为辨证要点；肺肾阴虚证以久咳痰血、腰膝酸软、遗精等症与阴虚症状同见为辨证要点；肝脾不调证以胸胁胀满窜痛、易怒、纳呆腹胀便溏为辨证要点；肝胃不和证以脘胁胀痛、吞酸嘈杂为辨证要点；脾肾阳虚证以腰膝、下腹冷痛，久泻不止、浮肿等与寒证并见为辨证要点；肝肾阴虚证以胁痛、腰膝酸软、耳鸣、遗精与阴虚内热症状同见为辨证要点。

考点7 气血津液辨证

1. 气病主要证候的临床表现

（1）气虚证：常见头晕目眩，少气懒言，疲倦乏力，自汗，活动时诸症加剧。

（2）气陷证：常见头目昏花，少气倦怠，腹部有坠胀感，脱肛或子宫脱垂等。

（3）气滞证：常见胀闷疼痛，妇女乳房胀痛。

（4）气逆证：肺气上逆可见咳嗽喘息；胃气上逆，则见呃逆、嗳气、恶心呕吐；肝气升发太过，则现头痛、眩晕、昏厥、呕血等。

2. 血病主要证候的临床表现

（1）血虚证：常见面色苍白或萎黄，唇色淡白，头晕眼花，心悸失眠，手足发麻，妇女经行量少，愆期甚或经闭，舌质淡，脉细无力。

（2）血瘀证：常见局部肿胀疼痛，痛如针刺，拒按，痛处固定不移，且常在夜间加重，一般伴有面色晦暗、口唇色紫、舌有瘀斑、口干但欲漱水不欲咽等症状。

（3）血热证：常见心烦，或躁扰发狂，口干不喜饮，身热，以夜间为甚，脉细数，舌红绛，或见各种出血证，妇女月经前期、量多等。

（4）血寒证：常见疼痛喜暖，得暖痛减，形寒肢冷，舌淡而暗，脉沉迟涩。妇女常见少腹冷痛、畏寒肢冷、月经愆期、色暗淡有血块等症。

3. 气血同病常见证候的临床表现

（1）气滞血瘀证：常见胸胁胀满走窜疼痛，性情急躁，并兼见痞块刺痛拒按，舌紫暗或有瘀斑等。妇女还可见月经闭止，或痛经、经色紫暗有块，乳房胀痛等症状。

（2）气血两虚证：常见少气懒言，乏力自汗，面色苍白或萎黄，心悸失眠，舌淡而嫩，脉细弱等。

（3）气不摄血证：常见出血的同时，见有气短、倦怠乏力、面色苍白、脉软弱细微、舌淡等气虚的症状。

（4）气随血脱证：常见大量出血的同时，见面色㿠白、四肢厥冷、大汗淋漓，甚至晕厥、脉微细或弱等症。

4. 津液不足、水肿的临床表现

（1）津液不足证：常见口渴咽干，唇燥舌干少津或无津，皮肤干燥，甚或干瘪，或见下肢痿弱，或小便短少，大便干结，脉多细数。若因高热灼伤津液，并见心烦、渴饮、舌红、苔黄、脉细数等症状。若气阴两伤，则并见气短、神疲、舌色较淡、苔少或光剥无苔、脉虚无力的症状。

(2) 水肿：常见下肢浮肿，甚或一身面目悉肿，或单纯腹大如鼓，脉象沉弦，舌淡苔白滑或舌质胖大的症状。水肿有阳水和阴水的区别，一般阳水以发病急，来势猛，先见眼睑头面，上半身肿甚者为辨证要点。阴水以发病较缓，足部先肿，腰以下肿甚，按之凹陷不起为辨证要点。

真题回放

[1-3] 综合分析选择题（2015）

某男，65岁，咳喘10余年，气短乏力，痰多清稀，食纳减少，腹胀便溏，足面浮肿，舌淡苔白，脉细弱。

1. 中医辨证是

A. 肾不纳气　　B. 肺肾两虚　　C. 心肾阳虚　　D. 心肺两虚

E. 肺脾两虚

2. 辨证要点是既有咳喘、食少，又兼见

A. 气虚　　B. 气滞　　C. 血虚　　D. 阴虚

E. 阳虚

3. 根据八纲辨证，该证属于

A. 表证　　B. 寒证　　C. 热证　　D. 虚证

E. 阳证

[答案] E、A、D

4. 多项选择题：津液不足的常见临床表现有（2011）

A. 舌光红无苔　　B. 尿少便干

C. 两目视物昏花　　D. 自汗乏力

E. 毛发肌肤枯槁

[答案] ABE

易错题解析

[1-2] 配伍选择题

A. 疼痛如针刺，痛处固定

B. 气短，倦怠乏力，伴有出血、脉软弱细微、舌淡等

C. 胸胁胀满，窜痛，兼见痞块刺痛拒按、舌紫暗或有瘀斑等

D. 大出血的同时见四肢厥冷，大汗淋漓，脉微细欲绝等

E. 少气懒言，乏力自汗，面色苍白或萎黄，心悸失眠，舌淡

1. 气血两虚证可见

2. 气滞血瘀证可见

[答案与解析] E、C。气血两虚证可见气的推动功能不足见症和血的充养功能不足见症。如气短乏力、少气懒言、脉无力等是气虚的表现；面色萎黄、唇甲色淡、舌质淡等是血虚的表现。气滞血瘀证，是指由于气滞不行以致血运障碍，而出现既有气滞又有血瘀的证候，以病程较长和肝脏经脉部位的疼痛痞块为辨证要点。常见胸胁胀满走窜疼痛，性情急躁，并兼见痞块刺痛拒按，妇女经闭或痛经，经色紫暗夹有血块，乳房痛胀，舌质紫暗或有紫斑，脉弦涩等临床表现。

3. 多项选择题：气陷证常见临床表现有

A. 少气倦怠　B. 腹部坠胀　C. 脉弱　D. 呼吸气微

E. 子宫脱垂

［答案与解析］ABCE。气陷证临床表现可见头晕目花，少气倦怠，久痢久泄，腹部有坠胀感，脱肛或子宫脱垂等，舌淡苔白，脉弱等。

关键点提示

1. 气虚证以全身功能活动低下为辨证要点；气陷证以内脏下垂为主要辨证要点；气滞证以胀闷疼痛为辨证要点；气逆证以气机逆而向上的症状为辨证要点。

2. 血虚证以面色、口唇、爪甲失其血色及全身虚弱为辨证要点；血瘀证以痛如针刺，痛有定处，拒按，肿块，唇舌爪甲紫暗，脉涩等为辨证要点；血热证以出血和全身热象为辨证要点；血寒证以手足、腹部等局部冷痛，肤色紫暗为辨证要点。

3. 阳水以发病急，来势猛，先见眼睑头面，上半身肿甚者为辨证要点；阴水以发病较缓，足部先肿，腰以下肿甚，按之凹陷不起为辨证要点。

第三章

常见病辨证论治

第一节 治则与治法

治则是用以指导治疗方法的总则，它是在整体观念和辨证论治精神指导下制定的，对临床治疗立法、处方、用药具有普遍的指导意义。治疗方法是治则的具体化，任何具体的治疗方法，总是从属于一定的治疗法则，如各种病证从邪正关系来说，离不开邪正斗争、消长、盛衰的变化，故扶正祛邪即为治疗总则。在总则指导下的益气、养血、滋阴、补阳等方法，就是扶正的具体方法，而发汗、涌吐、攻下等方法，则是祛邪的具体方法。

考点1 治标与治本

治病求本，就是寻找出疾病的根本原因并针对根本原因进行治疗，这是辨证论治的一个基本原则。“本”和“标”是一个相对概念，有多种含义，可用以说明病变过程中各种矛盾的主次关系，不同情况下标与本之所指不同。如从邪正双方比较，正气是本，邪气是标；从病因与症状看，病因是本，症状是标；从疾病先后看，旧病、原发病是本，新病、继发病是标；从病位看，脏腑精气病是本，肌表经络病是标。

1. 急则治其标 一般情况下，病证的主要矛盾和矛盾的主要方面是本而不是标，治本是一个根本的原则。但如在疾病的发展过程中出现了严重的并发症，标病甚急，不及时解决，则将危及患者的生命或影响本病的治疗时，则应采取“急则治其标”的法则，先治其标病，后治其本病。总之，治标只是在应急情况下的权宜之计，而治本方是解决疾病的根本之图。急则治标，缓解了病情，解除了新病，即为治本创造了更为有利的条件，其目的仍是为了更好地治本。

2. 缓则治其本 指在一般情况下治病必须抓住疾病的本质，解决其根本矛盾，进行针对根本原因的治疗，此对慢性病或急性病恢复期有重要指导意义。

3. 标本兼治 指标本并重或均不太急时，当标本兼治。

真题回放

最佳选择题： 缓则治其本的治则适用于（2014）

A. 腹水鼓胀　　B. 肠热便秘　　C. 虚人感冒　　D. 肺痨咳嗽

E. 湿热泄泻

［答案］D

易错题解析

1. 多项选择题： 宜采用“标本兼治”的病证有

A. 脏腑同病　　B. 寒热错杂　　C. 气虚外感　　D. 阴虚痨嗽
E. 热结便秘

［答案与解析］CDE。标本兼治适合于标本并重或均不太急时。本题5个选项中，脏与腑、寒与热不是标本关系，气虚与外感、阴虚与痨嗽、热结与便秘是标本并重，故宜标本兼治。

2. 多项选择题：中医学的治疗原则有

A. 调整阴阳　　B. 因人、因时、因地制宜
C. 正治反治　　D. 扶正祛邪
E. 标本先后

［答案与解析］ABCDE。本题考查对中医学治则与治法的掌握。治则是用以指导治疗方法的总则，具有普遍的指导意义；治法是治则的具体化，从属于治则。

关键点提示

标本治则的应用首先要辨清疾病的标本缓急，从解决主要矛盾入手，病势急者治标，病势缓者治本，标本并重或均不太急时，当标本兼治。

考点2 正治与反治

1. 正治　指采用与疾病的证候性质相反的方药以治疗的一种常用治疗法则，又称逆治。逆，是指采用方药的性质与疾病的性质相反，适用于疾病的征象与本质相一致的病证。即通过分析疾病的临床症状，辨明疾病性质的寒热虚实，然后分别采用"寒者热之""热者寒之""虚则补之""实则泻之"等不同方法治疗。

2. 反治　指顺从病证的外在假象而治的一种治疗法则，又称从治。从，是指采用方药的性质顺从病证的假象，究其实质，还是在治病求本法则指导下，针对疾病本质而进行治疗的方法，故实质上仍是"治病求本"。主要有"热因热用""寒因寒用""塞因塞用""通因通用"。反治主要包括以下四种。

（1）热因热用：是以热治热，即用热性药物治疗具有假热症状的病证。适用于阴寒内盛，格阳于外，反见热象的真寒假热证。

（2）寒因寒用：是以寒治寒，即用寒性药物治疗具有假寒症状的病证。适用于里热盛极，阳盛格阴，反见寒象的真热假寒证。

（3）塞因塞用：是以补开塞，即用补虚药治疗具有闭塞不通症状的病证。适用于因虚而闭阻的真虚假实证。

（4）通因通用：是以通治通，即用通利的药物治疗具有实性通泄症状的病证。适用于实性通利的真实假虚证。

真题回放

1. 最佳选择题：属于反治法的是（2014）

A. 热者寒之　　B. 寒者热之　　C. 寒因寒用　　D. 虚则补之

E. 实则泻之

［答案］C

2. 最佳选择题：治疗实寒证应采取的方法是（2013）

A. 寒因寒用　B. 以寒治寒　C. 用寒远寒　D. 以寒治热

E. 寒者热之

［答案］E

3. 最佳选择题：对阳热亢盛为主的实热证，应采取的治疗原则是（2011）

A. 热因热用　B. 热者寒之　C. 用热远热　D. 以热治热

E. 以热治寒

［答案］B

4. 多项选择题：根据中医理论，属于反治法的有（2015）

A. 寒因寒用　B. 寒者热之　C. 通因通用　D. 热者寒之

E. 热因热用

［答案］ACE

5. 多项选择题：下列属于逆治法的是（2014）

A. 通因通用　B. 寒因寒用　C. 热者寒之　D. 虚则补之

E. 实则泻之

［答案］CDE

6. 多项选择题：属于反治法的有（2013）

A. 三因制宜　B. 热因热用　C. 寒因寒用　D. 塞因塞用

E. 通因通用

［答案］BCDE

易错题解析

1. 最佳选择题："虚则补之"属于

A. 正治　B. 反治　C. 因时制宜　D. 因人制宜

E. 因地制宜

［答案与解析］A。"虚则补之"出自《灵枢·经脉》，指久病体虚的病人，用补益的方法治疗，药性与病性相逆，故属于正治法。

2. 最佳选择题："塞因塞用"治疗法则适用于

A. 虚实兼夹证　B. 里实证　C. 真虚假实证　D. 真实假虚证

E. 以上都不是

［答案与解析］C。"塞因塞用"中前"塞"为塞法，指补养固涩；后"塞"为塞证，指本虚标实（真虚假实）之满胀不通的病证，即以补开塞，用补虚药物来治疗具有闭塞不通症状的虚证，系反治法之一。适用于因体质虚弱，脏腑精气功能减退而出现闭塞症状的真虚假实证。

3. 最佳选择题：下列属于从治法的是

A. 抑强扶弱　B. 标本兼治　C. 实则泻之　D. 热因热用

E. 用寒远寒

［答案与解析］D。从治法即反治法，是指顺从病证的外在假象而治的一种治疗

法则。从，是指采用方药的性质顺从病证的假象，主要有“热因热用”“寒因寒用”“塞因塞用”“通因通用”。

4. 多项选择题：以下属于正治法的是

A. 热者寒之　B. 热因热用　C. 寒者热之　D. 虚则补之
E. 实则泻之

［答案与解析］ACDE。“寒者热之”“热者寒之”“虚则补之”“实则泻之”采用的治疗方法与疾病的证候性质相反，故为正治法。

关键点提示

1. 正治与反治：指所用药物性质的寒热、补泻效用与疾病的本质、征象之间的从逆关系的概念。

2. 正治：适用于疾病的征象与本质相一致的病证，治疗时所用方药与疾病的证候性质相反。即通过分析疾病的临床证候，辨明疾病性质的寒热虚实，然后分别采用“寒者热之”“热者寒之”“虚则补之”“实则泻之”等不同方法去治疗。

3. 反治：又称从治，是指顺从病证的外在假象而治的一种治疗法则，适用于疾病的征象与本质不一致而存在外在假象的病证。

考点3 扶正与祛邪

1. 扶正　所谓扶正，即是扶助正气，增强体质，提高机体抗邪能力。扶正多用补虚方法，适用于以正气虚为主要矛盾而邪气也不盛的虚性病证。

2. 祛邪　所谓祛邪，即是祛除病邪，使邪去正安。祛邪多用泻实之法，适用于以邪实为主要矛盾而正气未衰的实性病证。

3. 扶正与祛邪兼用　适用于正虚邪实病证，两者同时兼用则扶正不留邪，祛邪又不会伤正。

4. 先祛邪后扶正　适用于虽为邪盛正虚，但正气尚能耐攻，或同时兼顾扶正反会助邪的病证，则应先祛邪而后扶正。

5. 先扶正后祛邪　适用正虚邪实，以正虚为主的病人。因正气过于虚弱，若兼以攻邪，则反而更伤正气，故应先扶正而后祛邪。

真题回放

1. 最佳选择题：对于正气过于虚弱的正虚邪实证，应采取的治则是（2013）

A. 扶正　B. 祛邪
C. 扶正与祛邪兼用　D. 先祛邪后扶正
E. 先扶正后祛邪

［答案］E

2. 最佳选择题：某女，40岁，月经漏下不止，经血色暗伴有血块已有2月，时见乏力倦怠，舌边尖有瘀点，脉涩，对其应采用的治则是（2011）

A. 祛邪　B. 扶正
C. 先祛邪后扶正　D. 先扶正后祛邪

E. 扶正与祛邪兼用

[答案] C

易错题解析

1. 最佳选择题：某男 48 岁，诊断为原发性肝癌两年，肌肉消瘦，乏力少气而嗜卧，腹皮苍黄，胀大如鼓，二便不利。若此时治疗应

A. 扶正 B. 祛邪 C. 先扶正后祛邪 D. 先祛邪后扶正

E. 祛邪扶正兼顾

[答案与解析] C。肝癌患者身体羸弱无力极为严重，肌肉消瘦，乏力少气而嗜卧，以正气虚衰为主要矛盾，不耐攻伐。此时先祛邪更伤正气，必须先用补法扶正，使正气渐渐恢复到能承受攻伐时再攻其邪，才不致发生意外事故。

[2-3] 配伍选择题

A. 扶正祛邪并重 B. 祛邪兼扶正 C. 扶正兼祛邪 D. 单纯祛邪

E. 单纯扶正

2. 正虚邪不盛且以正虚为矛盾主要方面的病证，应采用的治则是

3. 邪盛较重急的虚实夹杂证，应采用的治则是

[答案与解析] E、B。本题考查对扶正祛邪治疗原则应用的掌握。以正虚为矛盾主要方面的正虚邪不盛病证，应采用单纯扶正的治则；而邪盛较重急的虚实夹杂证，应采用祛邪为主兼扶正的治则。

关键点提示

1. 运用扶正祛邪法则时，要认真细致地观察和分析正邪两方消长盛衰的情况，并根据正邪在矛盾斗争中的地位，决定扶正与祛邪的主次和先后。

2. 以正气虚为主要矛盾而邪气也不盛的则治以扶正；以邪实为主要矛盾而正气未衰的则治以祛邪；正虚邪实的病证则两者同时兼用，以扶正不留邪、祛邪又不会伤正；邪盛正虚、正气尚能耐攻者，则先祛邪而后扶正；正虚邪实、以正虚为主的应先扶正而后祛邪。

考点 4 调整阴阳

1. “损其有余”的含义和临床应用 对于阴阳偏盛，即阴邪或阳邪过盛有余的病证，治当采用“损其有余”之法。如阳热亢盛的实热证，应“治热以寒”，即用“热者寒之”之法，以清泻其阳热；阴寒内盛的实寒证，则应“治寒以热”，即用“寒者热之”之法，以温散其阴寒。

2. “补其不足”的含义和临床应用 对于阴阳偏衰，即阴液或阳气的一方虚损不足的病证，如阴虚、阳虚或阴阳两虚等，治当采用“补其不足”之法。如阴虚不能制阳，常表现为阴虚阳亢的虚热证，应滋阴以制阳，这种治法为“阳病治阴”；因阳虚不能制阴而致阴寒偏盛者，应补阳以制阴，这种治法为“阴病治阳”。若阴阳两虚，则应阴阳双补。

真题回放

1. 最佳选择题：阴虚不能制阳应采用的治法是（2011）

A. 阴病治阳　B. 阳病治阴　C. 阳中求阴　D. 阴中求阳

E. 阴阳双补

［答案］B

2. 最佳选择题：阴盛格阳应采用的治法是（2011）

A. 以寒治热　B. 以热治热　C. 以热治寒　D. 以寒治寒

E. 用热远热

［答案］B

易错题解析

1. 最佳选择题：“阳病治阴”的方法适用于

A. 阳偏盛证　B. 阴偏盛证　C. 阴偏衰证　D. 阳偏衰证

E. 阴阳俱衰证

［答案与解析］C。“阳病治阴”语出《素问·阴阳应象大论》。唐代的王冰注解为“壮水之主，以制阳光”，“阳病”是指因为阴虚而阳相对偏亢的虚热之象，“治阴”是指用补阴的方药来治疗。

［2-5］配伍选择题

A. 治热以寒　B. 治寒以热　C. 阳病治阴　D. 阴病治阳

E. 阴中求阳

2. 实热证的治则是

3. 实寒证的治则是

4. 虚寒证的治则是

5. 阴虚发热证的治则是

［答案与解析］A、B、D、C。实热证是邪热亢盛、内外俱实的病证，故治则是治热以寒；实寒证是感受阴寒之邪所致的证候，故治则是治寒以热；虚寒证是阳气虚弱所致的证候，故治则是阴病治阳；阴虚发热证是阴液不足所致的热证，故治则是阳病治阴。

6. 多项选择题：阴阳偏衰的治疗原则是

A. 补其不足　B. 实则泻之　C. 虚则补之　D. 损者益之

E. 损其有余

［答案与解析］ACD。本题考查阴阳的关系在治疗上的应用，对于阴阳偏衰，即阴液或阳气的一方虚损不足的病证要补其不足，损者益之、虚则补之都属不足之虚性病证的治疗原则，故可用于阴阳偏衰所致病证的治疗。

关键点提示

疾病的发生，其根本即是阴阳的相对平衡遭到破坏，出现偏盛偏衰的结果。因此治疗上就要调整阴阳，使之恢复平衡。阴阳偏盛者，治当采用“损其有余”之法；阴阳偏衰者，治当采用“补其不足”之法。

考点5 三因制宜

1. 因时制宜　根据不同季节气候特点，来考虑治疗用药的原则，即古人常说的用寒远寒、用凉远凉、用温远温、用热远热的基本原则。

2. 因地制宜　根据不同地域的地理特点，来考虑治疗用药的原则。

3. 因人制宜　根据病人年龄、性别、体质、生活习惯等不同特点，来考虑治疗用药的原则。

真题回放

多项选择题：与因人制宜治则相关的有（2014）

A. 年龄　B. 性别　C. 体质　D. 地域

E. 职业

［答案］ABCE

易错题解析

最佳选择题：用寒远寒的用药原则

A. 因地制宜　B. 因人制宜　C. 扶正祛邪　D. 调整阴阳

E. 因时制宜

［答案与解析］E。用寒远寒出自《素问·六元正纪大论》，指服用寒性药物时应避开寒气主令之时，即气候寒凉之际不宜使用大寒大凉药物或食物，为因时制宜。

关键点提示

三因制宜，即因时、因地、因人制宜，是指治疗疾病要根据季节、地域以及人体的体质、性别、年龄等不同而制定适宜的治疗方法。

第二节　中医内科病证的辨证论治

考点6 感冒

1. 风热感冒

［症状］身热较著，微恶风，头胀痛，或咳嗽少痰，或痰出不爽，咽痛咽红，口渴。舌边尖红，苔薄白或微黄，脉浮数。

［治法］清热宣肺解表。

［方剂应用］银翘散加减。

［中成药选用］银翘解毒丸（片）、感冒退热颗粒、桑菊感冒片。

2. 风寒感冒

［症状］恶寒重，发热轻，无汗头痛，肢体酸痛，或鼻塞声重，或鼻痒喷嚏，流涕清稀，咽痒，咳嗽，痰吐稀白。舌苔薄白，脉浮紧。

［治法］辛温解表，宣肺散寒。

[方剂应用] 荆防败毒散加减。

[中成药选用] 感冒清热颗粒、正柴胡饮颗粒、荆防颗粒、九味羌活丸。

3. 时行感冒

[症状] 突然发热，高热不退，甚则寒战，周身酸痛，无汗，咳嗽，口干，咽喉疼痛，伴明显全身症状，呈现流行性发作。舌红，苔黄，脉浮数。

[治法] 清热解毒。

[方剂应用] 清瘟解毒丸加减。

[中成药选用] 清开灵颗粒（口服液）、羚羊感冒片、莲花清瘟胶囊。

4. 体虚感冒

[症状] 发热，恶寒较甚，无汗，头痛鼻塞，身楚倦怠，咳嗽，咳痰无力。舌淡，苔白，脉浮无力。

[治法] 益气解表，宣肺化痰。

[方剂应用] 参苏饮加减。

[中成药选用] 参苏丸、玉屏风颗粒。

真题回放

1. 最佳选择题： 根据常见病辨证论治的理论，时行感冒的治法是（2015）

A. 辛温解表　B. 辛凉解表　C. 清热解毒　D. 益气解表

E. 清热凉血

[答案] C

2. 最佳选择题： 风热感冒应采取的治法是（2013）

A. 辛温宣肺解表　B. 凉血养阴解表

C. 清热宣肺解表　D. 散风除湿解表

E. 益气清热解表

[答案] C

易错题解析

最佳选择题： 发热，微恶风，咳嗽气粗，痰黏，色黄，咽痛，口微渴，舌尖红，证属

A. 风热犯肺　B. 肺肾阴虚　C. 肝火犯肺　D. 燥邪伤肺

E. 痰热阻肺

[答案与解析] A。本病例以“发热，微恶风”为主症，辨证为表证，病邪为“风”；咳嗽为兼症，故病位在肺；痰黄、舌尖红，舌尖属心肺，故病性为肺热，总体辨证为风热犯肺。

关键点提示

1. 感冒：感受触冒风邪，邪犯卫表而导致的常见外感疾病，临床表现以鼻塞、流涕、喷嚏、咳嗽、头痛、恶寒、发热、全身不适、脉浮为特征。

2. 辨证论治：风热感冒治宜清热宣肺解表，以银翘散加减；风寒感冒治宜辛温

解表、宣肺散寒，以荆防败毒散加减；时行感冒治宜清热解毒以清瘟解毒丸加减；体虚感冒治宜益气解表、宣肺化痰，以参苏饮加减。

考点7 咳嗽

1. 风寒犯肺

［**症状**］咳嗽声重，痰稀色白，口不渴，恶寒，或有发热，无汗，或兼头痛。舌苔薄白，脉浮紧。

［**治法**］疏散风寒，宣肺解表。

［**方剂应用**］杏苏散加减。

［**中成药选用**］通宣理肺丸、半夏露糖浆、杏苏止咳糖浆。

2. 风热犯肺

［**症状**］咳嗽气粗，咯痰黏稠，色白或黄，咽痛，声音嘶哑，或兼发热，微恶风，口微渴。舌边尖红，苔薄白或微黄，脉浮数。

［**治法**］辛凉解表，宣肺清热。

［**方剂应用**］桑菊饮加减。

［**中成药选用**］蛇胆川贝枇杷膏、牛黄蛇胆川贝散、急支糖浆。

3. 燥邪伤肺

［**症状**］干咳无痰，或痰少而黏，不易咳出，或痰中带血，并见鼻燥咽干。舌红少津，脉细数。

［**治法**］辛凉清润。

［**方剂应用**］桑杏汤加减。

［**中成药选用**］二母宁嗽丸、蜜炼川贝枇杷露。

4. 痰热壅肺

［**症状**］咳嗽气粗，痰多黄稠，烦热口干。舌红，苔黄腻，脉滑数。

［**治法**］清热化痰肃肺。

［**方剂应用**］清金化痰汤加减。

［**中成药选用**］清气化痰丸、复方鲜竹沥液、蛇胆川贝液。

5. 肺肾阴虚

［**症状**］干咳少痰，或痰中带血，午后咳甚，或伴五心烦热，颧红，耳鸣。舌红少苔，脉细数。

［**治法**］滋阴润肺，止咳化痰。

［**方剂应用**］百合固金汤加减。

［**中成药选用**］养阴清肺丸、参贝北瓜膏。

真题回放

1. 最佳选择题：咳嗽痰多，色白而黏，容易咯出，舌苔白腻，脉滑，证属（2010）

A. 肺气虚　B. 肺阴虚　C. 脾肺两虚　D. 痰热郁肺
E. 痰浊阻肺

［答案］E

［2-5］配伍选择题（2013）

A. 咳喘无力，气短懒言　B. 干咳少痰，颧红潮热
C. 干咳无痰，鼻燥咽干　D. 咳嗽痰多，色白而粘
E. 咳嗽咯痰，发热恶寒

2. 风寒犯肺常见的症状
3. 痰浊阻肺常见的症状
4. 肺气虚证常见的症状
5. 肺阴虚证常见的症状

［答案］E、D、A、B

［6-8］配伍选择题（2012）

A. 风寒犯肺　B. 风热犯肺　C. 燥邪伤肺　D. 痰热壅肺
E. 肺肾阴虚

6. 咳嗽声重，痰稀色白
7. 干咳无痰，鼻咽干燥
8. 干咳少痰，颧红盗汗

［答案］A、C、E

易错题解析

［1-4］配伍选择题

A. 痰多易咯　B. 风寒表证　C. 寒饮内停　D. 风热表证
E. 干燥少津

1. 风寒犯肺一般以咳嗽兼见
2. 风热犯肺一般以咳嗽兼见
3. 燥邪犯肺一般以咳嗽兼见
4. 痰浊阻肺一般以咳嗽兼见

［答案与解析］B、D、E、A。风寒、风热犯肺，多从皮毛而入，故多兼表证。燥邪犯肺特点应为“燥胜则干”，即干燥少津。痰浊阻肺，一般痰量多、色白，易于咯出。

［5-7］配伍选择题

A. 通宣理肺丸　B. 二母宁嗽丸
C. 蛇胆川贝液　D. 固本咳喘片
E. 小青龙合剂

5. 治疗咳嗽燥邪伤肺证，宜选用的中成药是
6. 治疗咳嗽风寒犯肺证，宜选用的中成药是
7. 治疗咳嗽痰热壅肺证，宜选用的中成药是

［答案与解析］B、A、C。风寒犯肺的中成药选用通宣理肺丸、半夏露糖浆、杏苏止咳糖浆。风热犯肺的中成药选用蛇胆川贝枇杷膏、牛黄蛇胆川贝散、急支糖

浆。燥邪伤肺的中成药选用二母宁嗽丸、蜜炼川贝枇杷露。痰热壅肺的中成药选用清气化痰丸、复方鲜竹沥液、蛇胆川贝液。肺肾阴虚的中成药选用养阴清肺丸、参贝北瓜膏。

关键点提示

1. 咳嗽：指肺失宣降、肺气上逆作声、咯吐痰液而言，为肺系疾病的主要证候之一。

2. 辨证论治：风寒犯肺治宜疏散风寒、宣肺解表，以杏苏散加减；风热犯肺治宜辛凉解表、宣肺清热，以桑菊饮加减；燥邪伤肺治宜辛凉清润，以桑杏汤加减；痰热壅肺治宜清热化痰肃肺，以清金化痰汤加减；肺肾阴虚治宜滋阴润肺、止咳化痰，以百合固金汤加减。

考点8 喘证

1. 风寒闭肺

[**症状**] 喘咳气逆，呼吸急促，胸部胀闷，痰多色白稀薄而带泡沫，兼头痛鼻塞，无汗，恶寒、发热。舌苔薄白而滑，脉浮紧。

[**治法**] 宣肺散寒。

[**方剂应用**] 麻黄汤加减。

[**中成药选用**] 通宣理肺丸、小青龙合剂、桂龙咳喘宁胶囊。

2. 痰热郁肺

[**症状**] 喘咳气涌，胸部胀痛，痰稠黏色黄，或夹血痰，伴胸中烦闷，身热，有汗，口渴喜冷饮，咽干，面红，尿赤，便秘。舌质红，苔薄黄腻，脉滑数。

[**治法**] 清热化痰，宣肺止咳。

[**方剂应用**] 桑白皮汤加减。

[**中成药选用**] 清气化痰丸、蛇胆川贝枇杷膏、清肺抑火丸。

3. 肾不纳气

[**症状**] 喘促日久，呼多吸少，气不得续，动则喘甚，小便常因咳甚而失禁，或尿后余沥，形瘦神疲，汗出肢冷，面唇青紫，或有跗肿，舌淡苔薄，脉沉弱；或见喘咳，面红烦躁，口咽干燥，足冷，汗出如油。舌红少津，脉细。

[**治法**] 补肾纳气。

[**方剂应用**] 金匮肾气丸加减。

[**中成药选用**] 蛤蚧定喘丸、固本咳喘片。

真题回放

1. 最佳选择题：可参考喘证辨证论治的西医疾病是（2015）

A. 上呼吸道感染
B. 多种神经症
C. 慢性肾脏疾病
D. 肺源性心脏病
E. 胃食管反流病

［答案］D

［2-4］配伍选择题（2015）

A. 呼吸不畅，胸闷气短
B. 呼吸有力，声高气粗
C. 呼吸困难，短促急迫
D. 呼吸困难，喉中有声
E. 呼多吸少，气不得续

2. 实热多见
3. 虚喘多见
4. 哮证多见

［答案］B、E、D

［5-7］配伍选择题（2014）

A. 风寒闭肺喘证
B. 痰热郁肺喘证
C. 肾虚作喘喘证
D. 肺脾两虚喘证
E. 肺肾阴虚证

5. 桑白皮汤适用于
6. 麻黄汤适用于
7. 金匮肾气丸适用于

［答案］B、A、C

易错题解析

1. 最佳选择题：风寒闭肺作喘的主要症状是

A. 喘咳气涌，胸部胀痛，痰黏色黄，脉滑数
B. 喘咳气逆，恶寒发热，痰稀无汗，脉浮紧
C. 喘咳气逆，倚息难卧，痰稀声微，脉沉细
D. 喘息胸痛，咽喉发紧，喉中痰鸣，脉弦
E. 喘咳胸闷，咳嗽痰多，呕恶纳呆，脉滑

［答案与解析］B。可以通过兼症来鉴别：伤于风寒则恶寒，病在表故其脉应浮，寒性收引故无汗、脉紧，寒性凝滞则津液聚而为稀痰。

2. 最佳选择题：喘证的临床表现应除外哪一项

A. 呼吸困难　B. 鼻翼煽动　C. 张口抬肩　D. 难以平卧
E. 喉中痰鸣

［答案与解析］E。本题实质是考核喘与哮的鉴别：二者皆为呼吸困难，但喘以动作言、哮以声息言。选项B、C、D均为描述呼吸困难的动作，而选项E是描述呼吸困难的声音。

3. 最佳选择题：与虚喘发作关系密切的脏腑是

A. 肺脾　B. 肺肾　C. 心肺　D. 脾肾
E. 肝肺

［答案与解析］B。虚喘发病徐缓，喘声低微，慌张气怯，息短不续，动则喘

甚，但以引长一息为快，形体虚弱，脉虚无力，是肺、肾虚损，气失摄纳所致。

关键点提示

1. 喘证：以呼吸困难，甚至张口抬肩、鼻翼煽动、不能平卧为特征者，谓之喘证。

2. 辨证论治：风寒闭肺治宜宣肺散寒，以麻黄汤加减；痰热郁肺治宜清热化痰、宣肺止咳，桑白皮汤加减；肾不纳气治宜补肾纳气，以金匮肾气丸加减。

考点9 胸痹

1. 气虚血瘀

[症状] 胸痛隐隐，遇劳则发，神疲乏力，气短懒言，心悸自汗。舌胖有齿痕，色淡暗，苔薄白，脉弱而涩，或结、代。

[治法] 益气活血。

[方剂应用] 补阳还五汤加减。

[中成药选用] 通心络胶囊、舒心口服液、芪参益气滴丸、参芍片。

2. 气滞血瘀

[症状] 胸痛胸闷，胸胁胀满，心悸。唇舌紫暗，脉涩。

[治法] 行气活血。

[方剂应用] 血府逐瘀汤加减。

[中成药选用] 血府逐瘀口服液、复方丹参滴丸、速效救心丸、心可舒片。

3. 痰瘀痹阻

[症状] 胸闷痛如窒，痛有定处，形体肥胖，肢体沉重，纳呆，痰多。舌色暗，苔浊腻，脉滑，或有结、代。

[治法] 豁痰化瘀。

[方剂应用] 瓜蒌薤白半夏汤合丹参饮加减。

[中成药选用] 丹蒌片。

4. 寒凝心脉

[症状] 胸痛彻背，感寒痛甚，胸闷气短，心悸，形寒肢冷，面白。舌苔白，脉沉迟或沉紧。

[治法] 温阳散寒。

[方剂应用] 乌头赤石脂丸加减。

[中成药选用] 冠心苏合丸、麝香保心丸。

5. 气阴两虚

[症状] 胸闷隐痛，时作时止，心悸气短，倦怠懒言，头晕，失眠多梦。舌红少苔，脉弱而细数。

[治法] 益气养阴。

[方剂应用] 生脉散加减。

[中成药选用] 益心舒胶囊、生脉胶囊。

6. 心肾阳虚

[症状] 心悸而痛，胸闷，甚则胸痛彻背，畏寒肢冷，气短汗出，腰酸肢肿，面色苍白，唇甲淡暗。舌淡白或紫暗，脉沉细或沉微欲绝。

[治法] 温补心肾。

[方剂应用] 附子汤合右归饮加减。

[中成药选用] 芪苈胶囊、金匮肾气丸、右归丸。

真题回放

最佳选择题：某男，62 岁。患胸痹 5 年，胸痛胸闷，胸胁胀满，唇舌紫暗，脉涩。其证属于（2015）

A. 寒凝心脉　　B. 痰瘀痹阻　　C. 气虚血瘀　　D. 心肾阳虚

E. 气滞血瘀

[答案] E

易错题解析

最佳选择题：心悸，心前区闷痛，痛引肩背内臂，舌暗，脉涩，证属

A. 心血虚　　B. 心阴虚　　C. 心气虚　　D. 心血瘀阻

E. 心火亢盛

[答案与解析] D。根据“舌暗，脉涩”，判断为血瘀。

关键点提示

1. 胸痹：指以胸部闷痛，甚则胸痛彻背、短气、喘息不得卧为主症的一种病证。

2. 辨证论治：气虚血瘀治宜益气活血，以补阳还五汤加减；气滞血瘀治宜行气活血，以血府逐瘀汤加减；痰瘀痹阻治宜豁痰化瘀，以瓜蒌薤白半夏汤合丹参饮加减；寒凝心脉治宜温阳散寒，以乌头赤石脂丸加减；气阴两虚治宜益气养阴，以生脉散加减；心肾阳虚治宜温补心肾，以附子汤合右归饮加减。

考点10 不寐

1. 心火炽盛

[症状] 不寐，心烦，口干，舌燥，口舌生疮，小便短赤。舌尖红，苔薄白，脉数有力或细数。

[治法] 清心泻火。

[方剂应用] 朱砂安神丸加减。

[中成药选用] 朱砂安神丸；如兼心肝火旺者，可选泻肝安神丸。

2. 肝气郁结

[症状] 不寐，情志变化则加重，平时情志抑郁，胁肋胀痛，嗳气时作，或

胸闷喜太息。舌苔薄白，脉弦。

[治法] 疏肝解郁。

[方剂应用] 柴胡疏肝散加减。

[中成药选用] 解郁安神颗粒、逍遥丸。

3. 阴血亏虚

[症状] 不寐，健忘，心悸怔忡，虚烦不安，甚则盗汗、梦遗等。舌偏淡，苔薄少，脉细或细数。

[治法] 滋阴养血。

[方剂应用] 天王补心丹加减。

[中成药选用] 天王补心丸、养血安神丸。

4. 心脾两虚

[症状] 不易入睡，多梦易醒，心悸健忘，神疲食少，四肢倦怠，腹胀便溏，面色少华，舌淡苔薄，脉细无力。

[治法] 健脾养心。

[方剂应用] 归脾汤加减。

[中成药选用] 归脾丸、柏子养心丸。

真题回放

1. 最佳选择题：阴虚火旺不寐的主要症状是（2010）

A. 入睡困难，心悸多梦，潮热盗汗

B. 心烦不寐，小便短赤，口舌生疮

C. 心烦不寐，胸闷脘痞，头重目眩

D. 不易入睡，多梦易醒，神疲食少

E. 不寐多梦，头晕头胀，烦躁易怒

[答案] A

[2-4] 配伍选择题（2013）

A. 朱砂安神丸 B. 半夏厚朴汤 C. 龙胆泻肝汤 D. 归脾汤

E. 六味地黄丸

2. 症见心烦不寐，小便短赤，可选用

3. 症见不寐多梦，急躁易怒，可选用

4. 症见心烦不寐，腰酸耳鸣，可选用

[答案] A、C、E

[5-8] 综合分析选择题（2015）

某女，43岁，入睡困难，且多梦易醒，心悸健忘，神疲食少，四肢倦怠，腹胀便溏，面色少华，舌质淡，苔薄白，脉细无力，中医诊断为不寐。

5. 中医辨证是

A. 心火炽盛 B. 肝气郁结 C. 心脾两虚 D. 肾阴亏虚

E. 心肾阳虚

6. 应采用的中医治法是

A. 健脾养心
B. 疏肝理气
C. 清心泻火
D. 滋阴补肾
E. 温补心肾

7. 治疗宜选用的方剂是

A 逍遥散
B. 归脾汤
C. 导赤散
D. 右归丸
E. 生脉散

8. 治疗宜选用的中成药是

A. 朱砂安神丸
B. 养血安神丸
C. 泻肝龙胆丸
D. 天王补心丸
E. 柏子养心丸

[答案] C、A、B、E

易错题解析

多项选择题：导致不寐的病因有

A. 阴血不足
B. 心脾两虚
C. 痰火内扰
D. 食滞内停
E. 心火炽盛

[答案与解析] ABCDE。中医认为睡眠的基本原理是心肾相交则寐。凡是能阻止心肾交会的原因都能导致失眠：一方面是虚，如心脾两虚、阴血不足等，阴不制阳，虚热上扰不能下交于肾故不寐；另一方面是实，痰火内扰、食滞内停、心火炽盛等实热扰动心神，使心肾不能相交而不寐。

关键点提示

1. 不寐：指经常不能获得正常睡眠为特征的一种病证，病情轻重不一，或为入睡困难，或为易醒不酣，或为寐短早醒，或为寐梦纷扰，甚者彻夜难眠。

2. 辨证论治：心火炽盛治宜清心泻火，以朱砂安神丸加减；肝气郁结治宜疏肝解郁，以柴胡疏肝散加减；阴血亏虚治宜滋阴养血，以天王补心丹加减；心脾两虚治宜健脾养心，以归脾汤加减。

考点11 胃痛

1. 寒凝气滞

[症状] 胃痛暴作，喜温恶寒，得温痛减，口和不渴或吐清水。舌淡，苔薄白，脉弦紧。

[治法] 温中散寒，和胃止痛。

[方剂应用] 良附丸加减。

[中成药选用] 良附丸、附子理中丸、温胃舒颗粒、香砂养胃丸。

2. 饮食停滞

[症状] 胃痛胀满，嗳腐恶食，或吐不消化食物，吐食或矢气后痛减，或大便不爽。舌苔厚腻，脉滑。

[治法] 导滞和胃。

[方剂应用] 保和丸加减。

[中成药选用] 保和丸、枳实导滞丸、六味安消散、沉香化滞丸、开胃山楂丸。

3. 肝胃不和

[症状] 胃脘胀痛，连及胁肋，嗳气后疼痛减轻，生气时胃痛加重，食欲不振，或见嘈杂吞酸。舌红，苔薄白，脉弦。

[治法] 疏肝理气，和胃止痛。

[方剂应用] 柴胡疏肝散加减。

[中成药选用] 气滞胃痛颗粒、柴胡疏肝丸、舒肝和胃口服液、沉香舒气丸、胃苏颗粒。

4. 肝胃郁热

[症状] 胃脘灼痛，痛势急迫，烦躁易怒，泛酸嘈杂，口干口苦。舌红苔黄，脉弦或弦数。

[治法] 疏肝泄热，和胃止痛。

[方剂应用] 丹栀逍遥散合左金丸加减。

[中成药选用] 加味左金丸、元胡止痛片、三九胃泰颗粒、胃逆康胶囊。

5. 脾胃虚寒

[症状] 胃痛隐隐，喜温喜按，空腹痛甚，得食痛减，泛吐清水，纳差，神疲乏力，甚则手足不温，大便溏薄。舌淡苔白，脉虚弱或迟缓。

[治法] 温中健脾，和胃止痛。

[方剂应用] 黄芪建中汤加减。

[中成药选用] 香砂养胃丸、良附丸、小建中颗粒。

真题回放

1. 最佳选择题： 某女，35岁。胃痛胀满，嗳腐恶食，矢气后痛减，医生辨为饮食停滞证。治宜选用的中成药是（2015）

A. 良附丸　B. 保和丸　C. 左金丸　D. 四神丸

E. 健脾丸

[答案] B

2. 最佳选择题： 根据脏腑辨证理论，胃脘隐痛，大便溏薄，证属（2012）

A. 食滞胃痛　B. 脾胃虚寒　C. 肝气犯胃　D. 肝胃郁热

E. 外寒袭胃

[答案] B

[3-5] 配伍选择题（2011）

A. 肝气犯胃　B. 气滞胃痛　C. 肝胃郁热　D. 血瘀胃痛

E. 脾胃虚寒

3. 胃脘胀痛，连及两胁，生气加重，辩证多属于

4. 胃脘隐痛，喜温喜按，大便溏薄，辩证多属于

5. 胃脘灼痛，口干口苦，烦躁易怒，辩证多属于

［答案］A、E、C

易错题解析

1. 多项选择题：食积胃痛的主要症状有

A. 胃脘胀痛　B. 嗳腐恶食　C. 喜按喜温　D. 大便色黑

E. 呕吐清水

［答案与解析］AB。本题考查胃痛的辨证分型。由于饮食停积于胃脘不能下行，所以胃脘部胀痛，饮食停积腐败，浊气上逆故嗳腐恶食。注意：喜按为虚、喜温为寒，大便色黑是瘀血，呕吐清水多是痰涎所致。

2. 多项选择题：可引起嗳气的原因有

A. 宿食不化　B. 肝气上逆　C. 胃虚气逆　D. 胃气衰败

E. 肝气犯胃

［答案与解析］ACE。考查嗳气的病机：宿食不化则嗳气酸腐；肝气犯胃为发作性，与情志变化有关；胃虚气逆则嗳气低沉断续，兼见纳呆食少。

关键点提示

1. 胃痛：又称胃脘痛，是以上腹胃脘部近心窝处疼痛为主要表现的病证。

2. 辨证论治：寒凝气滞治宜清心泻火，以良附丸加减；饮食停滞治宜导滞和胃，以保和丸加减；肝气郁结治宜疏肝解郁，以柴胡疏肝散加减；阴血亏虚治宜滋阴养血，以丹栀逍遥散合左金丸加减；心脾两虚治宜健脾养心，以黄芪建中汤加减。

考点12 泄泻

1. 食伤肠胃

［**症状**］腹痛肠鸣，泻下粪便臭如败卵，泻后痛减，泻下伴有不消化食物，脘腹胀满，嗳腐吞酸，不思饮食。舌苔垢浊或厚腻，脉滑。

［**治法**］消食导滞。

［**方剂应用**］保和丸加减。

［**中成药选用**］保和丸、加味保和丸、开胃健脾丸。

2. 湿热内蕴

［**症状**］泄泻腹痛，泻下急迫，或泻而不爽，粪色黄褐，气味臭秽，肛门灼热，小便短黄，烦热口渴。舌质红，苔黄腻，脉滑数。

［**治法**］清热利湿。

［**方剂应用**］葛根芩连汤加减。

［**中成药选用**］复方黄连素片、香连丸。

3. 脾胃气虚

[症状] 大便时溏时泻，水谷不化，迁延反复，食少，食后脘闷不适，稍进油腻之物，则便次明显增多，面色萎黄，肢倦乏力。舌质淡，苔薄白，脉细弱。

[治法] 健脾益气，化湿止泻。

[方剂应用] 参苓白术散加减。

[中成药选用] 参苓白术散、健脾丸、香砂六君丸。

4. 脾肾阳虚

[症状] 黎明之前，脐腹作痛，肠鸣即泻，泻后则安，腹部喜温，形寒肢冷，腰膝酸软。舌淡苔白，脉沉细。

[治法] 温肾健脾，固涩止泻。

[方剂应用] 四神丸加减。

[中成药选用] 四神丸、涩肠止泻散、固本益肠丸、固肠止泻丸。

真题回放

[1-3] 配伍选择题（2015）

A. 泻下粪便臭如败卵，伴未消化食物，嗳腐吞酸

B. 泻下急迫，泻下不爽，肛门灼热，小便短黄

C. 大便时溏时泻，稍进油腻食物，便次明显增多

D. 黎明之时，脐腹作痛，肠鸣即泻，泻后则安

E. 泄泻清稀，甚则如水样，腹痛肠鸣，脘闷食少

1. 泄泻脾肾阳虚证的临床症状是

2. 泄泻湿热内蕴证的临床症状是

3. 泄泻食伤肠胃证的临床症状是

[答案] D、B、A

易错题解析

[1-3] 配伍选择题

A. 保和丸加减　　B. 四神丸加减

C. 参苓白术散加减　　D. 加味左金丸加减

E. 舒肝丸加减

1. 伤食泄泻宜选用的方药是

2. 肾阳虚衰宜选用的方药是

3. 脾胃虚弱泄泻宜选用的方药是

[答案与解析] A、B、C。考查泄泻辨证治疗，食伤肠胃治宜消食导滞，以保和丸加减；湿热内蕴治宜清热利湿，以葛根芩连汤加减；脾胃气虚治宜健脾益气、化湿止泻，以参苓白术散加减；脾肾阳虚治宜温肾健脾、固涩止泻，以四神丸加减。

关键点提示

1. 泄泻：以排便次数增多，粪质稀溏或完谷不化，甚至泻出如水样为主证的

病证。

2. 辨证论治：食伤肠胃治宜消食导滞，以保和丸加减；湿热内蕴治宜清热利湿，以葛根芩连汤加减；脾胃气虚治宜健脾益气、化湿止泻，以参苓白术散加减；脾肾阳虚治宜温肾健脾、固涩止泻，以四神丸加减。

考点13 便秘

1. 热结肠胃

[症状] 大便干结，小便短赤，面红身热，或兼腹胀腹痛，口干，口臭，口苦。舌红苔黄腻或燥裂，脉滑数或弦数。

[治法] 清热润肠通腑。

[方剂应用] 麻子仁丸加减。

[中成药选用] 清宁丸、一清胶囊、新清宁胶囊。

2. 气滞郁结

[症状] 大便秘结，欲便不得，嗳气频作，胸胁痞满，甚则腹中胀痛，纳食减少。舌苔薄腻，脉弦。

[治法] 顺气行滞。

[方剂应用] 六磨汤加减。

[中成药选用] 槟榔四消丸、当归龙荟丸或通便灵胶囊。

3. 津亏肠燥

[症状] 大便秘结，面色无华，头晕目眩，心悸，口干。舌淡，苔少，脉细涩。

[治法] 养血润燥。

[方剂应用] 润肠丸加减。

[中成药选用] 麻子润肠丸、麻仁丸、麻仁滋脾丸、通乐颗粒。

4. 阳虚寒凝

[症状] 大便艰涩，排出困难，小便清长，畏寒喜暖，面色㿠白，唇淡口和，或兼腹冷腹痛。舌淡苔白，脉沉迟。

[治法] 温通开秘。

[方剂应用] 半硫丸或附桂八味丸加减。

[中成药选用] 苁蓉通便口服液、桂附地黄丸与麻仁滋脾丸合用。

真题回放

1. 最佳选择题： 大便秘结，胸胁痞满，多见于（2010）

A. 肝脾气郁　B. 热结肠胃　C. 津亏血燥　D. 阳虚寒凝

E. 气血两虚

[答案] A

[2-4] 配伍选择题（2013）

A. 热结肠胃　B. 肝脾气郁　C. 津亏血燥　D. 阳虚寒凝

E. 气阴两虚

2. 大便干结，面红身热，多见于

3. 大便秘结，胸胁痞满，多见于

4. 大便艰涩，畏寒喜暖，多见于

[答案] A、B、D

易错题解析

1. 最佳选择题：津亏血燥便秘的主要症状是

A. 大便干结，小便短赤，口苦，舌红

B. 大便秘结，欲便不得，嗳气，苔腻

C. 大便秘结，面色无华，心悸，舌淡

D. 大便艰涩，面色淡白，腹冷，舌淡

E. 大便干燥，纳食减少，嗳气，舌淡

[答案与解析] C。本题主要是考察兼症的判断。选项C提示阴血不足而失充、失养，符合“津亏血燥”。选项A病性为热，选项B为气滞湿阻（苔腻），选项D病性为寒，选项E属脾胃气虚，均为干扰项，可一一排除。

[2-3] 配伍选择题

A. 阳虚寒凝　B. 津亏血燥　C. 脾肾两虚　D. 脾胃虚寒

E. 气机壅滞

2. 便秘，兼见面色无华、心悸、舌淡、脉细涩等，证属

3. 大便秘结不解，畏寒喜暖，唇淡口和，证属

[答案与解析] B、A。根据“面色无华、心悸、舌淡、脉细涩”辨证为血虚，2题唯有选项B符合。根据“畏寒喜暖，唇淡口和（口和即口不渴）”辨证为虚寒，选项A、C、D均为虚寒，但若脾虚则大便溏泻、肾虚则腰膝酸软，题干无此信息提示，故3题选项A为宜。

关键点提示

1. 便秘：指粪便在肠内滞留过久，秘结不通，排便周期延长，或周期不长，但粪质干结，排出艰难，或粪质不硬，虽有便意，但排而不畅的病证。

2. 辨证论治：热结肠胃治宜清热润肠通腑，以麻子仁丸加减；气滞郁结治宜顺气行滞，以六磨汤加减；津亏肠燥治宜养血润燥，以润肠丸加减；阳虚寒凝治宜温通开秘，以半硫丸或附桂八味丸加减。

考点14 头痛

1. 风寒头痛

[症状] 头痛时作，痛连项背，恶寒畏风，受风尤剧，口不渴。苔薄白，脉浮。

[治法] 祛风散寒。

[方剂应用] 川芎茶调散加减。

[中成药选用] 川芎茶调颗粒、都梁丸（片）。

2. 风热头痛

[症状] 头痛且胀，甚则头痛如裂，发热或恶风，口渴欲饮，或面红目赤，或便秘溲黄。舌红，苔黄，脉浮数。

[治法] 疏风清热。

[方剂应用] 桑菊饮加减。

[中成药选用] 芎菊上清丸、清眩丸。

3. 肝阳上亢

[症状] 头痛而眩，心烦易怒，夜寐不宁，或兼胁痛，面红口苦。苔薄黄，脉弦有力。

[治法] 平肝潜阳。

[方剂应用] 羚角钩藤汤加减。

[中成药选用] 天麻钩藤颗粒，全天麻胶囊，羚羊角粉，牛黄降压片，脑立清丸。

4. 瘀血阻络

[症状] 头痛经久不愈，痛处固定不移，痛如锥刺，或有头部外伤史。舌紫，苔薄白，脉细或细涩。

[治法] 祛瘀通络。

[方剂应用] 通窍活血汤加减。

[中成药选用] 通天口服液、正天丸。

真题回放

1. 最佳选择题：某女，55 岁。头痛 10 年，久治不愈。痛如针刺，固定不移，舌紫，脉细涩。治宜选用的方剂是（2015）

A. 补阳还五汤　B. 川芎茶调散　C. 通窍活血汤　D. 羚角钩藤汤

E. 龙胆泻肝汤

[答案] C

2. 最佳选择题：头痛经久不愈，痛处固定不移，属于（2014）

A. 风寒头痛　B. 风热头痛　C. 风湿头痛　D. 瘀血头痛

E. 肝阳头痛

[答案] D

易错题解析

[1-3] 配伍选择题

A. 痛如锥刺　B. 头痛昏蒙　C. 头痛如裂　D. 头晕胀痛

E. 头疼如裹

1. 风湿头痛可见
2. 肝阳头疼可见
3. 瘀血头痛可见

［答案与解析］E、D、A。本题考查的是各种证型的头疼症状。风湿头疼，头痛如裹。肝阳头疼，头晕胀痛。瘀血头痛，痛如锥刺。头痛如裂见于风热头痛。

关键点提示

1. 头痛：指以头部疼痛为特征的一类病证；反复发作，经久不愈者称“头风”。

2. 辨证论治：风寒头痛治宜祛风散寒，以川芎茶调散加减；风热头痛治宜疏风清热，以桑菊饮加减；肝阳上亢治宜平肝潜阳，以羚角钩藤汤加减；瘀血阻络治宜祛瘀通络，以通窍活血汤加减。

考点15 眩晕

1. 肝火上扰

［症状］ 眩晕耳鸣，头胀且痛，每因恼怒或疲劳而头晕、头痛加剧，急躁易怒，少寐多梦，时颜面潮红，口苦便秘。舌红，苔黄，脉弦。

［治法］ 清肝泻火。

［方剂应用］ 龙胆泻肝汤加减。

［中成药选用］ 黄连上清丸、当归龙荟丸。

2. 气血亏虚

［症状］ 眩晕动则加剧，劳累即发，面色㿠白，唇甲无华，心悸少寐，神疲懒言，饮食减少。舌淡，脉细弱。

［治法］ 益气养血。

［方剂应用］ 八珍汤加减。

［中成药选用］ 归脾丸、八珍颗粒、当归补血口服液、十全大补丸。

3. 痰浊上蒙

［症状］ 眩晕而见头重如裹，胸闷恶心，食少多寐。苔白腻，脉濡滑。

［治法］ 涤痰宣窍。

［方剂应用］ 涤痰汤加减。

［中成药选用］ 二陈丸、半夏天麻丸。

4. 肝肾阴虚

［症状］ 眩晕而精神萎靡，健忘，耳鸣，腰膝酸软，或五心烦热，少寐多梦。舌红苔少，脉弦细数。

［治法］ 滋肾养肝。

［方剂应用］ 杞菊地黄丸加减。

［中成药选用］ 杞菊地黄丸、六味地黄丸、左归丸。

真题回放

多项选择题： 肝火上扰之眩晕的临床表现有（2013）

A. 头晕目痛　　B. 目赤口苦　　C. 烦躁易怒　　D. 少寐多梦

E. 神疲乏力

［答案］ABCD

易错题解析

多项选择题： 气血亏虚所致眩晕的主要特征有

A. 动则加剧，神疲乏力　　B. 劳累即发，心悸少寐

C. 日久不愈，腰酸膝软　　D. 胸闷恶心，视物旋转

E. 倦怠懒言，唇甲不华

［答案与解析］ABE。依据气虚则推动（兴奋）无力，血虚则不能荣润的要点，可判断出“神疲乏力”“倦怠懒言”为气虚，“唇甲不华”为血虚；再根据“劳则气耗”故“动则加剧”“劳累即发”，血虚不能养心安神，故“心悸少寐”。注意选项 C 提示肾虚，选项 D 提示肝气上逆。

关键点提示

1. 眩晕：以头晕、眼花为主症的一类病证。轻者闭目即止，重者如坐车船，旋转不定，不能站立，或伴恶心、呕吐、汗出、面色苍白等症，甚则突然晕倒。

2. 辨证论治：肝火上扰治宜清肝泻火，以龙胆泻肝汤加减；气血亏虚治宜益气养血，以八珍汤加减；痰浊上蒙治宜涤痰宣窍，以涤痰汤加减；肝肾阴虚治宜滋肾养肝，以杞菊地黄丸加减。

考点16 淋证

1. 热淋

［症状］ 小便频数短涩，灼热刺痛，溺色黄赤，少腹拘急胀痛，或寒热，口苦，呕恶，或腰痛拒按，或大便秘结。舌红苔黄腻，脉滑数。

［治法］ 清热利湿通淋。

［方剂应用］ 八正散加减。

［中成药选用］ 萆薢分清丸、热淋清颗粒、三金片。

2. 石淋

［症状］ 尿中有砂石，排尿涩痛，或排尿时突然中断，尿道窘迫疼痛，少腹拘急，往往突发，一侧腰腹绞痛难忍，甚则牵及外阴，尿中带血。舌红，苔薄黄，脉弦或弦数。

［治法］ 清热利湿，排石通淋。

［方剂应用］ 石韦散加减。

［中成药选用］ 排石颗粒、石淋通片、复方金钱草颗粒。

3. 劳淋

[症状] 小便不甚赤涩，溺痛不甚，但淋沥不已，时作时止，病程缠绵，遇劳即发，腰膝酸软，神疲乏力。舌质淡，脉细弱。

[治法] 补脾益肾。

[方剂应用] 无比山药丸加减。

[中成药选用] 金匮肾气丸、济生肾气丸、五子衍宗丸。

真题回放

最佳选择题：小便不甚赤涩，淋沥不已，腰膝酸软，辨证属（2011）

A. 热淋　　B. 石淋　　C. 劳淋　　D. 血淋

E. 膏淋

［答案］C

易错题解析

最佳选择题：小便频数短涩，尿色黄赤，多见于

A. 劳淋　　B. 血淋　　C. 热淋　　D. 石淋

E. 膏淋

［答案与解析］C。本题考查的是淋证中热淋的主要症状。热淋多小便频数短涩，灼热刺痛，溺色黄赤，少腹拘急胀痛，或寒热，口苦，呕恶，或腰痛拒按，或大便秘结。舌红苔黄腻，脉滑数。

关键点提示

1. 淋证：指以小便频数短涩，淋沥刺痛，小腹拘急引痛为主症的病证。

2. 辨证论治：热淋治宜清热利湿通淋，以八正散加减；石淋治宜清热利湿，排石通淋，以石韦散加减；劳淋治宜补脾益肾，以无比山药丸加减。

考点17 癃闭

1. 膀胱湿热

[症状] 小便点滴不通，或量极少而短赤灼热，小腹胀满，口苦口黏，或口渴不欲饮，或大便不畅。舌质红，苔黄腻，脉数。

[治法] 清热利湿，通利小便。

[方剂应用] 八正散加减。

[中成药选用] 三金片、热淋清颗粒、复方金钱草颗粒。

2. 湿热瘀阻

[症状] 小便点滴而下，或尿如细线，甚则阻塞不通，烦躁口苦。舌质紫暗或有瘀点，苔黄腻，脉涩。

[治法] 行瘀散结，通利水道。

[方剂应用] 代抵当丸。

[中成药选用] 癃闭舒、萆薢分清丸。

3. 肾阳衰惫

[症状] 小便不通，或点滴不爽，排尿无力，头晕耳鸣，神气怯弱，腰酸无力。舌质淡，苔薄白，脉沉细或弱。

[治法] 温补肾阳，化气行水。

[方剂应用] 济生肾气丸加减。

[中成药选用] 桂附地黄丸、济生肾气丸。

真题回放

[1-4] 综合分析选择题（2015）

某女，56岁，小便点滴而下，量极少而短赤灼热，小腹胀满，口苦口黏，渴不欲饮，大便不畅。舌质红，苔黄腻，脉滑数。

1. 中医诊断是

A. 痹证　B. 虚劳　C. 淋证　D. 癃闭

E. 郁证

2. 中医辨证是

A. 肾阳衰惫　B. 膀胱湿热

C. 肾虚亏虚　D. 脾肾气虚

E. 肝气郁结

3. 治疗宜选用的方剂是

A. 八正散　B. 代抵当丸

C. 济生肾气丸　D. 参苓白术散

E. 逍遥散

4. 治疗宜选用的中成药是

A. 三金片　B. 归脾丸　C. 逍遥丸　D. 右归丸

E. 丹蒌片

[答案] D、B、A、A

易错题解析

最佳选择题： 小便点滴不通，或量极少而短赤灼热，小腹胀满，舌质红，苔黄腻，脉数。治疗方剂宜选

A. 八正散　B. 济生肾气丸

C. 代抵当丸　D. 五苓散

E. 猪苓汤

[答案与解析] A。本题考查的是癃闭的辨证论治，由题干给出的症状判断属膀胱湿热型，治宜八正散，故正确答案为A。

关键点提示

1. 癃闭：以小便量少，排尿困难，甚则小便闭塞不通为主症的一种病证。

2. 辨证论治：膀胱湿热治宜清热利湿、通利小便，以八正散加减；湿热瘀阻治

宜行瘀散结、通利水道，以代抵当丸；肾阳衰惫治宜温补肾阳、化气行水，以济生肾气丸加减。

考点18 阳痿

1. 惊恐伤肾

[症状] 阳痿不举，头晕，耳鸣，健忘，心悸易惊，胆怯多疑，夜多噩梦，常有被惊吓史。舌质淡，苔薄白，脉弦细。

[治法] 益肾填精。

[方剂应用] 大补元煎加减。

[中成药选用] 六味地黄丸、龙牡固精丸。

2. 心脾两虚

[症状] 阳痿不举，心悸，失眠多梦，神疲乏力，面色萎黄，食少纳呆，腹胀便溏。舌淡，苔薄白，脉细弱。

[治法] 补益心脾。

[方剂应用] 归脾汤加减。

[中成药选用] 归脾丸、安神健脑液。

3. 肾阳不足

[症状] 阳事不举，或举而不坚，精薄清冷，神疲倦怠，畏寒肢冷，面色白，头晕耳鸣，腰膝酸软，夜尿清长。舌淡胖，苔薄白，脉沉细。

[治法] 温肾壮阳。

[方剂应用] 右归丸加减。

[中成药选用] 桂附地黄丸、济生肾气丸。

4. 肝郁不舒

[症状] 阳事不起，或起而不坚，心情抑郁，胸胁胀痛，脘闷不适，食少便溏。舌苔薄白，脉弦。

[治法] 疏肝解郁。

[方剂应用] 逍遥散加减。

[中成药选用] 逍遥丸、加味逍遥丸、解郁安神颗粒、柴胡疏肝丸。

真题回放

多项选择题： 治疗阳痿肾阳不足症，可选用的中成药有（2015）

A. 六味地黄丸 B. 附子理中丸 C. 济生肾气丸 D. 人参归脾丸

E. 桂附地黄丸

[答案] CE

易错题解析

多项选择题： 肝郁所致阳痿，除阳事不起，或起而不坚、心情抑郁外，还有哪

些症状

A. 心烦易怒　B. 口苦咽干　C. 脘闷少食　D. 阴囊潮湿

E. 神疲乏力

［答案与解析］ABC。肝郁所致阳痿，除题干所述外，还可见肝郁气滞证候，故答案选ABC。选项D为肝经湿热表现，选项E为气虚表现，均为干扰项。

关键点提示

1. 阳痿：指成年男子性交时，由于阴茎痿软不举，或举而不坚，或坚而不久，无法进行正常性生活的病证。

2. 辨证论治：惊恐伤肾治宜益肾填精，以大补元煎加减；心脾两虚治宜补益心脾，以归脾汤加减；肾阳不足治宜温肾壮阳，以右归丸加减；肝郁不舒治宜疏肝解郁，以逍遥散加减。

考点19 郁证

1. 肝气郁结

［症状］精神抑郁，情绪不宁，胸胁胀痛无定处，胸闷嗳气喜太息，腹胀纳呆，大便或秘或泄，女子月事不行。苔薄腻，脉弦。

［治法］疏肝解郁。

［方剂应用］逍遥散加减。

［中成药选用］逍遥丸（丹栀逍遥丸）、越鞠丸、柴胡舒肝丸。

2. 痰气郁结

［症状］咽中不适，如有物梗阻，咽之不下，咯之不出，胸中闷窒，或兼胁痛。苔白腻，脉弦滑。

［治法］化痰利气。

［方剂应用］半夏厚朴汤加减。

［中成药选用］疏肝平胃丸、二陈丸合胃苏颗粒。

3. 心脾两虚

［症状］多思善虑，心悸胆怯，少寐健忘，面色不华，头晕神疲，食少纳呆。舌淡，脉细弱。

［治法］健脾养心。

［方剂应用］归脾汤加减。

［中成药选用］归脾丸、人参归脾丸。

真题回放

1. 最佳选择题：某女，49岁，精神抑郁，情绪不宁，胸胁胀痛，胸闷嗳气善太息。舌苔薄腻，脉弦。医生诊断为郁证，其中医证候是（2015）

A. 气滞血瘀　B. 肝阳上亢　C. 心脾两虚　D. 痰气郁结

E. 肝气郁结

［答案］E

2. 多项选择题：郁证，证属心脾两虚的临床表现（2012）

A. 头晕神疲　B. 多思善疑　C. 心悸胆怯　D. 胁胀脘闷

E. 胸部痞满

［答案］ABC

易错题解析

［1–3］配伍选择题

A. 健脾养心，补益气血　B. 健脾养心，理气化痰

C. 化痰散结，行气开郁　D. 理气畅中，疏肝解郁

E. 清肝化痰，疏肝解郁

1. 郁证中，痰气郁结的常用治法是

2. 郁证中，肝气郁结的常用治法是

3. 郁证中，心脾两虚的常用治法是

［答案与解析］C、D、A。本题考查郁证的辨证治疗，肝气郁结治宜理气畅中、疏肝解郁；痰气郁结治宜化痰散结、行气开郁；心脾两虚治宜健脾养心、补益气血。

关键点提示

1. 郁证：以心情抑郁，情绪不宁，胸部满闷，胁肋胀痛，或易怒喜哭，或咽中如有异物梗塞等为主要临床表现的一类病证。

2. 辨证论治：肝气郁结治宜疏肝解郁，以逍遥散加减；痰气郁结治宜化痰利气，以半夏厚朴汤加减；心脾两虚治宜健脾养心，以归脾汤加减。

考点20 虚劳

1. 气虚

［症状］ 神疲乏力，少气懒言，声音低微，头晕，自汗，不思饮食，活动后诸症加重。舌质淡，或有齿痕，苔薄白，脉虚无力。

［治法］ 益气补虚。

［方剂应用］ 四君子汤加减。

［中成药选用］ 玉屏风颗粒、补中益气丸、参芪片。

2. 血虚

［症状］ 头晕眼花，心悸多梦，手足发麻，面色萎黄，口唇、爪甲色淡，妇女月经量少。舌质淡，脉细。

［治法］ 补血养肝。

［方剂应用］ 四物汤加减。

［中成药选用］ 当归补血口服液、八珍颗粒、十全大补膏（丸）。

3. 阴虚

［症状］ 形体消瘦，口燥咽干，潮热颧红，五心烦热，盗汗，小便短黄，大便干结。舌质红，舌面少津，苔少或无苔，脉细数。

［治法］ 养阴生津。

［方剂应用］ 沙参麦冬汤。

［中成药选用］ 六味地黄丸、大补阴丸、河车大造丸、天王补心丸。

4. 阳虚

［症状］ 怕冷，四肢不温，口淡不渴，自汗，小便清长或尿少浮肿，大便溏薄。舌质淡，舌体胖，苔白滑，脉沉迟。

［治法］ 补阳温中。

［方剂应用］ 理中汤加减。

［中成药选用］ 济生肾气丸、四神丸。

5. 阴阳两虚

［症状］ 不耐寒热，头晕，神疲乏力，口渴，自汗盗汗，舌质淡，舌面少津，苔白，脉沉细或沉细数。

［治法］ 阴阳双补。

［方剂应用］ 桂附地黄丸加减。

［中成药选用］ 桂附地黄丸、薯蓣丸。

真题回放

1. 最佳选择题： 治疗肺阴虚证宜选用的方药是（2014）

A. 左归丸加减　B. 右归丸加减　C. 七福饮加减　D. 补肺汤加减

E. 沙参麦冬汤加减

［答案］E

［2-4］配伍选择题（2014）

A. 肺气虚　B. 心气虚　C. 脾气虚　D. 肾气虚

E. 肺阴虚

2. 咳嗽无力，短气自汗，多见于

3. 倦怠乏力，大便溏薄，多见于

4. 神疲乏力，腰膝酸软，多见于

［答案］A、C、D

5. 多项选择题： 肾阴虚的症状是（2014）

A. 腰膝酸软　B. 眩晕耳鸣　C. 两足痿软　D. 烦热盗汗

E. 脉象沉迟

［答案］ABCD

6. 多项选择题： 肾气虚的主要症状有（2013）

A. 腰膝酸软　B. 潮热盗汗　C. 畏寒肢凉　D. 小便频数

E. 神疲乏力

［答案］ADE

易错题解析

最佳选择题： 某女，年过六旬，神疲乏力，腰膝酸软，小便频数而清，舌淡苔

薄，脉弱。辨病为虚劳，证属

A. 心气虚　　B. 肺气虚　　C. 脾气虚　　D. 肝气虚

E. 肾气虚

[答案与解析] E。本题考查五脏气虚证的鉴别。“腰膝酸软”为肾虚特征性症状，故选E。

关键点提示

1. 虚劳：又称虚损，是以脏腑亏损、气血阴阳虚衰、久虚不复成劳为主要病机，以气血阴阳不足为主要临床表现的多种慢性虚弱证候的总称。

2. 辨证论治：气虚治宜益气补虚，以四君子汤加减；血虚治宜补血养肝，以四物汤加减；阴虚治宜养阴生津，以沙参麦冬汤；阳虚治宜补阳温中，以理中汤加减；阴阳两虚治宜阴阳双补，以桂附地黄丸加减。

考点21 痹证

1. 行痹

[症状] 肢体关节酸痛，游走不定，关节屈伸不利，或有恶风、发热等表证。苔薄白，脉浮。

[治法] 祛风通络，散寒除湿。

[方剂应用] 防风汤加减。

[中成药选用] 九味羌活丸、风湿骨痛片。

2. 痛痹

[症状] 肢体关节紧痛，痛有定处，遇寒痛增，得温痛减，痛处不红不热而常有冷感，关节不可屈伸。苔薄白，脉弦紧或沉迟而弦。

[治法] 温经散寒，祛风除湿。

[方剂应用] 乌头汤加减。

[中成药选用] 小活络丸、寒湿痹冲剂。

3. 着痹

[症状] 肢体关节酸痛、重着，患处肿胀，痛有定处，手足沉重，活动不利，肌肤麻木不仁。苔白腻，脉濡滑。

[治法] 除湿通络，祛风散寒。

[方剂应用] 薏苡仁汤加减。

4. 尪痹

[症状] 痹证日久不愈，肢体、关节疼痛，屈伸不利，关节肿大僵硬、变形，甚则肌肉萎缩，筋脉拘急，肘膝不伸，或以尻代踵，以背代头，伴腰膝酸软，骨蒸潮热，自汗、盗汗，舌红或淡，脉细数。

[治法] 化痰祛瘀，滋养肝肾。

[方剂应用] 桃红饮合独活寄生汤加减。

[中成药选用] 独活寄生丸、尪痹颗粒、益肾蠲痹丸。

真题回放

1. 最佳选择题： 治疗着痹宜选用的方药是（2013）

A. 左归丸加减　B. 防风汤加减　C. 薏苡仁汤加减　D. 养血荣筋丸加减

E. 舒筋活血丸加减

[答案] C

2. 最佳选择题： 患者肢体关节疼痛较重，部位固定，遇寒加剧，所属病症为（2012）

A. 行痹　B. 热痹　C. 着痹　D. 尪痹

E. 痛痹

[答案] E

易错题解析

[1-3] 配伍选择题

A. 行痹　B. 痛痹　C. 着痹　D. 尪痹

E. 热痹

1. 关节疼痛游走不定者属

2. 疼痛较剧，遇寒加重，得热痛减，病属

3. 关节屈伸不利，关节肿大、僵硬、变形，甚则肌肉萎缩，病属

[答案与解析] A、B、D。关节疼痛游走不定者，符合风性善行的特点，称为行痹；疼痛较剧，遇寒加重，得热痛减，提示以寒邪为主，称为痛痹；关节屈伸不利，关节肿大、僵硬、变形，甚则肌肉萎缩，提示病久伤及筋骨，称为尪痹。

[4-6] 配伍选择题

A. 祛风通络　B. 补肾祛瘀　C. 祛湿通络　D. 温经散寒

E. 活血通络

4. 治着痹的主要方法是

5. 治行痹的主要方法是

6. 治痛痹的主要方法是

[答案与解析] C、A、D。考查对着痹、行痹、痛痹成因与治法的理解：着痹以湿邪为主，故应祛湿通络；行痹以风邪为主，故应祛风通络；痛痹以寒邪为主，故应温经散寒。

关键点提示

1. 痹证：以肢体筋骨、关节、肌肉疼痛、酸楚、重着、屈伸不利，甚则关节肿大变形为主要临床表现的病证，轻者病在四肢关节肌肉，重者可内舍于脏。

2. 辨证论治：行痹治宜祛风通络、散寒除湿，以防风汤加减；痛痹治宜温经散寒、祛风除湿，以乌头汤加减；着痹治宜除湿通络、祛风散寒，以薏苡仁汤加减；尪痹治宜化痰祛瘀、滋养肝肾，以桃红饮合独活寄生汤加减。

第三节　中医外科病证的辨证论治

考点22 乳癖

1. 肝郁痰凝

［症状］ 多见于青壮年妇女，单侧或双侧乳房出现肿块，或月经前增大，乳房胀痛或溢乳，乳房肿块随喜怒消长，伴有胸闷胁胀，善郁易怒，失眠多梦，心烦口苦。舌苔薄黄，脉弦滑。

［治法］ 疏肝理气，化痰消坚。

［方剂应用］ 逍遥蒌贝散加减。

［中成药选用］ 乳块消片、乳癖消片（胶囊、颗粒）、丹栀逍遥丸。

2. 冲任失调

［症状］ 乳房肿块，结节感明显，乳房胀痛，经前加重，经后减轻，面色少华，腰膝酸软，精神倦怠，心烦易怒，月经紊乱。舌淡红，苔薄白，脉沉细。

［治法］ 调摄冲任。

［方剂应用］ 二仙汤合四物汤加减。

［中成药选用］ 乳癖消（胶囊、颗粒）加丹栀逍遥丸，更年安。

真题回放

1. 多项选择题： 乳癖，证属冲任失调的临床表现有（2014）

A. 乳房胀痛　B. 大便溏泻　C. 月经紊乱　D. 心烦易怒

E. 胸闷胁胀

［答案］ACD

2. 多项选择题： 乳癖证属于冲任失调的临床表现（2012）

A. 乳房胀痛　B. 经前加重　C. 腰膝酸软　D. 失眠多梦

E. 脘胀纳呆

［答案］ABC

易错题解析

［1-2］配伍选择题

A. 逍遥蒌贝散　B. 逍遥散

C. 二仙汤合四物汤　D. 二仙汤合四君子汤

E. 二陈汤合逍遥散

1. 乳癖肝郁痰凝证治宜

2. 乳癖冲任失调证治宜

［答案与解析］A、C。本题考查乳癖的辨证论治，临床分两个证型，肝郁痰凝证治宜疏肝理气、化痰消坚，以逍遥蒌贝散加减；冲任失调证治宜调摄冲任，以二仙汤合四物汤加减。

关键点提示

1. 乳癖：乳房部的慢性良性肿块，以乳房肿块和胀痛为主症，常见于中青年妇女，乳房肿块大小不等，形态不一，边界不清，推之活动。疼痛和肿块与月经周期密切相关。

2. 辨证论治：肝郁痰凝治宜疏肝理气、化痰消坚，以逍遥蒌贝散加减加减；冲任失调治宜调摄冲任，以二仙汤合四物汤加减。

考点23 痤疮

1. 肺经风热

［**症状**］面部粟疹累累，色红，疼痛，或有脓疱，伴口干渴、大便秘结，小便短赤。舌质红，苔薄黄，脉弦滑。

［**治法**］疏风清肺。

［**方剂应用**］枇杷清肺饮加减。

［**中成药选用**］黄连上清丸、清肺抑火丸。

2. 胃肠湿热

［**症状**］颜面、胸背皮肤油腻，皮疹红肿疼痛，伴口臭、便秘、溲黄。舌质红，苔黄腻，脉滑数。

［**治法**］清热除湿解毒。

［**方剂应用**］茵陈蒿汤加减。

［**中成药选用**］防风通圣丸。

3. 痰湿瘀滞

［**症状**］皮疹颜色暗红，以结节、脓肿、囊肿、瘢痕为主，或见窦道，经久难愈；伴纳呆腹胀。舌质暗红或有瘀斑，苔黄腻，脉弦滑。

［**治法**］除湿化痰，活血散结。

［**方剂应用**］二陈汤合桃红四物汤加减。

［**中成药选用**］大黄䗪虫丸、连翘败毒丸、散结灵胶囊。

真题回放

最佳选择题：某男，28岁。患痤疮，症见面部粟疹累累，色红，疼痛，时有脓疱，口干渴，大便秘结，小便短赤。舌质红，苔薄黄，脉弦黄。治宜选用的方剂是（2015）

A. 二陈汤　B. 枇杷清肺饮　C. 茵陈蒿汤　D. 防风通圣散

E. 桃红四物汤

［答案］B

易错题解析

［1-3］配伍选择题

A. 二陈汤合桃红四物汤　B. 清肺散

C. 二陈汤合四物汤　　D. 茵陈蒿汤

E. 枇杷清肺饮

1. 治疗痤疮肺经风热证，宜选用

2. 治疗痤疮胃肠湿热证，宜选用

3. 治疗痤疮痰湿瘀滞证，宜选用

［答案与解析］E、D、A。本题考查痤疮治疗，肺经风热证治宜疏风清肺，以枇杷清肺饮加减；胃肠湿热治宜清热除湿解毒，以茵陈蒿汤加减；痰湿瘀滞治宜除湿化痰、活血散结，以二陈汤合桃红四物汤加减。

关键点提示

1. 痤疮：以颜面、胸背部黑头、丘疹、脓疱、结节、囊肿等损害为特征，常伴有皮脂溢出。青春期过后，大多自然痊愈或减轻。

2. 辨证论治：肺经风热治宜疏风清肺，以枇杷清肺饮加减；胃肠湿热治宜清热除湿解毒，以茵陈蒿汤加减；痰湿瘀滞治宜除湿化痰、活血散结，以二陈汤合桃红四物汤加减。

第四节　中医妇科病证的辨证论治

考点24 月经不调

1. 月经先期

（1）肾气虚

［症状］ 月经提前，量少，色淡质稀，腰酸腿软，头晕耳鸣，小便频数。舌淡暗，苔薄白，脉沉细而弱。

［治法］ 补肾益气，固冲调经。

［方剂应用］ 固阴煎加减。

［中成药选用］ 当归养血丸、固经丸、六味地黄丸。

（2）肝经郁热

［症状］ 经期提前，量多或少，经色紫红，质稠有块，经前乳房、胸胁、少腹胀痛，烦躁易怒，口苦咽干，喜叹息。舌红，苔黄，脉弦数。

［治法］ 疏肝解郁，清热调经。

［方剂应用］ 丹栀逍遥散加减。

［中成药选用］ 加味逍遥丸（口服液）、妇科得生丸。

2. 月经后期

（1）肾虚血少

［症状］ 经期错后，量少色淡，经质清稀，腰膝酸软，头晕耳鸣，带下清稀，面色晦暗，或面部暗斑。舌淡暗，苔薄白，脉沉细无力。

［治法］ 补肾益气，养血调经。

[方剂应用] 归肾丸合四物汤加减。

[中成药选用] 乌鸡白凤丸（胶囊、片）、归芍地黄丸。

（2）气滞血瘀

[症状] 经期延后，经量偏少，经色暗红，或有血块，小腹胀痛，精神抑郁，胸闷不舒。舌苔正常，脉弦。

[治法] 活血行气，化瘀止痛。

[方剂应用] 膈下逐瘀汤加减。

[中成药选用] 七制香附丸、调经活血片、复方益母草膏。

3. 月经先后无定期

（1）肾虚

[症状] 月经先后不定，量少质稀，其色淡暗，头晕耳鸣，腰膝酸软，小便频数。舌淡，苔薄白，脉沉细。

[治法] 补肾益气，养血调经。

[方剂应用] 固阴煎加减。

[中成药选用] 女金丸、乌鸡白凤丸、参桂鹿茸丸。

（2）肝郁

[症状] 经行或先或后，经量或多或少，色紫红有块，血行不畅，胸胁、乳房、少腹胀痛，情志不舒，心烦易怒，嗳气食少，时欲叹息。舌质淡红，苔薄，脉弦。

[治法] 疏肝解郁，和血调经。

[方剂应用] 逍遥散加减。

[中成药选用] 逍遥丸、调经丸、妇科十味片。

真题回放

[1-3] 配伍选择题（2013）

A. 月经先期，经期多少不定
B. 月经后期，经量偏少色暗
C. 月经先期，经量过多色红
D. 月经后期，经量偏少质粘
E. 月经先后不定期，经期偏少质稀

1. 肝经郁热，多见
2. 气滞血瘀，多见
3. 妇人肾虚，多见

[答案] A、B、E

易错题解析

[1-2] 配伍选择题

A. 邪热迫血妄行
B. 肝气郁滞
C. 寒凝气滞
D. 脾肾虚损
E. 瘀血积滞

1. 月经先期的原因

2. 月经后期的原因

[答案与解析] A、C。月经先期是血海被热邪所扰而迫血妄行，或气虚不摄血而导致提前7天以上月经来潮，故1题选A。月经后期则是因血虚导致血海不能满盈而逾期7天以上仍不来潮，或寒凝气滞血海盈而不泻致使逾期不潮，故2题选C。

关键点提示

1. 月经不调：指月经周期、经期、经量等发生改变，以及伴随月经周期出现明显不适主症的疾病。

2. 辨证论治：月经先期之肾气虚治宜补肾益气、固冲调经，以固阴煎加减；月经先期之肝经郁热治宜疏肝解郁、清热调经，以丹栀逍遥散加减。月经后期之肾虚血少治宜补肾益气、养血调经，以归肾丸合四物汤加减；月经后期之气滞血瘀治宜活血行气、化瘀止痛，以膈下逐瘀汤加减。月经先后无定期之肾虚治宜补肾益气、养血调经，以固阴煎加减；月经先后无定期之肝郁治宜疏肝解郁、和血调经，以逍遥散加减。

考点25 痛经

1. 气滞血瘀

[症状] 经前或经期，小腹胀痛拒按，经血量少，经行不畅，经色紫暗有块，块下痛减，胸胁、乳房作胀。舌紫暗或有瘀点，脉弦涩。

[治法] 理气活血，化瘀止痛。

[方剂应用] 膈下逐瘀汤加减。

[中成药选用] 调经止痛片、元胡止痛片、益母颗粒等。

2. 阳虚内寒

[症状] 经期或经后小腹冷痛，得热痛减，经量少，经色暗淡，畏寒肢冷，腰腿酸软，小便清长。舌苔白润，脉沉。

[治法] 助阳暖宫，温经止痛。

[方剂应用] 温经汤加减。

[中成药选用] 艾附暖宫丸、痛经宝颗粒、痛经丸等。

真题回放

[1–2] 配伍选择题（2015）

A. 温经汤　B. 丹栀逍遥散　C. 固阴煎　D. 膈下逐瘀汤

E. 固冲汤

1. 治疗痛经阳虚内寒证，宜选用的方剂是

2. 治疗痛经气滞血瘀证，宜选用的方剂是

[答案] A、D

易错题解析

[1–2] 配伍选择题

A. 阳虚内寒　B. 气血亏虚　C. 肝气郁滞　D. 气滞瘀血

E. 痰湿

1. 每次经前或经期，小腹胀痛拒按，经血量少，证属

2. 每次经期或经后，小腹冷痛，遇暖则疼痛减缓，证属

［答案与解析］D、A。本题考查的是痛经的主要症状。气滞血瘀型主证为经前或经期，小腹胀痛拒按，经血量少，经行不畅，经色紫暗有块；阳虚内寒型主证为经期或经后小腹冷痛，得热痛减，经量少，经色暗淡。

关键点提示

1. 痛经：月经的经期或行经前后，出现小腹疼痛，或痛引腰骶，甚至剧痛晕厥的疾病。

2. 辨证论治：气滞血瘀治宜理气活血、化瘀止痛，以膈下逐瘀汤加减；阳虚内寒治宜助阳暖宫、温经止痛，温经汤加减。

第五节　中医儿科病证的辨证论治

考点26 厌食

1. 脾运失健

［**症状**］纳呆，食无味，或拒食，形体尚可，常伴嗳气泛恶，胸闷脘痞，大便不调，面色少华，精神正常。舌苔薄白或薄腻，脉尚有力。

［**治法**］调和脾胃，运脾开胃。

［**方剂应用**］不换金正气散加减。

［**中成药选用**］枳术丸、健儿消食口服液、健脾消食丸。

2. 脾胃气虚

［**症状**］不思进食，食而不化，面色萎黄，神倦多汗，大便偏稀夹有不消化食物，面色少华，形体偏瘦，肢倦乏力。苔薄白，脉无力。

［**治法**］健脾益气，佐以助运。

［**方剂应用**］异功散加减。

［**中成药选用**］参苓白术散（丸）、小儿消食片。

3. 胃阴不足证

［**症状**］口干多饮，纳呆食少，皮失润泽，大便偏干，小便短黄，甚或烦躁少寐，手足心热。舌偏红少津，苔少或花剥，脉细数。

［**治法**］养胃育阴，佐以助运。

［**方剂应用**］养胃增液汤加减。

［**中成药选用**］龙牡壮骨冲剂。

真题回放

最佳选择题：某男，6岁，厌食，面色萎黄，神疲多汗，大便稀薄，夹有未消

化食物，形体偏瘦，肢倦乏力。治宜选用的方剂是（2015）

A. 消乳丸　B. 归脾丸　C. 四物汤　D. 清宁丸

E. 异功散

［答案］E

易错题解析

［1-3］配伍选择题

A. 脾胃气虚　B. 肝脾失和　C. 脾运失健　D. 胃阴不足

E. 胃火炽盛

1. 纳呆，食无味，或拒食，形体尚可，证属

2. 不思进食，食而不化，面色萎黄，神倦多汗，证属

3. 口干多饮，纳呆食少，皮失润泽，大便偏干，小便短黄，证属

［答案与解析］C、A、D。本题考查的是厌食的辨证分型。脾运失健型主证为纳呆，食无味，或拒食，形体尚可；脾胃气虚型主证为不思进食，食而不化，面色萎黄，神倦多汗；胃阴不足型主证为口干多饮，纳呆食少，皮失润泽，大便偏干，小便短黄。

关键点提示

1. 厌食：以较长时间的食欲减退，厌恶进食，食量减少为主要症状的病症。

2. 辨证论治：脾运失健治宜调和脾胃、运脾开胃，以不换金正气散加减；脾胃气虚治宜健脾益气、佐以助运，以异功散加减；胃阴不足治宜养胃育阴、佐以助运，以养胃增液汤加减。

第六节　中医耳鼻咽喉科病证的辨证施治

考点27 鼻渊

1. 风热蕴肺

［症状］ 鼻塞，涕黄稠而量多，嗅觉差，鼻黏膜红肿，可伴头痛，发热，汗出，胸闷，咳嗽，痰多。舌红苔黄，脉浮数。

［治法］ 祛风清热宣窍。

［方剂应用］ 泻白散合辛夷清肺饮加减。

［中成药的选用］ 鼻炎康片，辛夷鼻炎丸，鼻炎片，鼻窦炎口服液。

2. 胆经郁热

［症状］ 脓涕量多，色黄或黄绿，或有臭味，鼻塞重，嗅觉差，鼻黏膜红赤。伴头痛较剧，口苦，咽干，目眩，耳鸣，耳聋，寐少梦多，烦躁易怒，小便黄赤。舌质红，舌苔黄或腻，脉弦数。

［治法］ 清胆泄热通窍。

［方剂应用］ 龙胆泻肝汤加减。

[中成药选用] 藿胆片。

真题回放

最佳选择题： 某男，26岁。患鼻渊。症见鼻塞，涕黄稠而量多，嗅觉差，伴头痛，发热，汗出，胸闷，咳嗽，痰多。证属风热蕴肺，治宜选用的中成药是(2015)

A. 鼻炎片　B. 藿胆片　C. 青果片　D. 铁笛丸

E. 清咽丸

[答案] A

易错题解析

多项选择题： 鼻渊，胆经郁热证可见

A. 鼻涕黄浊　B. 头痛较剧　C. 口苦咽干　D. 耳鸣耳聋

E. 寐少梦多

[答案与解析] ABCDE。选项A和选项B是鼻渊的主症，且黄浊涕提示病性为热；选项C和选项D提示病位在胆经，选项E提示热扰心神。

关键点提示

1. 鼻渊：指鼻流浊涕，量多不止为主要特征的鼻病。

2. 辨证论治：风热蕴肺治宜祛风清热宣窍，泻白散合辛夷清肺饮加减；胆经郁热治宜清胆泄热通窍，以龙胆泻肝汤加减。

第四章

民族医药基础知识

第一节　藏医药基础知识

考点1 五元学说

五元即土、水、火、风、空五种物质元素。五元学说认为，五元各自具有不同的属性和功能。

1. 土元“沉、稳、坚、黏”，功能持载和固定，是万物产生和存在的基础。土元与水元之间存在相依和相克关系。

2. 水元“重、寒、湿、润”，功能湿润和聚拢，能使万物滋润和聚拢成形。水元与火元之间存在相克关系。

3. 火元“热、轻、锐、腻”，功能温和和熟腐，能使万物产生温热和促使成熟。

4. 风元“轻、动、糙、燥”，能使万物运动和保持干燥。风元助纣为虐于水、火元。

5. 空元“空、虚”，能为万物运动和生长提供空间。空为土、水、火、风元的存在和运动提供空间。

真题回放

多项选择题：藏医的基础理论包括（2010）

A. 五元学说　　B. 脏腑学说　　C. 三因学说　　D. 阴阳学说

E. 经络学说

［答案］ACD

易错题解析

最佳选择题：藏医五元学说的五元指

A. 金、木、水、火、土　　B. 金、木、水、风、空

C. 金、木、土、风、火　　D. 土、水、火、风、空

E. 金、木、水、火、空

［答案与解析］D。藏族古代宗教哲学认为土、水、火、风、空是构成时间万物的基础元素，是一切器世界（宇宙万物）和情世界（人和生物）产生的本原，故称之为“五元”，也称“五大”。与传统中医学“五行—金木水火土”进行对比记忆：共有的是水火土，不同的是“树木刮风”和“金钱成空”。

［2-5］配伍选择题

A. 土元　B. 水元　C. 火元　D. 风元

E. 空元

2. 具有持载和固定功能的是

3. 具有轻、动、糙、燥属性的是

4. 培根中的培等同于

5. 能为万物运动和生长提供空间的是

［答案与解析］A、D、B、E。本题考查的是五元各自的属性和功能。五元学说认为，五元各自具有不同的属性和功能。

关键点提示

五元即土、水、火、风、空五种物质元素。土元“沉、稳、坚、黏”，功能持载和固定，是万物产生和存在的基础；水元“重、寒、湿、润”，功能湿润和聚拢，能使万物滋润和聚拢成形；火元“热、轻、锐、腻”，功能温和和熟腐，能使万物产生温热和促使成熟；风元“轻、动、糙、燥”，能使万物运动和保持干燥；空元“空、虚”，能为万物运动和生长提供空间。

考点2 三因学说

1. 三因即隆、赤巴、培根三种因素。

2. 三因学说以三种因素的属性、功能、生克制约关系解释人体生理、病理及治疗机理等医学内容。三因源于五元，“隆”与五元中的“风”相同；“赤巴”为火；“培根”中“培”为水、“根”为土，与水、土两元相同。三因素依次大体相当于中医的气、火、津液。但藏医所说的三因具有生理和病理两方面的概念。

真题回放

最佳选择题：根据藏医理论，赤巴为（2011）

A. 水　B. 火　C. 土　D. 空

E. 风

［答案］B

易错题解析

最佳选择题：三因学说指的是

A. 水、火、上　B. 血、肉、脂肪

C. 骨、骨髓、精液　D. 汗液、大便、小便

E. 隆、赤巴、培根

［答案与解析］E。藏医的三因学说是以“隆、赤巴、培根”三种因素的属性、功能和生克关系来解释人体生理、病理及治疗机制等内容。

关键点提示

三因即隆、赤巴、培根三种因素。三因源于五元，“隆”与五元中的“风”相

同，“赤巴”为火，培根“培”为水、“根”为土，与水、土两元相同。

考点3 藏药理论

1. 藏药与五元 土元为药物生长之本源，水元为药物生长的湿能，火元为药物生长的热源，风元为药物生长的动力，空元为药物生长提供空间，五元缺一不可。按照所含五元成分的多寡，药物分成土性药、水性药、火性药、风性药、空性药五大类。土性药性重、稳、钝、柔、润、干；水性药性稀、凉、重、钝、润、柔、软等；火性药性热、锐、干、糙、轻、腻、动等；风性药性轻、动、寒、糙、燥等；空性药性空、虚。

2. 药物的六味 包括甘、酸、咸、苦、辛、涩。药物气味由药物中的五元所决定，土和水元生甘味，火和土元生酸味，火和水元生咸味，水和风元生苦味，火和风元生辛味，土和风元生涩味。

（1）甘味功效：稀、凉、钝、软，能增长元气和体力，对老人小孩有补益作用，能医治隆病、赤巴病，对消瘦、气管炎、肺病有特效。

（2）酸味功效：润、重、稳、温，能生胃火，增强消化，能使油脂糜烂稀释，并兼顺气，能治培根病。

（3）咸味功效：润、重、温，能使身体坚实，有疏通作用，能治闭塞梗阻症。

（4）苦味功效：轻、糙、凉、锐、浮等，能开胃、驱虫、止渴、解毒，医治赤巴病、麻风、晕眩、瘟疫等疾病。

（5）辛味功效：温、锐、腻、糙等，能医治隆及培根病、脂肪增多症，去腐生肌，愈合伤口，使皮肤滋润光泽。

（6）涩味功效：凉、重、润、浮等，能医治血病、赤巴病、疮疖、皮肤粗糙等。

3. 药物的八性 即重、腻、凉、钝、轻、糙、热、锐。土元偏盛药物性能则重、腻；水元偏盛药物性能则凉、钝；火元偏盛药物性能则热、锐；风元偏盛药物性能则轻、糙。重、腻两性对治特性为轻、糙的隆病；凉、钝两性对治特性为热、锐的赤巴病；轻、糙、热、锐四性对治特性为重、柔、寒、钝的培根病。

4. 药物的十七效 包括柔、重、温、腻、稳、寒、钝、凉、软、稀、燥、干、热、轻、锐、糙、浮。十七效源自五元，其中重、稳、温、钝、柔、腻六效源自五元中的土元，热、锐、干、轻、燥五效源自火元，凉、稀、软三效源自水元，寒、糙、浮三效源自风元。

真题回放

1. 最佳选择题：根据藏药八性理论，治隆病应采用的药物性能是（2014）

A. 热、锐　B. 凉、钝　C. 轻、糙　D. 柔、软
E. 重、腻
[答案] E

2. 最佳选择题：根据藏药八性理论，土元偏盛药的性能是（2013）
A. 热、锐　B. 凉、钝　C. 轻、糙　D. 柔、软
E. 重、腻
[答案] E

3. 最佳选择题：根据藏药八性理论，水元偏盛的药物性能是（2012）
A. 热、锐　B. 凉、钝　C. 轻、糙　D. 柔、软
E. 重、腻
[答案] B

4. 最佳选择题：根据藏药八性理论，风元偏盛药物的性能是（2011）
A. 热、锐　B. 凉、钝　C. 重、腻　D. 柔、软
E. 轻、糙
[答案] E

易错题解析

1. 最佳选择题：藏药理论认为，土元和水元生
A. 苦味　B. 甘味　C. 辛味　D. 涩味
E. 咸味

[答案与解析] B。藏药有六味、八性、十七效，是把水火土风空五元引申为自然界的水分、地热、矿物质、空气和阳光来分析或推导藏药的性味功效。其中药物的气味有酸、苦、甘、辛、咸、涩六种，皆由五元而生：土和水元生甘味，火和土元生酸味，火和水元生咸味，水和风元生苦味，火和风元生辛味，土和风元生涩味。

2. 最佳选择题：藏医认为，既能使身体坚实，又有疏通作用的味是
A. 甘　B. 辛　C. 苦　D. 酸
E. 咸

[答案与解析] E。藏药六味中咸味功效是润、重、温，能使身体坚实，有疏通作用，能治闭塞梗阻症。

关键点提示

1. 五元：土元为药物生长之本源，土性药性重、稳、钝、柔、润、干；水元为药物生长的湿能，水性药性稀、凉、重、钝、润、柔、软等；火元为药物生长的热源，火性药性热、锐、干、糙、轻、腻、动等；风元为药物生长的动力，风性药性轻、动、寒、糙、燥等；空元为药物生长提供空间，空性药性空、虚。

2. 药物的六味：甘、酸、咸、苦、辛、涩。

3. 药物的八性：重、腻、凉、钝、轻、糙、热、锐。

4. 药物的十七效：柔、重、温、腻、稳、寒、钝、凉、软、稀、燥、干、热、轻、锐、糙、浮。

考点4 部分重要常用方剂简介

1. **七十味珍珠丸** 开窍醒神，镇惊息风，活血通络。
2. **二十五味松石丸** 疏肝解郁，利胆退黄，消炎解毒。
3. **二十五味珊瑚丸** 醒脑开窍，舒筋通络，化瘀止痛。
4. **六味安消散** 和胃健脾，导滞消积，润肠通便，理气、降脂。
5. **仁青芒觉** 解毒消炎，降水通淋，祛腐生肌，利尿消肿，滋补强身。
6. **仁青常觉** 消炎解毒，健脾和胃，活血消肿，止痛。
7. **佐珠达西** 疏肝健胃，消肿散结，解毒止痛。
8. **七味红花殊胜丸** 清热消炎，保肝利胆，退黄止痛。
9. **五味岩精丸** 清肝泄热，利胆退黄。
10. **二十五味鬼臼丸** 祛风镇痛，调经止血，补气养血。
11. **洁白丸** 健脾和胃，止痛止呕。
12. **大月晶丸** 消炎解毒，和胃止酸，消食化痞。
13. **十三味鹏鸟丸** 消炎止痛，疏通经络，开窍醒神。
14. **三十五味沉香丸** 清瘟泄热，宽胸益肺，祛风通痹。
15. **十三味冥丸** 清热解毒，理气通淋。
16. **降脂丸** 清血除脂。
17. **二十九味能消散** 祛寒化痞，消食，调肝益肾。
18. **十一味金色丸** 清热解毒，化瘀。
19. **十味黑冰片丸** 温胃消食，破积利胆。
20. **八味沉香散** 宁心安神。
21. **志嘎汗散** 清热解毒，消炎。

真题回放

1. **最佳选择题**：具有宁心安神功效的藏药方剂是（2015）

A. 洁白丸　　B. 仁青常觉
C. 志嘎汗散　　D. 八味沉香散
E. 七十味珍珠丸

［答案］D

2. **最佳选择题**：能温胃消食、破积利胆的藏成药是（2011）

A. 六味安消散　　B. 十味黑冰片丸
C. 十一味金色丸　　D. 十三味鹏鸟丸
E. 二十九味能消散

［答案］B

3. **最佳选择题**：功能消炎解毒，和胃止酸，消食化痞的藏成药是（2010）

A. 洁白丸　　B. 仁青常觉

C. 大月晶丸　　D. 八味沉香散
E. 十一味金色丸
［答案］C

易错题解析

最佳选择题： 能疏肝解郁、利胆退黄、消炎解毒的藏药方剂是
A. 二十五味珊瑚丸　　B. 二十五味松石丸
C. 二十五味鬼臼丸　　D. 二十九味能消散
E. 三十五味沉香丸

［答案与解析］B。本题考查藏药常用方剂的功效。二十五味松石丸具有疏肝解郁、利胆退黄、消炎解毒的功效；二十五味珊瑚丸能醒脑开窍、舒筋通络、化瘀止痛；二十五味鬼臼丸能祛风镇痛、调经止血、补气养血。

关键点提示

掌握七十味珍珠丸等重要常用方剂功能。

第二节　蒙医药基础知识

考点5 蒙医基础知识

1. 三根　“赫依”“希日”“巴达干”为三根，是人体的本基。“赫依”属五元之气，中性，是生命活动（包括语言思维）动力的支配者；“希日”属五元之火，是机体阳或热能的基物；“巴达干”属五元之土和水，是机体阴或寒性的基物。

2. 七素　又称七精。分别为精华、血、肉、脂、骨、髓及红或白精，是机体的构成物质。

3. 三秽　为稠、稀、汗等三种排泄物，是七素生化过程中的产物，对诊治疾病有重要参照意义。

4. 蒙医辨证施治主要内容　包括治则、立法、处方、疗术等。通过寒或热药平息、峻或缓攻泻、刚或柔外治、宜或忌食谱、重或轻起居等十种措施，根据病情采用熟、清、解、温、补、和、汗、吐、下、燥、杀等具体疗法，急则治标，缓则治本。

真题回放

多项选择题： 蒙医理论中，三根包括（2010）
A. 赫依　　B. 精华　　C. 希日　　D. 红白精
E. 巴达干
［答案］ACE

易错题解析

1. 最佳选择题：蒙医认为人体的本基是

A. 三秽　　B. 三根　　C. 七素　　D. 五脏

E. 辨证施治

［答案与解析］B。蒙医理论认为，“三根”是人体的本基，包括赫依、希日、巴达干；“七素”是机体的构成物质，包括精华、血、肉、脂、骨、髓及红或白精；“三秽”是指稠、稀、汗三种排泄物。

［2-4］配伍选择题

A. 赫依　　B. 希日　　C. 巴达干　　D. 血

E. 皇水

2. 三根中属机体阳或热能基物的是

3. 三根中属机体阴或寒性基物的是

4. 三根中为生命活动动力的支配者是

［答案与解析］B、C、A。本题考查三根学说的内容。蒙医用三根来解释人体的生理、病理现象。“赫依”为中性，是生命活动动力的支配者；希日属火，为机体阳或热能的基物；巴达干属土和水，为机体阴或寒性的基物。

关键点提示

1. 三根：“赫依”属五元之气，中性，是生命活动（包括语言思维）动力的支配者；“希日”属五元之火，是机体阳或热能的基物；“巴达干”属五元之土和水，是机体阴或寒性的基物。

2. 七素：又称七精，分别为精华、血、肉、脂、骨、髓及红或白精，是机体的构成物质。

3. 三秽：即稠、稀、汗等三种排泄物，是七素生化过程中的产物。

考点6 蒙药理论

1. 药味　蒙药有六种药味，即甘、酸、咸、苦、辛、涩。这些味道是五元的元素（土、水、火、气、空）在药物形成过程中所造就程度和参与的量不同而形成。认为一个独立的药味以两个元素含量为主，其他元素为辅。如甘味以土、水，酸味以火、土，咸味以水、火，苦味以水、气，辛味以火、气，涩味以土、气含量为主。所以，甘味药可补属土、水的“巴达干”，苦味药能克属火的“希日”等。

2. 药力　用阴阳学说高度归类繁多的药性，即寒性或者热性为药力。从量的角度还分为寒、极凉、凉、微凉、中、微温、温、极温、热等等级。

3. 药能　也称药效能，是药物克制三根之20种特性的效能名称，共有17个，称作“十七效”。其中，重、腻二效克制“赫依”病的轻、燥等主要特性；寒、钝二效克制“希日”病的热、锐等主要特性；轻、热二效克制“巴达干”病的重、寒等主要特性。

4. 药物功能 药物作用于人体所产生的治疗效果为药物功能。

此外，尚有“药物八性”“药物化味”及“药物五元”等理论，指导着蒙药采集、加工、炮制、配方和临床使用。

真题回放

1. 最佳选择题： 蒙药理论认为，一个独立的药味以两个元素含量为主，其他元素为辅。形成苦味的主要元素是（2015）

A. 水、气　B. 火、气　C. 土、气　D. 火、土
E. 水、火

［答案］A

2. 多项选择题： 根据蒙药理论，蒙药的药味有（2013）

A. 甘　B. 苦　C. 辛　D. 涩
E. 淡

［答案］ABCD

3. 多项选择题： 蒙药的药味有（2011）

A. 甘　B. 酸　C. 咸　D. 淡
E. 涩

［答案］ABCE

4. 多项选择题： 蒙药的基本理论包括（2010）

A. 药物六味　B. 药物五元　C. 药物八性　D. 药物化味
E. 药物功能

［答案］ABCDE

易错题解析

多项选择题： 能够克制巴达干的药效能是

A. 轻　B. 重　C. 热　D. 腻
E. 钝

［答案与解析］AC。蒙药的药效能有17种，称为“十七效”。其中，重、腻二效克制“赫依”病的清、燥特性；寒、钝二效克制“希日”病的热、锐特性；轻、热二效克制“巴达干”病的重、寒特性。

关键点提示

1. 药物六味：即甘、酸、咸、苦、辛、涩。甘味以土、水，酸味以火、土，咸味以水、火，苦味以水、气，辛味以火、气，涩味以土、气含量为主。所以，甘味药可补属土、水的“巴达干”，苦味药能克属火的“希日”等等。

2. 药物十七效：其中，重、腻二效克制“赫依”病的轻、燥等主要特性，寒、钝二效克制“希日”病的热、锐等主要特性，轻、热二效克制“巴达干”病的重、寒等主要特性。

考点7 蒙药的剂型、用法与剂量

1. 蒙药的剂型 传统剂型有8种，常用的有汤剂、散剂、丸剂、膏剂、灰

剂、油剂，另外还有酒剂、搅全剂两种，目前已不太常用。

2. 用药方法　蒙医有口服、外敷、外涂、洗、泡、漱、熏、吸、喷、灌肠、腔内滴等用药方法。其中口服最为多用，是蒙医传统用药的主要途径。蒙医传统用药的“服药十则”是：治疗寒证及驱虫药，早晨空腹服；补养或下清“赫依”（通便、通经）药，食前服；上行“赫依”（理气）药，食间服；司命“赫依”（镇静）药，食药交替服；平喘、祛痰或催吐药，不定期服；止逆药，与食混服；止噎或开胃药，夹食服（饭前饭后各一半）；治“巴达干”病或毒剧麻药及催眠药，睡前服。

3. 用药剂量　临床用药剂量应根据药物性质、剂型、病情轻重以及患者年龄、性别、体质等情况而定。一般而言，有毒、峻烈、过热或过寒性药用量宜小，从小剂量试服至常用量；汤剂的用量比丸剂为重，单味药量应比复方为重；轻病用量不必过重，重病则适当增加；老年人、儿童、妇女及体弱者用药剂量宜小。

真题回放

1. 多项选择题：蒙药的传统剂型有（2015）

A. 汤剂　　B. 散剂　　C. 丸剂　　D. 灰剂

E. 搅全剂

［答案］ABCDE

2. 多项选择题：蒙药传统剂型有（2012）

A. 丸剂　　B. 膏剂　　C. 散剂　　D. 酒剂

E. 油剂

［答案］ABCDE

易错题解析

多项选择题：蒙药用药法规定，应从小剂量试服至常用量的有

A. 有毒类药　　B. 峻烈类药　　C. 过寒性药　　D. 过热性药

E. 中性类药

［答案与解析］ABCD。本题考查蒙药的用药剂量。蒙药用药剂量应根据药物性质、剂型、病情轻重和患者年龄、性别、体质等情况而定。一般有毒、峻烈、过寒性、过热性药用量宜小，应从小剂量试服至常用量。

关键点提示

1. 蒙药的剂型：传统剂型常用的有汤剂、散剂、丸剂、膏剂、灰剂、油剂。目前不常用的尚有搅全剂与酒剂。

2. 用药剂量：一般有毒、峻烈、过热或过寒性药用量宜小，从小剂量试服至常用量；汤剂的用量比丸剂为重，单味药量应比复方为重；轻病用量不必过重，重病则适当增加；老年人、儿童、妇女及体弱者用药剂量宜小。

考点8 蒙药的用药禁忌

1. 妊娠用药禁忌 一般毒剧、刺激性药、峻烈泻剂和具有稀血（活血）、破痞功能的药孕妇禁用；缓泻剂和具有利尿、活血化瘀功能的药孕妇慎用。

2. 病证用药禁忌 一定要辨别病证的寒热性质，对热证忌热、温性药；对寒证忌寒、凉性药。

3. 老年与儿童用药禁忌 对老年、儿童一般禁用峻泻剂和内有草乌且味数少的制剂。

4. 饮食禁忌 用药期间尽可能忌食过寒或过热性、酸、辣等刺激性食品和生水、生食物，以及具有与病证不和的饮食。另外，蒙医认为浓茶、猪肉、山羊肉和荞麦等为用药期间必忌之饮食。

真题回放

多项选择题：蒙医认为，用药期间必忌的饮食主要有（2014）

A. 浓茶　B. 山羊肉　C. 猪肉　D. 荞麦

E. 小麦

［答案］ABCD

易错题解析

多项选择题：蒙医学认为，妊娠用药禁忌包括

A. 毒性药　B. 刺激性药　C. 利尿类药　D. 峻烈泻药

E. 稀血破痞类药

［答案与解析］ABDE。本题考查蒙医学妊娠用药禁忌，禁用毒剧、刺激性药、峻烈泻剂和具有稀血（活血）、破痞功能的药均为妊娠禁用药物。

关键点提示

蒙医学认为，妊娠禁用毒剧、刺激性药、峻烈泻剂和具有稀血（活血）、破痞功能的药，慎用缓泻剂和具有利尿、活血化瘀功能的药；对热证忌热、温性药，对寒证忌寒、凉性药；老年、儿童一般禁用峻泻剂和内有草乌且味数少的制剂；浓茶、猪肉、山羊肉和荞麦等为用药期间必忌之饮食。

第三节　维吾尔医药基础知识

考点9 维吾尔医药基础知识

1. 维吾尔医基础知识 维吾尔医药学吸收了中医药学和希腊-阿拉伯医药学的精华，形成了独特的理论，建立了一套完整的诊治疾病的技术和方法，包括爱日康（四大物质）学说、密杂吉（气质）学说、合立体（体液）学说、艾杂（器官）学说、库外提（力）学说、台比艾提（素质）学说、艾非阿勒

(形)与艾尔瓦(神)学说、赛艾提(健康)学说、买热孜(疾病)学说、台西合斯(诊断)学说、波核浪(危象)学说、依拉吉(治疗)学说等。

2. 维吾尔药基础知识 维吾尔药基本理论包括药性(热、湿、寒、干四种)、药性级别(分为1、2、3、4级四级)、药味(分为烈味、辛味、咸味、酸味、苦味、涩味、油味、甜味、淡味9种)及矫正药等。其中,矫正药指某种药对某器官的疾病具有显著疗效,但对另一器官产生不良影响,甚至有害时,为了消除或矫正这一药物的不良反应的用药方法。如:洋茴香虽然对头痛、胃肠疾病很有疗效,但对肠道有害,并引起热性头痛,故为矫正它的这一不良反应,治疗肠道疾病时与小茴香同用;治疗头痛时与斯尔坎吉本(醋糖浆)同用。

维吾尔药方剂是在维吾尔医药理论指导下,根据疾病的病因和病症,通过药物的药性和功能,选择一种或多种药物的配伍,从而达到诊治疾病的目的。根据维吾尔药的性质和治疗的需求,维吾尔药剂型为四大类,即膏状制剂、硬状制剂、散状制剂、液状制剂等。

易错题解析

多项选择题: 属于维吾尔药的药味的是

A. 酸味　　B. 辛味　　C. 苦味　　D. 甘味

E. 咸味

[答案与解析] ABCE。维吾尔药的药味分为烈味、辛味、咸味、酸味、苦味、涩味、油味、甜味、淡味9种,甘味不是维吾尔药的药味。

关键点提示

重点掌握维吾尔药的药性及药味。

第五章

常用医学检查指标及其临床意义

第一节 血常规检查

考点1 白细胞计数

外周血白细胞起源于骨髓的造血干细胞，白细胞包括粒细胞、淋巴细胞和单核细胞三大类，其中粒细胞又分为中性分叶核粒细胞、中性杆状核粒细胞、嗜酸性粒细胞和嗜碱性粒细胞。白细胞计数是测定血液中各种白细胞的总数。

1. 参考值

（1）成人：（4~10）$\times10^9$/L。

（2）儿童：（5~12）$\times10^9$/L。

（3）新生儿：（15~20）$\times10^9$/L。

2. 临床意义

（1）白细胞增多

①生理性：主要见于月经前、妊娠、分娩、哺乳期妇女、剧烈运动、兴奋激动、饮酒、餐后等，新生儿和婴儿高于成人。

②病理性：主要见于各种细菌感染、严重组织损伤或坏死、白血病、恶性肿瘤、尿毒症、糖尿病酮症酸中毒以及有机磷农药、催眠药等化学药物的急性中毒，应用某些升白细胞的化学药物也会促使白细胞增高。

（2）白细胞减少

①疾病：主要见于流行性感冒、再生障碍性贫血、白血病等。

②用药：应用磺胺药、解热镇痛药、部分抗生素、抗甲状腺制剂、抗肿瘤药等。

③特殊感染：如革兰阴性菌感染（伤寒、副伤寒）、结核分枝杆菌感染、病毒感染（风疹、肝炎）、寄生虫感染（疟疾）等。

④其他：放射线、化学品（苯及其衍生物）等的影响。

真题回放

最佳选择题：成人末梢血白细胞计数正常值的参考范围是（2010）

A.（3.5~10.0）$\times10^9$/L　　B.（4.0~10.0）$\times10^9$/L

C.（3.5~11.0）$\times10^9$/L　　D.（4.0~11.0）$\times10^9$/L

E.（5.0~12.0）$\times10^9$/L

［答案］B

易错题解析

多项选择题：白细胞增多，最常见的原因是

A. 细菌感染　　B. 白血病

C. 尿毒症　　D. 再生障碍性贫血

E. 恶性肿瘤

［答案与解析］ABCE。本题考查白细胞增多的临床意义。白细胞增多主要见于各种细菌感染、严重组织损伤或坏死、白血病、恶性肿瘤、尿毒症、糖尿病酮症酸中毒以及有机磷农药、催眠药等化学药物的急性中毒。再生障碍性贫血一般可见白细胞减少。

关键点提示

重点掌握白细胞计数的正常参考值范围。

考点2 白细胞分类计数

不同因素可导致不同类型的白细胞发生变化，因此，白细胞分类计数变化比白细胞总数更能反映机体的生理或病理状态。

1. 参考值

（1）中性粒细胞绝对值：(2.0~7.0) $\times 10^9$/L，百分数50%~70%。

（2）嗜酸性粒细胞绝对值：(0.02~0.5) $\times 10^9$/L，百分数0.5%~5%。

（3）嗜碱性粒细胞绝对值：<0.1$\times 10^9$/L，百分数0~1%。

（4）淋巴细胞绝对值：(0.8~4.0) $\times 10^9$/L，百分数20%~40%。

（5）单核细胞绝对值：(0.12~0.8) $\times 10^9$/L，百分数3%~8%。

2. 临床意义

（1）中性粒细胞增多

①急性感染或化脓性感染：局部感染（脓肿、疖肿、扁桃体炎、阑尾炎、中耳炎等）；全身感染（肺炎、丹毒、败血症、猩红热、白喉、急性风湿热）。

②中毒：尿毒症、糖尿病酮症酸中毒、代谢性酸中毒、早期汞中毒、铅中毒，或催眠药、有机磷中毒。

③出血和其他疾病：急性出血、急性溶血、手术后、恶性肿瘤、粒细胞白血病、严重组织损伤、心肌梗死和血管栓塞等。

④生理性：参见“白细胞增多”。

（2）中性粒细胞减少

①疾病：伤寒、副伤寒、疟疾、布氏杆菌病、某些病毒感染（如乙肝、麻疹、流感）、血液病、过敏性休克、再生障碍性贫血、高度恶病质、粒细胞减少症或缺乏症、脾功能亢进、自身免疫性疾病等。

②中毒损伤：重金属或有机物中毒、放射线损伤等。

③用药：抗肿瘤药、苯二氮䓬类镇静药、磺酰脲类胰岛素促泌剂、抗癫痫药、抗真菌药、抗病毒药、抗精神病药、部分非甾体抗炎药等。

（3）嗜酸性粒细胞增多

①过敏性疾病：支气管炎、支气管哮喘、荨麻疹、药物性皮疹、血管神经性水肿、食物过敏、热带嗜酸性粒细胞增多症、血清病、过敏性肺炎等。

②皮肤病与寄生虫病：牛皮癣、湿疹、天疱疮、疱疹样皮炎、真菌性皮肤病、肺吸虫病、钩虫病、包囊虫病、血吸虫病、丝虫病、绦虫病等。

③血液病：慢性粒细胞白血病、嗜酸性粒细胞白血病等。

（4）嗜酸性粒细胞减少

①疾病或创伤：见于伤寒、副伤寒、大手术后、严重烧伤等。

②用药：长期应用肾上腺皮质激素或促肾上腺皮质激素等。

（5）嗜碱性粒细胞增多

①疾病：慢性粒细胞白血病常伴嗜碱性粒细胞增多，可达 10% 以上；慢性溶血、真性红细胞增多症、罕见嗜酸性粒细胞白血病、骨髓纤维化或转移癌等。

②创伤及中毒：脾切除术后；铅中毒、铋中毒，以及注射疫苗等。

（6）嗜碱性粒细胞减少

①疾病：速发性过敏反应如荨麻疹、过敏性休克等。

②用药：见于促肾上腺皮质激素、肾上腺皮质激素应用过量等。

（7）淋巴细胞增多

①传染病：百日咳、传染性单核细胞增多症、结核病、水痘、麻疹、风疹、流行性腮腺炎、传染性肝炎、结核及其他传染病的恢复期等。

②血液病：急、慢性淋巴细胞白血病、白血病性淋巴肉瘤等，可引起淋巴细胞计数绝对性增多；再生障碍性贫血、粒细胞缺乏症也可引起淋巴细胞百分率相对性增多。此外，也可见于肾移植术后发生排斥反应期。

（8）淋巴细胞减少：传染病的急性期、放射病、细胞免疫缺陷病、长期应用肾上腺皮质激素后或接触放射线等。此外，各种原因引起中性粒细胞增多时，淋巴细胞也可相对减少。

（9）单核细胞增多

①传染病或寄生虫病：如结核、伤寒、急性传染病的恢复期、疟疾、黑热病。

②血液病：单核细胞白血病、粒细胞缺乏症恢复期。

③其他疾病：亚急性细菌性心内膜炎。

真题回放

最佳选择题：中性粒细胞计数正常值的参考范围是（2010）

A. 0~0.01（0~1%）　　B. 0.02~0.05（2%~5%）

C. 0.06~0.08（6%~8%）　　D. 0.20~0.40（20%~40%）

E. 2.0~7.0（50%~70%）

[答案] E

易错题解析

1. 最佳选择题：中性粒细胞增多，最常见的原因是

A. 急性感染和化脓性感染　　B. 伤寒

C. 副伤寒　　D. 再生障碍性贫血

E. 流感

[答案与解析] A。本题考查中性粒细胞增多的临床意义。中性粒细胞增多最常见于急性感染或化脓性感染，如扁桃体炎、阑尾炎等。还可见于中毒、急性大出血、粒细胞白血病及肿瘤等；伤寒、副伤寒、流感、再生障碍性贫血则出现中性粒细胞减少。

[2-4] 配伍选择题

A. 0.20~0.40　　B. 0.50~0.70

C. 0.03~0.08　　D. 0.05~0.5

E. 0~0.01

2. 中性粒细胞分类计数参考范围是

3. 嗜酸性粒细胞分类计数参考范围是

4. 嗜碱性粒细胞分类计数参考范围是

5. 淋巴细胞分类计数参考范围是

[答案与解析] B、D、E、A。白细胞分类中，正常情况下中性粒细胞最多，约占白细胞总数的0.50~0.70（50%~70%）；淋巴细胞其次，约占0.20~0.40（20%~40%）；然后是单核细胞，约占0.03~0.08（3%~8%）；嗜酸性粒细胞约占0.05~0.5（0.5%~5%）；嗜碱性粒细胞约占0~0.01（0~1%）。

关键点提示

重点掌握白细胞分类计数的正常参考值范围。

考点3 红细胞计数

红细胞是血液中数量最多的有形成分，能在携带和释放氧气至全身各个组织同时，运输二氧化碳，协同调节维持酸碱平衡和免疫黏附作用。红细胞计数是诊断贫血的主要指标之一。

1. 参考值

（1）男性：(4.0~5.5) $\times10^{12}$/L。

（2）女性：(3.5~5.0) $\times10^{12}$/L。

（3）新生儿：(6.0~7.0) $\times10^{12}$/L。

2. 临床意义

（1）红细胞增多

①相对性增多：见于严重呕吐、腹泻、排尿过多、休克、多汗、大面积烧伤。

②绝对性增多：包括生理性增多（如机体缺氧和高原生活、胎儿、新生儿、剧烈运动或体力劳动、骨髓释放红细胞速度加快等）、病理代偿性和继发性增多（常继发于慢性肺心病、肺气肿、高山病和肿瘤患者（肾癌、肾上腺肿瘤）、真性红细胞增多（为原因不明的慢性骨髓功能亢进）。

（2）红细胞减少

①造血物质缺乏：由营养不良或吸收不良而引起，如慢性胃肠道疾病、酗酒、偏食等，引起铁、叶酸、维生素等造血物质不足，或蛋白质、铜、维生素C不足均可致贫血。

②骨髓造血功能低下：原发性或由药物、放射线等多种理化因素所致的再生障碍性贫血、白血病、癌症骨转移等，可抑制正常造血功能。

③红细胞破坏或丢失过多：如先天失血或后天获得性溶血性贫血、急慢性失血性贫血、出血等。

④继发性贫血：如各种炎症、结缔组织病、内分泌病等。

易错题解析

多项选择题：红细胞减少的检查结果的临床意义

A. 造血物质减少
B. 出血
C. 红细胞破坏或丢失过多
D. 骨髓造血功能低下
E. 继发性贫血

［答案与解析］ABCDE。红细胞减少见于造血物质减少（营养不良或吸收不良）、骨髓造血功能低下（再生障碍性贫血、白血病、癌症骨转移）、红细胞破坏或丢失过多（慢性出血、急性失血、溶血性贫血）以及继发性贫血。

关键点提示

掌握红细胞计数正常参考值范围。

考点4 血红蛋白

血红蛋白（Hb）是组成红细胞的主要成分，承担着机体向器官组织运输氧气和运出二氧化碳的功能。其增减的临床意义基本上与红细胞增减的意义相同，但血红蛋白能更好地反映贫血的程度。

1. 参考值

（1）男性：120~160g/L。

（2）女性：110~150g/L。

（3）新生儿：180~190g/L。

2. 临床意义

（1）血红蛋白增多

①疾病：慢性肺源性心脏病、发绀型先天性心脏病、真性红细胞增多症、高原病、大细胞高色素性贫血以及某些肿瘤（如肾癌）等。

②创伤：大量失水、严重烧伤等。

（2）血红蛋白减少

①出血：血红蛋白量减少的程度与红细胞相同，见于大出血、再生障碍性贫血、类风湿关节炎及急、慢性肾炎所致的出血等。

②其他疾病：血红蛋白量减少的程度比红细胞严重，见于缺铁性贫血，是由慢性反复出血所引起，如胃溃疡病、胃肠肿瘤、妇女月经过多、痔疮出血等；红细胞减少的程度比血红蛋白量严重，见于大细胞高色素性贫血，如缺乏维生素 B_{12}、叶酸的营养不良性贫血及慢性肝病所致的贫血等。

易错题解析

1. 最佳选择题：女性血红蛋白正常值参考范围是

A. 120~160g/L　　B. 170~200g/L

C. 110~150g/L　　D. 100~160g/L

E. 70~100g/L

［答案与解析］C。血红蛋白正常值参考范围：男性是 120~160g/L，女性是 110~150g/L，新生儿是 180~190g/L。

2. 最佳选择题：血红蛋白减少常见于

A. 发绀型先天性心脏病　　B. 慢性肺源性心脏病

C. 高原病　　D. 真性红细胞增多症

E. 类风湿关节炎

［答案与解析］E。血红蛋白减少常见于大出血、再生障碍性贫血、类风湿关节炎及急、慢性肾炎所致的出血等以及缺铁性贫血、大细胞高色素性贫血等。

关键点提示

掌握血红蛋白正常参考值范围。

考点5 血小板计数

1. 参考值　（100~300）$\times 10^9$/L。

2. 临床意义

（1）血小板减少

①血小板生成减少：骨髓造血功能障碍、再生障碍性贫血、各种急性白血病、骨髓转移瘤、骨髓纤维化、多发性骨髓瘤、巨大血管瘤、全身性红斑狼疮、恶性贫血、巨幼细胞性贫血。

②血小板破坏过多：特发性血小板减少性紫癜、肝硬化、脾功能亢进、体

外循环等。

③血小板分布异常：脾肿大、各种原因引起的血液稀释。

④其他疾病：弥散性血管内出血、阵发性睡眠血红蛋白尿症、某些感染（如伤寒、黑热病、麻疹、出血热多尿期前、传染性单核细胞增多症、粟粒性结核和败血症）、出血性疾病（如血友病）、坏血病、阻塞性黄疸、过敏性紫癜等。

⑤用药：药物中毒或过敏。如甲砜霉素有骨髓抑制作用，可引起血小板减少；抗血小板药噻氯匹定、阿司匹林也可引起血小板减少；应用某些抗肿瘤药、抗生素、细胞毒性药可引起血小板减少等。

（2）血小板增多

①创伤：急性失血性贫血，脾摘除术后、骨折出血后，可见一过性血小板增多。

②其他疾病：见于原发性血小板增多症、慢性粒细胞白血病、真性红细胞增多症、多发性骨髓瘤、骨髓增生病、类白血病反应、霍奇金病、恶性肿瘤早期、溃疡性结肠炎等。

真题回放

最佳选择题：血小板计数正常值参考范围是（2015）

A.（10~50）$\times10^9$/L　　B.（50~100）$\times10^9$/L

C.（100~300）$\times10^9$/L　　D.（300~500）$\times10^9$/L

E.（500~700）$\times10^9$/L

［答案］C

易错题解析

多项选择题：血小板计数增多可见于

A. 肝硬化　　B. 脾功能亢进

C. 脾摘除术后　　D. 急性失血性贫血

E. 弥散性血管内凝血

［答案与解析］CD。血小板增多常见于创伤、急性失血性贫血、脾摘除术后、骨折、出血后以及其他疾病（原发性血小板增多症、慢性粒细胞白血病、真性红细胞增多症、多发性骨髓瘤、骨髓增生病、类白血病反应、霍奇金病、恶性肿瘤早期、溃疡性结肠炎等）。

关键点提示

掌握血小板计数正常参考值范围。

考点6 红细胞沉降率

红细胞沉降率（ESR）是指红细胞在一定的条件下、在单位时间内的沉降距离，简称血沉。除一些生理性因素外，凡体内有感染或坏死组织的情况，血沉就可加快，提示有病变的存在。血沉是传统且应用较广的指标，用于诊断疾病虽然缺乏特异性，但操作简便，具有动态观察病情疗效的实用价值。

1. 参考值 魏氏（Westergren）法中男性为 0～15mm/h，女性为 0～20mm/h。

2. 临床意义

（1）生理性增快：见于女性月经期、妊娠 3 个月以上（至分娩后 3 周内）。

（2）病理性增快

①炎症：风湿热、结核病、急性细菌性感染所致的炎症等。

②组织损伤及坏死：如手术、创伤、心肌梗死等。

③恶性肿瘤：迅速增长的恶性肿瘤血沉增快，而良性肿瘤则血沉多正常。

④各种原因造成的高球蛋白血症：如多发性骨髓瘤、肝硬化、系统性红斑狼疮、慢性肾炎、贫血、高胆固醇血症。

易错题解析

1. 最佳选择题： 由炎症导致的红细胞沉降率增快最常见于

A. 心肌梗死　　B. 恶性肿瘤

C. 肝硬化　　D. 贫血

E. 风湿病

［答案］E

2. 多项选择题： 血沉增快可见于

A. 肺结核　　B. 严重贫血

C. 妇女月经期　　D. 心绞痛

E. 脂肪瘤

［答案与解析］ABC。红细胞沉降率增快有生理性和病理性两种情况。生理性增快见于女性月经期、妊娠 3 个月～分娩后 3 周。病理性增快见于以下情况：①炎症：如风湿病（结缔组织性炎症）、结核病和细菌性急性炎症；②较大的手术创伤、心肌梗死等组织损伤及坏死；③恶性肿瘤迅速增长；④慢性肾炎、肝硬化、亚急性感染性心内膜炎、系统性红斑狼疮等原因导致的高球蛋白血症；⑤血红蛋白低于 90g/L 时，血沉可因而增快，贫血越严重，血沉增快越明显。

关键点提示

掌握红细胞沉降率正常参考值范围。

第二节　尿常规检查

考点7 尿液酸碱度

尿液酸碱度反映了肾脏维持血浆和细胞外液正常氢离子浓度的能力，肾小球滤过率及肾血流量可影响尿酸碱度。

1. 参考值　干化学试带法，正常值为 pH 5.0~7.0。

2. 临床意义

（1）pH 增高

①疾病：代谢性或肾小球性中毒、感染性膀胱炎、长期呕吐、肾小管性酸中毒等。

②用药：应用碱性药物，如碳酸氢钠、乳酸钠等，使尿液 pH 增高。

（2）pH 降低

①疾病：代谢性酸中毒、糖尿病酮症酸中毒、痛风、高热、失钾性代谢性碱中毒、严重腹泻及饥饿状态。

②用药：应用酸性药物，如维生素 C、氯化铵等，使尿液 pH 降低。

易错题解析

[1-2] 配伍选择题

A. 肾病综合征　　B. 肾小管性酸中毒

C. 大量饮水　　D. 恶性高血压

E. 痛风

1. 患者晨尿 pH 值 8.2，可见于

2. 患者晨尿 pH 值 4.1，可见于

[答案与解析] B、E。尿液偏碱（pH 值增高）多见于代谢性或肾小球性中毒、感染性膀胱炎、长期呕吐、草酸盐和磷酸盐结石症、肾小管性酸中毒等，尿液偏酸（pH 值降低）见于代谢性酸中毒、糖尿病酮症酸中毒、痛风、高热、失钾性代谢性碱中毒、严重腹泻及饥饿状态等。

关键点提示

掌握尿液酸碱度正常参考值范围。

考点8 尿隐血

1. 尿隐血　反映尿液中的血红蛋白。

2. 临床意义

（1）红细胞破坏：如心脏心瓣膜手术、严重烧伤、剧烈运动、肌肉和血管组织严重损伤等。

（2）生物因素：如疟疾感染、梭状芽孢杆菌中毒。

（3）动植物导致的溶血：如蛇毒、蜂毒等。

（4）微血管性溶血性贫血：如 DIC。

（5）服用氧化剂药物：如阿司匹林、磺胺、伯氨喹、硝基呋喃类、万古霉素等。

（6）免疫因素：如血栓形成性血小板减少性紫癜、阵发性寒冷性血红蛋白尿症、血型不合的输血。

真题回放

多项选择题：尿血红蛋白呈阳性的原因有（2012）

A. 创伤　B. 肾炎　C. 感染　D. 肿瘤

E. 服用其他汀类药物

［答案］ABCD

易错题解析

多项选择题：引起溶血疾病的因素有

A. 严重烧伤　B. 疟疾

C. DIC　D. 血型不合的输血

E. 服用阿司匹林

［答案与解析］ABCDE。本题考查尿隐血的临床意义。尿中出现血红蛋白是血管内溶血的证据之一，引起溶血的疾病有心脏心瓣膜手术、严重烧伤、剧烈运动、疟疾感染、梭状芽孢杆菌中毒、微血管性溶血性贫血（如 DIC）、服用氧化剂药物（如阿司匹林、磺胺、伯氨喹、硝基呋喃类、万古霉素）、血型不合的输血等。

关键点提示

尿中出现血红蛋白是血管内溶血的证据之一，尿 Hb 测定有助于血管内溶血疾病的诊断。

考点9 尿中白细胞

正常成人的尿液中可有少数白细胞，超过一定数量时则为异常，白细胞尿中多为炎症感染时出现的中性粒细胞，已发生退行性改变，又称为脓细胞。

1. 参考值

①干化学试带法定性：阴性。

②镜检法：正常人混匀一滴尿，WBC 0–3/HP。

③离心尿：WBC 0–5/HP。

④均匀尿全自动有形成分分析仪法：WBC 0–12/μl。

2. 临床意义　尿中白细胞增多见于泌尿系统感染、慢性肾盂肾炎、膀胱炎、前列腺炎等。女性白带混入尿液时，也可发现较多的白细胞。

真题回放

多项选择题：尿中白细胞增多，常见于（2014）

A. 泌尿系感染
B. 慢性肾盂肾炎
C. 前列腺炎
D. 挤压综合征
E. 膀胱炎

［答案］ABCE

易错题解析

多项选择题：尿中白细胞正常值参考范围为

A. 干化学试带法定性：阴性
B. 镜检法：WBC 0-3/HP
C. 干化学试带法定性：阳性
D. 镜检法：WBC 0-5/HP
E. 离心尿：WBC 0-5/HP

［答案与解析］ABE。本题考查尿中白细胞正常值参考范围。

关键点提示

1. 掌握尿中白细胞正常值参考范围。
2. 尿中白细胞增多见于泌尿系统感染、慢性肾盂肾炎、膀胱炎、前列腺炎等。

考点10 尿沉渣管型

尿沉渣管型是尿液中的蛋白或细胞及其碎片在肾小管内聚集而成，常见的管型种类包括有透明管型、细胞管型（白细胞、红细胞、上皮细胞）、颗粒管型、蜡样管型、脂肪管型和细菌管型。

1. 参考值 镜检法：0或偶见（0~1/HP，透明管型）。

2. 临床意义

（1）急性肾小球肾炎：可见较多透明管型及颗粒管型，还可见红细胞管型。

（2）慢性肾小球肾炎：可见较多细、粗颗粒管型，也可见透明管型，偶见脂肪管型、蜡样管型和宽大管型。

（3）肾病综合征：常见有脂肪管型，容易见细、粗颗粒管型，也可见有透明管型。

（4）急性肾盂肾炎：少见有白细胞管型，偶见有颗粒管型。

（5）慢性肾盂肾炎：可见较多白细胞管型、粗颗粒管型。

此外，尿沉渣管型异常尚可见于应用多黏菌素、磺胺嘧啶、顺铂等药物所致。

易错题解析

［1-3］配伍选择题

A. 急性肾小球肾炎
B. 慢性肾小球肾炎
C. 肾病综合征
D. 急性肾盂肾炎

E. 慢性肾盂肾炎

1. 何病少见有白细胞管型，偶见有颗粒管型

2. 何病可见较多细、粗颗粒管型，也可见透明管型

3. 何病可见较多白细胞管型，粗颗粒管型

[答案与解析] D、B、E。尿沉渣管型的临床意义：急性肾小球肾炎可见较多透明管型、颗粒管型和红细胞管型；慢性肾小球肾炎可见较多细或粗颗粒管型，也可见透明管型；肾病综合征常见脂肪管型，易见细或粗颗粒管型，也可见有透明管型；急性肾盂肾炎少见白细胞管型，偶有颗粒管型；慢性肾盂肾炎可见较多白细胞管型、粗颗粒管型。

关键点提示

1. 掌握正常值参考范围。

2. 尿沉渣管型是尿液中的蛋白或细胞及其碎片在肾小管内聚集而成，尿液中出现管型是肾实质性病变的证据。

考点11 尿酮体

酮体包括乙酰乙酸、β-羟丁酸、丙酮，是体内脂肪酸氧化的中间产物。在正常人体中极少有酮体。当糖供应不足和组织中葡萄糖氧化分解降低时，脂肪氧化加强。如酮体产生的速度大于组织利用的速度，则血液中酮体增加出现酮血症。

1. 参考值　定性：阴性。

2. 临床意义

（1）非糖尿病酮尿：婴儿、儿童急性发热，伴随有呕吐、腹泻中毒常出现酮尿；新生儿如有严重酮症酸中毒应疑为遗传性代谢性疾病；酮尿也可见于寒冷、剧烈运动后紧张状态、妊娠期、低糖性食物、禁食、呕吐、甲状腺功能亢进症、恶病质、麻醉后、糖原累积病、活动性肢端肥大症及生长激素、肾上腺皮质激素、胰岛素分泌过度等。另外，伤寒、麻疹、猩红热、肺炎等热病及氯仿、乙醚、磷中毒也可见尿酮体阳性反应。

（2）糖尿病酮尿：糖尿病尚未控制或未曾治疗，持续出现酮尿提示有酮症酸中毒，尿液中排出大量酮体，常早于血液中酮体的升高。严重糖尿病酮症时，尿液中酮体可达 6g/d。

易错题解析

多项选择题：尿酮体阳性可见于

A. 痛风　　B. 急性肾小球肾炎

C. 非糖尿病酮尿　　D. 慢性肾盂肾炎

E. 糖尿病酮尿

[答案与解析] CE。**尿酮体正常情况下为阴性，阳性则多见于寒冷、剧烈运动**

后紧张状态、妊娠期、低糖性食物、禁食、呕吐、甲状腺功能亢进症、恶病质、麻醉后、糖原累积病、活动性肢端肥大症及生长激素、肾上腺皮质激素、胰岛素分泌过度等。另外，伤寒、麻疹、猩红热、肺炎等热病及氯仿、乙醚、磷中毒也可见尿酮体阳性反应。

关键点提示

尿酮体阳性多见于非糖尿病酮尿和糖尿病酮尿。

第三节　粪常规检查

考点12 粪外观

1. 正常外观　正常人的粪便色泽为黄褐色，婴儿为黄色，均为柱状软便。

2. 临床意义

（1）稀糊状或水样粪便：常由肠蠕动亢进、水分吸收不充分所致，见于各种肠道感染性或非感染性腹泻，或急性胃肠炎；若出现大量的黄绿色稀便并含有膜状物则应考虑伪膜性肠炎症；大量稀水便也可见于艾滋病者的肠道孢子虫感染。

（2）米泔水样便：由肠道受刺激，大量分泌水分所致，常见于霍乱、副霍乱等。

（3）黏液便：由肠道受刺激分泌黏液过多所致，见于小肠炎症（黏液混于粪便中）、大肠炎症（黏液附着于粪便表面）等。

（4）胨状便：主要见于过敏性肠炎、慢性菌痢等。

（5）脓血便：为下段肠道疾病的表现，主要见于细菌性痢疾、溃疡性结肠炎、直肠或结肠癌、阿米巴痢疾（以血为主，呈暗红果酱色）等。

（6）乳凝便：为脂肪或酪蛋白消化不良的表现，常见于儿童消化不良等。

（7）鲜血便：主要见于痔疮、肛裂、息肉等下消化道出血等。

（8）柏油便：粪便黑色有光泽，为上消化道出血（大于50ml）后，红细胞被胃肠液消化所致，如粪便隐血强阳性，可确定为上消化道出血。

（9）白陶土便：因胆汁减少或缺乏，使粪胆素减少或缺乏所致，常见于阻塞性黄疸等。

（10）细条便：为直肠狭窄的表现，主要见于直肠癌等。

易错题解析

1. 最佳选择题：胨状便常见于

A. 过敏性肠炎　　B. 儿童消化不良

C. 胃肠道出血　　D. 痔疮

E. 息肉

［答案与解析］A。脓状便主要见于过敏性肠炎、慢性菌痢等。

［2-3］配伍选择题

A. 脓血便　　B. 鲜血便

C. 柏油便　　D. 白陶土便

E. 稀糊状便

2. 阻塞性黄疸可见

3. 上消化道出血可见

［答案与解析］D、C。本组题考查粪便外观异常的检查结果的临床意义。阻塞性黄疸时由于胆汁排泄障碍，以致粪胆素减少甚至缺如，使粪便颜色呈浅灰或呈白陶土色；上消化道出血并在肠内停留时间较长时，因红细胞破坏，血红蛋白在肠道内与硫化物结合形成硫化亚铁，故粪便呈柏油样。

关键点提示

掌握粪便外观的临床意义。

考点13 粪隐血

1. 参考值 阴性。

2. 临床意义

（1）消化道溃疡：胃、十二指肠溃疡者的隐血阳性率可达40%~70%，可呈间歇性阳性，虽出血量大但非持续性。

（2）消化道肿瘤：胃癌、结肠癌者的隐血阳性率达87%~95%，出血量小但呈持续性。

（3）其他疾病：肠结核、克罗恩病、溃疡性结肠炎；全身性疾病如紫癜、急性白血病、伤寒、回归热、钩虫病。

真题回放

1. 多项选择题：粪隐血可见于（2013）

A. 胃溃疡　　B. 膀胱炎　　C. 结肠癌　　D. 胰腺炎

E. 急性白血病

［答案］ACE

2. 多项选择题：粪隐血阳性可能是（2011）

A. 胃溃疡　　B. 直肠癌　　C. 白血病　　D. 胆囊炎

E. 胰腺炎

［答案］AC

易错题解析

多项选择题：粪隐血阳性常见于哪种疾病

A. 消化道溃疡　　B. 消化道肿瘤

C. 肠结核　　D. 伤寒

E. 钩虫病

［答案与解析］ABCDE。在病理情况下，粪隐血可见于：消化道溃疡、消化道肿瘤、肠结核、克罗恩病、溃疡性结肠炎、紫癜、急性白血病、伤寒、回归热、钩虫病。

关键点提示

粪隐血阳性主要见于消化道胃、十二指肠溃疡者，或者消化道肿瘤胃癌、结肠癌者，或者肠结核、克罗恩病、溃疡性结肠炎、紫癜、急性白血病、伤寒、回归热、钩虫病患者等。

第四节　肝功能检查

考点14 血清丙氨酸氨基转移酶

丙氨酸氨基转移酶（ALT）是一组催化氨基酸与α-酮酸间氨基转移反应的酶类，旧称谷丙转氨酶（GPT）。当富含ALT的组织细胞受损时，ALT从细胞释放增加，进入血液后导致ALT活力上升，其增高的程度与肝细胞被破坏的程度呈正比。

1. 参考值　速率法测定　成人为5~40U/L。

2. 检查结果的临床意义

（1）肝胆疾病：传染性肝炎、中毒性肝炎、肝癌、肝硬化活动期、肝脓肿、脂肪肝、梗阻性黄疸、胆汁淤积或淤滞、胆管炎、胆囊炎。其中慢性肝炎、脂肪肝、肝硬化、肝癌者轻度上升或正常。

（2）其他疾病：急性心肌梗死、心肌炎、心力衰竭时的肝脏淤血、骨骼肌病、传染性单核细胞增多症、胰腺炎、外伤、严重烧伤、休克等。

（3）用药：服用有肝毒性的药物如氯丙嗪、异烟肼、奎宁、水杨酸、氨苄西林、四氯化碳、乙醇、汞、铅、有机磷等，可使ALT活力上升。

易错题解析

最佳选择题：成人丙氨酸氨基转移酶正常值的参考范围

A. 5~40U/L　　B. 10~50U/L

C. 10~30U/L　　D. 10~500U/L

E. 40~150U/L

［答案与解析］A。成人血清丙氨酸氨基转移酶（ALT）俗称谷丙转氨酶，用速率法测定时，正常值为5~40U/L。

关键点提示

1. 掌握丙氨酸氨基转移酶正常值参考范围。

2. 丙氨酸氨基转移酶（ALT）是一组催化氨基酸与α-酮酸间氨基转移反应的酶类，旧称谷丙转氨酶（GPT），其增高的程度与肝细胞被破坏的程度呈正比。

考点15 血清天门冬氨酸氨基转移酶

1. 参考值　速率法测定　成人为8~40U/L。

2. 临床意义　AST升高常见于以下疾病：

（1）心肌梗死：心梗时AST活力最高，在发病后6~8小时AST开始上升，18~24小时后达高峰。但心绞痛时，AST正常。

（2）肝脏疾病：传染性肝炎、中毒性肝炎、肝癌、肝硬化活动期、肝脓肿、脂肪肝、梗阻性黄疸、肝内胆汁淤积或淤滞、胆管炎、胆囊炎等。

（3）其他疾病：进行性肌肉营养不良、皮肌炎、肺栓塞、肾炎、胸膜炎、急性胰腺炎、肌肉挫伤、坏疽、溶血性疾病。

（4）用药：与ALT类相同。

真题回放

最佳选择题：成人血清天门冬氨基酸转移酶速率法正常值范围是（2011）

A. <20U/L　B. <30U/L　C. <40U/L　D. <50U/L

E. <60U/L

［答案］C

易错题解析

最佳选择题：急性心肌梗死时，下列哪项指标会出现明显升高

A. 血清天门冬氨酸氨基转移酶　B. 血清总蛋白

C. 血清白蛋白　D. 血清碱性磷酸酶

E. 血清球蛋白

［答案与解析］A。血清天门冬氨酸氨基转移酶（AST）主要存在于心肌、肝、肾、骨骼肌、胰腺、脾、肺、红细胞等组织细胞中。当富含AST的组织细胞受损时，细胞通透性增加，AST从细胞释放增加而进入血液，导致AST测定值上升。心梗时AST活力最高，但单纯心绞痛时AST正常。

关键点提示

用速率法测定时，成人血清天门冬氨基酸转移酶正常值为8~40U/L，可反映肝细胞损伤程度。

考点16 血清总蛋白、白蛋白和球蛋白

血清总蛋白、γ-球蛋白、β-球蛋白均由肝脏细胞合成，总蛋白为白蛋白和球蛋白之和。血浆蛋白具有维持正常的血浆胶体渗透压、机体免疫、凝血和抗凝血及营养等生理功能。当肝脏受损时，血浆蛋白减少，在炎症性肝细胞破坏和抗原性改变时，可刺激免疫系统致使γ-球蛋白比例增高，此刻总蛋白量变化

不大，但白蛋白和球蛋白比值（A/G）会变小，甚至发生倒置。为了反映肝脏功能的实际情况，在做血清总蛋白测定的同时，尚需要测定 A/G 比值。

1. 参考值

（1）总蛋白：双缩脲法测定 60~80g/L。

（2）白蛋白：溴甲酚氯法测定 40~55g/L。

（3）球蛋白：20~30g/L。

（4）A/G 比值：1.5∶1~2.5∶1。

2. 血清总蛋白临床意义

（1）血清总蛋白增高

①各种原因脱水所致的血液浓缩，如呕吐、腹泻、休克、高热、肾上腺皮质功能减退等。

②血清蛋白合成增加，如多发性骨髓瘤、巨球蛋白血症等。

（2）血清总蛋白降低

①各种原因引起的血清蛋白质丢失和摄入不足：营养不良、消化吸收不良。

②血清水分增加：可导致总蛋白浓度相对减少，如水钠潴留或静脉应用过多的低渗溶液。

③其他疾病：患有多种慢性消耗性疾病，如结核、肿瘤；亦见于急性大出血、严重烧伤、甲状腺功能亢进症、肾病综合征、胸腹腔积液、蛋白质合成障碍等。

3. 白蛋白临床意义

（1）白蛋白浓度降低

①营养不良：摄入不足、消化吸收不良。

②消耗增加：多种慢性疾病消耗，如结核、恶性肿瘤、甲状腺功能亢进症；或蛋白丢失过多，如急性大出血、严重烧伤、慢性肾脏病变。

③合成障碍：主要是肝功能障碍，若持续低于 30g/L，则提示有慢性肝炎或肝硬化。

（2）白蛋白浓度增高：见于严重失水而致的血浆浓缩。

4. 球蛋白临床意义

（1）球蛋白增高：主要以 γ-球蛋白增高为主。

①炎症或慢性感染性疾病：如结核、疟疾、黑热病、麻风病、血吸虫病、肝炎、亚急性心内膜炎等。

②自身免疫性疾病：风湿热、红斑狼疮、类风湿关节炎、自身免疫性肝硬化。

③某些恶性肿瘤：骨髓瘤和淋巴瘤、原发性巨球蛋白血症。

（2）血清球蛋白浓度降低：主要是合成减少。

①生理性减少（出生后至3岁）。

②免疫功能抑制：如应用肾上腺皮质激素和免疫抑制剂。

③低γ-球蛋白血症。

5. A/G 比值

（1）A/G 比值减少小于1，提示有慢性肝炎、肝硬化、肝实质性损害、肾病综合征等。

（2）急性肝炎早期，白蛋白数量可不变或稍低，γ-球蛋白量轻度增多，所以血清总蛋白量可以不变。此时白蛋白量仍高于球蛋白，因此 A/G 比值仍可正常。

易错题解析

最佳选择题：A/G（白蛋白和球蛋白的比值）的正常值为

A.（1.5~2.5）：1

B.（1~3）：1

C.（1.5~2）：2

D.（3~4）：1

E.（2.5~4）：1

［答案与解析］A。成人血清总蛋白量为60~80g/L，其中白蛋白量（A）40~55g/L，球蛋白（G）为20~30g/L。A/G 正常值为（1.5~2.5）：1。

关键点提示

正常值参考范围：总蛋白（双缩脲法）60~80g/L，白蛋白（溴甲酚氯法）40~55g/L，球蛋白20~30g/L，A/G 比值1.5：1~2.5：1。

第五节 肾功能检查

考点17 血清尿素

尿素是人体蛋白质的代谢产物，氨在肝脏尿素循环中也合成尿素。当肾实质受损害时，肾小球滤过率降低，致使血液中 BU 浓度增加，因此通过测定尿素氮，可了解肾小球的滤过功能。

1. 参考值 成人为1.78~7.14mmol/L，婴儿、儿童为1.8~6.5mmol/L。

2. 临床意义 各种肾脏疾病都可以使 BU 升高，而且常受肾外因素的影响。

（1）肾脏疾病：慢性肾炎、严重的肾盂肾炎等。血清尿素测定虽不能作为肾病早期肾功能的测定指标，但对肾功能衰竭，尤其是尿毒症的诊断却有特殊的价值。

（2）泌尿系统疾病：泌尿系统结石、肿瘤、尿路结石、前列腺增生、其他前列腺疾病使尿路梗阻等引起尿量显著减少或尿闭时，也可造成血清尿素检测值增高（肾后性氮质血症）。

（3）其他：脱水、高蛋白饮食、蛋白质分解代谢增高、水肿、腹水、血循环功能衰竭、急性肝萎缩、中毒性肝炎、胆道手术后、妊娠后期妇女、磷、砷等化学中毒等。

易错题解析

［1-2］配伍选择题

A. 1.78～7.14mmol/L
B. 1.8～6.5mmol/L
C. 1.5～6.5mmol/L
D. 4.0～7.14mmol/L
E. 1.78～7.2mmol/L

1. 成人血清尿素正常参考范围是
2. 儿童血清尿素用正常值的参考范围是

［答案与解析］A、B。血清尿素的正常值，成人为1.78～7.14mmol/L，儿童为1.8～6.5mmol/L。

关键点提示

1. 掌握血清尿素浓度正常值参考范围。
2. 当肾实质受损时，肾小球滤过率降低，使血液中血清尿素浓度（BU）增加，因此通过测定血清尿素，可了解肾小球的滤过功能。

考点18 血清肌酐

血清肌酐（Cr）的浓度取决于人体产生和摄入与肾脏的排泄能力，基本不受饮食、高分子代谢等肾外因素的影响。在外源性肌酐摄入量稳定、体内肌酐生成量恒定的情况下，其浓度取决于肾小球滤过功能。

1. 参考值 男性为44～132μmol/L，女性为70～106μmol/L。

2. 临床意义 早期或轻度损害时，血清Cr浓度可以表现为正常，仅有当肾小球滤过功能下降到正常人的30%～50%时，血清Cr数值才明显上升。在正常肾血流条件下，血清Cr升高至176～355μmol/L时，提示有中度至严重肾损害。血清Cr和BUN同时测定更有意义，如两者同时增高，表示肾功能已受到严重的损害。

真题回放

多项选择题：肾功能检查的项目有（2010）

A. 血清碱性磷酸酶
B. 血清总胆固醇
C. 血清尿素
D. 血清总蛋白
E. 血肌酐

［答案］CE

易错题解析

［1-2］配伍选择题

A. 急性肝损害　　B. 急性肾功能衰竭

C. 慢性肾功能衰竭　　D. 皮肤症状

E. 神经系统的毒性反应

1. 少尿或无尿，常伴有肾性糖尿、低渗尿等的是

2. 早期血肌酐和血清尿素通常在正常范围的高值或轻微升高的是

［答案与解析］B、C。少尿或无尿伴有尿异常（蛋白尿、血尿、管型尿）、肾小管功能异常（肾性糖尿、低渗尿）多属肾性少尿或无尿，多见于急性肾衰。血肌酐与血清尿素测定均可反映肾小球滤过功能，当肾小球滤过功能下降到正常的50%时，血肌酐与血清尿素才明显上升。所以血肌酐和血清尿素通常在正常范围的高值或轻微升高见于慢性肾衰早期。

关键点提示

1. Cr 浓度可在一定程度上准确反映肾小球滤过功能的损害程度。

2. Cr 正常值参考范围：男性为 44~132μmol/L，女性为 70~106μmol/L。

第六节　血液生化检查

考点19 血清肌酸激酶及其同工酶

血清肌酸激酶（CK）及其同工酶主要存在于胞质和线粒体中，以骨骼肌和心肌最多，其次是脑组织和平滑肌，肝脏、胰腺和红细胞中有极少含量。CK 及其同工酶活性增高有临床意义。

1. 参考值

（1）血清 CK 活性（酶耦联法）：男性为 38~174U/L，女性为 26~140U/L。

（2）血清 CK 同工酶活性：CK-MM 94%~96%，CK-MB<5%，CK-BB 极少或无。

2. 临床意义

（1）血清 CK 增高

①心脏疾病：CK 为早期诊断急性心肌梗死（AMI）的灵敏指标之一：AMI 后 4~10 小时内，CK 活性急剧上升，12~36 小时达高峰，峰值可高达正常水平 10~12 倍，72~96 小时恢复正常。其他心脏损伤见于病毒性心肌炎、心脏手术或创伤性心脏介入治疗等。

②肌肉疾病：如进行性肌萎缩、皮肌炎、急性脊髓灰质炎等。

③其他：如急性脑血管疾病、甲状腺功能减退症，非疾病因素（如剧烈运动）。

④药物性肌损：如服用他汀类药物，或他汀类与贝丁酸类药物联用引起的肌病。

（2）血清 CK 同工酶增高

①CK-MB 增高：CK-MB 是早期诊断 AMI 的重要指标之一，在 AMI 后 3 小时开始升高，9~30 小时达峰，48~72 小时恢复正常。也可见其他心肌损伤，如心绞痛、心肌炎等。

②CK-MM 增高：血清 CK-MM 是骨骼肌损伤的特异指标，如手术、创伤、癫痫大发作后 48 小时内 CK-MM 活性增高，以及他汀类药物引起的肌损。

③CK-BB：神经系统疾病（如脑血管意外、急性颅脑损伤、脑膜炎等）、恶性肿瘤（如肺、肠、胆囊、前列腺等部位的肿瘤）。

易错题解析

最佳选择题：引起血清肌酸激酶（CK）增高的疾病是

A. 早期急性心肌梗死　　B. 甲状腺功能亢进症

C. 急性颅脑损伤　　D. 成人脑膜炎

E. 癫痫大发作

［答案与解析］A。血清 CK 增高为早期诊断急性心肌梗死（AMI）的灵敏指标之一，AMI 后 4~10 小时内，CK 活性急剧上升，12~36 小时达高峰，峰值可高达正常水平 10~12 倍，72~96 小时恢复正常。

关键点提示

1. 重点掌握血清 CK 及血清 CK 同工酶正常值参考范围。
2. 血清 CK 和血清 CK-MB 增高是早期诊断 AMI 的重要指标之一。

考点20 血尿酸

血尿酸（UA）是体内及食物中嘌呤代谢的终末产物，其增高和降低均有临床意义。

1. 参考值　男性为 150~416μmol/L，女性为 89~357μmol/L。

2. 临床意义

（1）增高

①诊断痛风的主要实验室依据。

②UA 排泄障碍：如急慢性肾炎、肾结石、尿道阻塞等。

③生成增加：如慢性白血病、多发性骨髓瘤、真性红细胞增多症等。

④进食高嘌呤饮食过多。

⑤药物影响：长期使用吡嗪酰胺、小剂量阿司匹林等。

（2）降低：见于重症肝炎、尿酸生成有关酶缺乏等。

易错题解析

多项选择题：血尿酸增高的临床意义

A. 痛风　　B. 急慢性肾炎

C. 慢性白血病　　D. 高脂肪饮食

E. 重症肝炎

［答案与解析］ABC。尿酸为体内核酸中嘌呤代谢的终末产物，90%被肾小管重吸收和排泄，如发生肾小球滤过功能和肾小管重吸收功能受损可致血尿酸水平升高。血尿酸增高为诊断痛风的主要实验室依据，还可见于急慢性肾炎、肾结石、尿道阻塞、慢性白血病、多发性骨髓瘤、真性红细胞增多症，进食高嘌呤饮食过多等。

关键点提示

1. 掌握血尿酸正常值参考范围。
2. 血尿酸增高为诊断痛风的主要实验室依据。

第七节　糖、脂代谢检查

考点21　空腹血糖和口服葡萄糖耐量试验

血糖水平反映机体糖的生成和组织消耗间的动态平衡。正常人血液中的糖主要是葡萄糖，故检测血糖即是测定血中的葡萄糖。常用的检查项目是空腹全血血糖（FBG）、口服葡萄糖耐量试验（OGTT）和糖化血红蛋白（与葡萄糖结合的HbA1c）。FBG增高或降低、糖耐量减低或增高以及HbA1c升高均有临床意义。

1. 参考值

（1）空腹血（FBG）：3.9～6.1mmol/L。

（2）OGTT：FBG≤6.1mmol/L；服糖后2小时血糖≤7.8mmol/L。

（3）服糖后1/2小时至1小时达峰，血糖峰值<11.1mmol/L。

（4）全部尿糖定性试验均为阴性。

2. 空腹血糖的临床意义

（1）空腹血糖增高：FBG≥7.0mmol/L为血糖增高；6.1mmol/L<FBG<7.0mmol/L为空腹血糖受损（IFG）。

①生理性或暂时性高血糖：见于饭后1～2小时、情绪紧张时或注射葡萄糖后等。

②病理性高血糖：①胰岛素分泌不足：1型糖尿病（分泌绝对不足）、2型糖尿病（分泌相对不足）；②升血糖激素分泌增加：见于甲状腺功能亢进症、嗜铬细胞瘤、肾上腺皮质功能亢进等；③应激状态：如脑卒中、颅脑损伤、心肌梗死、大面积烧伤等；④肝糖原代谢异常：如严重肝病、麻醉、窒息、癫痫

等；⑤胰腺病变：如胰腺炎、胰腺癌等；⑥药物影响：如噻嗪类利尿剂、口服避孕药等；⑦脱水引起轻度高血糖，见于高热、呕吐、腹泻等。

（2）空腹血糖降低：FBG<3.9mmol/L 为血糖减低；FBG<2.8mmol/L 为低血糖。

①生理性或暂时性低血糖。见于运动后、饥饿时，或妊娠、哺乳期等。

②病理性低血糖：①胰岛素分泌过多：胰岛β细胞瘤；②降糖药过量：使用口服降糖药或胰岛素；③升高血糖激素分泌减少：甲状腺功能减退症、垂体功能减退等；④肝糖原储存不足：肝炎、肝坏死、肝癌等；⑤其他：特发性低血糖、服用水杨酸等药物。

3. 口服葡萄糖耐量试验（OGTT）的临床意义

（1）正常糖耐量 FBG≤6.1mmol/L，OGTT2 小时血糖<7.8mmol/L。

（2）空腹血糖受损（IFG）FBG 6.1～6.9mmol/L，OGTT 2 小时血糖<7.8mmol/L。

（3）糖耐量降低（IGT）FBG<7.0mmol/L，OGTT 2 小时血糖 7.8～11.1mmol/L，糖耐量异常（IGT）见于：①糖代谢正常与糖尿病间的过渡阶段（或糖尿病前期）；②严重肝病；③其他：甲状腺功能亢进症、胰腺炎、胰腺癌等。

（4）糖耐量增高：多见于内分泌功能低下，如甲状腺功能减退症、垂体功能低下等。

4. 糖尿病诊断标准 FBG≥7.0mmol/L，或 OGTT 2 小时血糖≥11.1mmol/L，或任何时间血糖（随机血糖）≥11.1mmol/L。

真题回放

最佳选择题：血糖低于正常值，其临床意义可能是（2013）

A. 妊娠呕吐
B. 甲状腺功能减退
C. 情绪紧张
D. 腺垂体功能亢进
E. 嗜铬细胞瘤

［答案］B

易错题解析

最佳选择题：空腹血糖成人正常为

A. 4.0～6.0mmol/L（70～110mg/dl）
B. 3.9～6.1mmol/L（70～110mg/dl）
C. 3.0～6.1mmol/L（70～110mg/dl）
D. 4.1～6.1mmol/L（70～110mg/dl）
E. 3.3～5.5mmol/L（70～110mg/dl）

［答案与解析］B。空腹血糖正常值参考范围：成人为 3.9～6.1mmol/L（70～

110mg/dl），记忆方法为 3.9+6.1=10。3.3~5.5mmol/L（60~100mg/dl）是儿童的正常值参考范围。

关键点提示

1. 参考值：空腹血（FBG）：3.9~6.1mmol/L。OGTT：FBG≤6.1mmol/L；服糖后 2 小时血糖≤7.8mmol/L。服糖后 1/2 小时至 1 小时达峰，血糖峰值<11.1mmol/L。全部尿糖定性试验均为阴性。

2. 糖尿病诊断标准：FBG≥7.0mmol/L，或 OGTT 2 小时血糖≥11.1mmol/L，或任何时间血糖（随机血糖）≥11.1mmol/L。

考点 22 糖化血红蛋白

糖化血红蛋白（GHb）是红细胞生存期间血红蛋白（HbA）与己糖缓慢、连续的非酶促反应产物，其中与葡萄糖结合的 HbA1c 含量最高（60%~80%），是目前临床最常检测的部分，在血糖和尿糖波动较大时有特殊诊断价值。HbA1c 水平反映近 2~3 月的平均血糖水平，其增高和降低均有临床意义。

1. 参考值 HbA1c：4%~6%。

2. 临床意义

（1）评价糖尿病控制程度：HbA1c 水平与血糖浓度呈正比，可作为糖尿病长期控制状况的良好观察指标。

（2）鉴别高血糖：糖尿病高血糖的 HbA1c 水平增高，而应急性高血糖的 HbA1c 水平正常。

（3）预测血管并发症：糖尿病患者 HbA1c>10%，提示并发症严重。

（4）HbA1c 降低：贫血，或红细胞更新率增加。

真题回放

最佳选择题：糖化血红蛋白的正常值参考范围为（2012）

A. 3.8%~6.8%
B. 4.0%~6.0%
C. 3.8%~7.8%
D. 4.8%~7.0%
E. 5.0%~7.0%

[答案] B

易错题解析

多项选择题：糖化血红蛋白（HbA1c）检测的临床意义有

A. 评价糖尿病控制程度
B. 鉴别高血糖
C. 预测血管并发症
D. HbA1c 增高提示贫血
E. HbA1c 降低提示贫血

[答案与解析] ABCE。HbA1c 检测的临床意义有评价糖尿病控制程度；鉴别高血糖；预测血管并发症；HbA1c 降低常见贫血，或红细胞更新率增加。

关键点提示

糖化血红蛋白水平取决于血糖水平、高血糖持续时间，可用以评价糖尿病控制程度。正常值参考范围为 HbA1c：4%～6%。

考点23 总胆固醇

总胆固醇（TC）是脂质的重要组成部分，其中70%是胆固醇脂，30%是游离胆固醇。血清总胆固醇升高时引起动脉粥样硬化（AS）、缺血性心脑血管病的重要危险因素。

1. 参考值

（1）成人：合适范围<5.18mmol/L（200mg/dl）。

（2）边缘升高：5.18～6.21mmol/L（200～239mg/dl）。

（3）升高：≥6.22mmol/L（240mg/dl）。

2. 临床意义

（1）升高：①血脂异常：高胆固醇血症或混合型高脂血症；②其他疾病：糖尿病、甲状腺功能减退症、肾病综合征以及阻塞性黄疸等；③应用某些药物：如糖皮质激素、环孢素、阿司匹林、口服避孕药等；④长期高脂饮食。

（2）降低：见于甲状腺功能亢进症、严重贫血、急性感染及消耗性疾病等。

易错题解析

多项选择题：血清总胆固醇升高可见于

A. 高胆固醇血症
B. 糖尿病
C. 甲状腺功能减退症
D. 甲状腺功能亢进症
E. 严重贫血

［答案与解析］ABC。血清总胆固醇检测的临床意义：①升高常见于高胆固醇血症或混合型高脂血症、糖尿病、甲状腺功能减退症、肾病综合征、阻塞性黄疸等。②降低常见于甲状腺功能亢进症、严重贫血、急性感染及消耗性疾病等。

关键点提示

血清总胆固醇正常值参考范围为：成人合适范围<5.18mmol/L（200mg/dl），边缘升高为5.18～6.21mmol/L（200～239mg/dl），升高≥6.22mmol/L（240mg/dl）。

考点24 三酰甘油

三酰甘油（TG）是甘油和3个脂肪酸所形成的脂类物质，主要存在于极低密度脂蛋白（VLDL）和乳糜微粒（CM），可直接参与胆固醇和胆固醇酯的合成，是动脉粥样硬化（AS）的独立危险因素和导致脂肪肝的主要原因，其升高和降低均有临床意义。

1. 参考值

（1）成人：合适范围<1.70mmol/L（150mg/dl）。

（2）边缘升高：1.70~2.25mmol/L（150~199mg/dl）。

（3）升高：≥2.26mmol/L（200mg/dl）。

2. 临床意义

（1）升高：①血脂异常：高甘油三酯血症或混合型高脂血症；②其他疾病：糖尿病、痛风、肾病综合征及阻塞性黄疸等；③高脂饮食、运动不足等。

（2）降低：①原发性β-脂蛋白缺乏症；②其他疾病：甲状腺功能亢进症、严重肝病、肾上腺皮质功能减退、恶性肿瘤晚期、吸收不良等。

真题回放

最佳选择题：三酰甘油高于正常值，其临床意义可能是（2014）

A. 肝功能严重障碍
B. 甲状腺功能亢进
C. 肾上腺皮质功能减退
D. 甲状旁腺功能亢进
E. 动脉粥样硬化

［答案］E

易错题解析

最佳选择题：三酰甘油正常值参考范围

A. ≥1.70mmol/L(150mg/dl)
B. <1.70mmol/L(150mg/dl)
C. 1.70~2.25mmol/L(150~199mg/dl)
D. ≥2.26mmol/L(200mg/dl)
E. <2.26mmol/L(200mg/dl)

［答案与解析］B。三酰甘油正常值参考范围为<1.70mmol/L（150mg/dl）。

关键点提示

掌握三酰甘油正常值参考范围。

第八节　乙型肝炎病毒标志物检测

考点25 乙肝病毒标志物六项

乙型肝炎病毒（HBV）是乙型肝炎的病原体，属嗜肝DNA病毒，其标志物包括6项：乙型肝炎病毒表面抗原与抗体（HBsAg与抗HBs）、乙型肝炎病毒核心抗原与抗体（HBcAg与抗HBc）以及乙型肝炎病毒e抗原与抗体（HBeAg与抗HBe）。HBV标志物检测对HBV的感染、复制和肝炎的诊断、鉴别、转归及预后以及治疗效果判断均有重要价值。

1. 参考值（ELISA法或化学发光法）

（1）HBsAg与抗HBs：HBsAg阴性；抗HBs阴性。

（2）HBeAg与抗HBe：HBeAg阴性；抗HBe阴性。

（3）抗 HBc：抗 HBc 阴性。

2. 临床意义

（1）HBsAg 与抗 HBs：HBsAg 是 HBV 感染最早期（1～2 个月）血清里出现的一种特异性标志物，可维持数周至数年，甚至终身；HBsAg 可从乙型肝炎患者的体液和分泌物中测出，阳性有检查结果的临床意义。抗 HBs 是人体针对 HBsAg 产生的中和抗体，一般在感染后 3～6 个月才出现，是一种保护性抗体，表明人体对 HBV 具有一定的免疫力。

①HBsAg 阳性：是感染 HBV 的标志。见于乙型肝炎潜伏期和急性期、慢性肝炎、肝硬化和肝癌以及慢性 HBsAg 携带者。

②抗 HBs 阳性：表示对 HBV 有免疫力，见于乙型肝炎恢复期、曾经感染过 HBV 以及接种乙型肝炎疫苗后。

（2）HBeAg 与抗 HBe　HBeAg 位于 HBV 病毒颗粒的核心部分，是 HBV 复制的指标之一。抗 HBe 是 HBeAg 的对应性抗体，不是保护性抗体，不能抑制 HBV 的复制。

①HBeAg 阳性：表示 HBV 在复制，传染性强；持续阳性表示肝细胞损害严重，可转化为慢性乙型肝炎或肝硬化。

②抗 HBe 阳性：其出现于 HBeAg 转阴之后，称为“HBeAg 血清学转换”（即 HBeAg 转阴而抗 HBe 阳性），说明 HBV 被清除或抑制，复制减少，传染性降低；急性乙型肝炎恢复期表现为 HBsAg（+）、HBeAg（-）、抗 HBs（-）、抗 HBe（+）、抗 HBc（+）；其他见于部分慢性乙型肝炎、肝硬化、肝癌等。

（3）HBcAg 与抗 HBc　HBcAg 主要存在于受感染的肝细胞内，血液中游离的 HBcAg 极少，故较少用于临床常规检测。抗 HBc 不是中和抗体，而是反映肝细胞受到 HBV 侵害的可靠指标，主要有 IgM 和 IgG 两型：抗 HBc-IgM 是机体感染 HBV 后在血液中最早出现的特异性抗体，故常作为急性 HBV 感染的指标；抗 HBc-IgG 出现较晚，其阳性可持续多年，甚至终身，具有流行病学意义。

①抗 HBc-IgM 阳性：提示 HBV 复制活跃且传染性强。见于急性肝炎、慢性肝炎急性发作以及慢性活动性乙型肝炎。

②抗 HBc-IgG 阳性：高滴度表示现正在感染，常与 HBsAg 并存；低滴度表示过去感染，常与抗 HBs 并存。

3. 大三阳与小三阳

（1）大三阳：即在乙型病毒性肝炎患者检出 HBsAg（+）、HBeAg（+）、抗 HBc（+）。提示：①HBV 在人体内复制活跃，带有传染性；②如同时有 ALT 及 AST 升高，为最具有传染性的一类急性或慢性肝炎，应尽快隔离。

（2）小三阳：即在乙型病毒性肝炎患者检出 HBsAg（+）、抗 HBe（+）、抗 HBc（+）。提示：①HBV 在体内复制减少，传染性低，见于急性肝炎恢复期或慢性肝炎；②如肝功能正常，又无症状，仅 HBsAg（+）、抗 HBc（+），为 HBV 无症状携带者，不需要隔离。

真题回放

多项选择题： 临床上称为“大三阳”的乙型肝炎血清检查指标有（2010）

A. 乙型肝炎病毒 e 抗原阳性　　B. 乙型肝炎病毒 e 抗体阳性

C. 乙型肝炎病毒表面抗原阳性　　D. 乙型肝炎病毒表面抗体阳性

E. 乙型肝炎病毒核心抗体阳性

［答案］ACE

易错题解析

最佳选择题： 下列哪项指标阳性表明传染性大

A. 抗-HBs　　B. 抗-HBc　　C. HBeAg　　D. HBsAg

E. 抗-HBe

［答案与解析］B。抗-HBc 为乙肝病毒核心抗体（HBcAb），提示患者血液有较强的传染性，比 HBeAg 敏感。

关键点提示

1. HBsAg 阳性是感染 HBV 的标志，抗 HBs 阳性表示对 HBV 有免疫力。

2. HBeAg 阳性表示 HBV 在复制，传染性强。抗 HBe 阳性出现于 HBeAg 转阴之后，说明 HBV 被清除或抑制，复制减少，传染性降低。

3. 抗 HBc-IgM 阳性提示 HBV 复制活跃且传染性强，见于急性肝炎、慢性肝炎急性发作以及慢性活动性乙型肝炎。

4. 大三阳即 HBsAg（+）、HBeAg（+）、抗 HBc（+），提示 HBV 在人体内复制活跃，带有传染性。小三阳即 HBsAg（+）、抗 HBe（+）、抗 HBc（+），提示 HBV 在体内复制减少，传染性低，见于急性肝炎恢复期或慢性肝炎。

第六章

中医药文献信息与咨询服务

第一节　中医药信息

考点 1 中医药信息的特点与主要来源

1. 中医药信息的特点

（1）历史与现代并重：在漫长的发展过程中，中医药学积累了大量的文献信息。由于这些信息高度的经验性和实用性，得到了人们普遍的重视和尊崇。而在当今的信息时代，中医药学科的研究与发展，借助于现代化的科学技术手段、研究思路与方法，使得中医药学科的基础理论研究、药理药化研究、实验以及临床研究等方面发生了新的变化。

（2）多学科相互交融：中医药学科与众多学科的相互渗透、相互交叉，给中医药学的研究提供了大量可借鉴的思路方法，也使中医药文献信息的来源不断增大。

（3）数量迅速递增：中医药经过千百年的发展，为我们留下了巨大的知识宝库。从 20 世纪 70 年代以来，中医药学科被全世界医学科技界逐渐认同，中医药信息已不仅来自中国或亚洲几个国家，更是来自全世界。目前全世界有 20 多种文字出版有关中医中药文献，我国国内公开发行的中医药文献种类、数量也正处在加速发展时期，中医中药、中西医结合文献在现代医学文献中所占篇数的比例呈上升趋势。

（4）质量良莠不齐：在市场经济的条件下，多种利益群体的博弈，使得中医药信息也受到影响，广播电视、报刊杂志和网络宣传等的无序宣传，对一般人来说可谓是鱼龙混杂、真伪难辨，要求执业药师要根据自己所学的专业知识，认真分析辨识，学会去伪存真，为人民群众提供切实、可靠的药学信息服务，保障人民的用药安全。

2. 中医药信息的主要来源　按照文献资料的加工层次不同，信息资料可以分为一次文献、二次文献、三次文献。一次文献是作者以本人的研究成果为依据而撰写的原始文献，如专著、期刊论文、会议文献、学位论文、专利说明等。二次文献是对一次文献进行整理分类、提炼加工，按一定规则编排而成，如书目、题录、文献等。三次文献是在利用二次文献基础上，对某一特定专题的一次文献进行收集整理和综合分析基础上编写的文献，如论文综述、专题评论、教科书、词典、百科全书、年鉴、手册等。

综合上述三种级别的信息，目前中医药信息来源主要可以分为以下几个部分：

（1）图书：中医药图书内容比较系统、全面、成熟、可靠，但其撰写和出版需要较长时间，提供的信息比专业期刊等文献要晚，通常为3~5年以前的信息资源。

（2）专业期刊：与图书相比，其出版周期短，信息更新速度快，内容新颖，影响面较广，是中医药专业信息最重要来源。

（3）报纸：相对于期刊，报纸的出版周期更短，信息传递更快，中医药领域的新发现、新发明、新技术和新成果会在很短的时间内在报纸上披露。

（4）会议文献：包括学术会议上宣读或书面交流的论文和报告，多数为中医药领域某一专题的最新研究成果或进展，信息具有很强的新颖性和原始性，是了解中医药学领域最高研究水平、动态和发展趋势的重要文献。

（5）学位论文：包括学士论文、硕士论文和博士论文，多具有一定的原创性和独到见解，在问题的探讨和阐述方面会更具有参考价值。

（6）专利文献：具有技术内容广泛、技术前沿或新颖、描述详细等特点。

（7）药品说明书：是药品信息重要的法定文件，是选用药品的法定指南。药品说明书的内容包括品名、规格、主要成分或药味、性状、药理作用、适应证或功能主治、用法、用量、禁忌、不良反应、注意事项和贮藏等药品使用信息，也包括了生产企业、药品批准文号、产品批号、有效期等药品生产信息，是医务人员、患者了解药品的重要途径，是执业药师指导患者合理用药的首要依据。

（8）产品样本：与中医药有关的产品样本主要是中成药和中医医疗仪器的产品样本。因为产品已投入使用，所以所提供的信息较为可靠、数据可观，特别是一些产品样本附有较多的外观图片和内部结构图，形象直观，图文并茂。当然有些产品样本内容比较简单，信息含量少，宣传成分较多，甚至有夸张的嫌疑，这一点要特别注意。

易错题解析

1. 最佳选择题：药物信息的三次文献包括

A. 药典　　B. 药学会议论文

C. 药学专著　　D. 药学文摘

E. 药学期刊

［答案与解析］A。按照文献资料的加工层次不同，信息资料可以分为一次文献、二次文献、三次文献。三次文献是在利用二次文献基础上，对某一特定专题的一次文献进行收集整理和综合分析基础上编写的文献，如论文综述、专题评论、教科书、词典、百科全书、年鉴、手册等，故选A。

2. 多项选择题： 药物信息的收集和获取来自

A. 各种药学专业期刊的资料　　B. 医药继续教育讲座的资料

C. 医药学术会议交流的资料　　D. 医护人员提供的临床资料

E. 制药企业推荐新药的资料

［答案与解析］ABCD。药物信息主要来源不包括制药企业推荐新药的资料。

关键点提示

按照文献资料的加工层次不同，信息资料可以分为一次文献、二次文献、三次文献。一次文献是作者以本人的研究成果为依据而撰写的原始文献，二次文献是对一次文献进行整理分类、提炼加工，按一定规则编排而成，三次文献是在利用二次文献基础上，对某一特定专题的一次文献进行收集整理和综合分析基础上编写的文献。

考点2 传统文献

1. 主要医学典籍

（1）《黄帝内经》：又称《内经》，是最早的一部中医典籍，也是中医最重要的经典著作。《黄帝内经》分《黄帝内经素问》《灵枢经》两部分。

①《黄帝内经素问》：简称《素问》，原书九卷，计81篇。作为现存最早、最为系统的医学经典著作，全面总结了秦汉以前古代医学的临床经验和理论，将人的生命活动置于自然界的运动变化中加以考察，于探讨人与自然的过程中充分汲取了中国古代哲学、天文学、地理学等学科的先进思想和研究成果，创建了阴阳、五行、脏腑、经络、精气神等各种医学理论，以演绎其运动变化的客观规律，对人的生理与病理现象、各种疾病的诊断、治疗及其预后转归等各方面均有较为系统、全面的阐述，充分体现了人与自然统一的整体运动观念，确立了因时、因地、因人制宜的辨证施治原则，形成了独具特色的中医学理论体系，并为其发展奠定了坚实的基础。

②《灵枢经》：又称《黄帝内经灵枢》，简称《灵枢》。原书九卷81篇，不仅阐论了人体生理、病理、诊断、治疗以及阴阳五行、脏腑气血津精、人与自然等医学理论，更侧重于经络理论和针刺方法，是全面系统总结我国汉代以前中医学理论、经络学说和针刺技术的经典著作，为后世医学尤其是针灸学的发展奠定了坚实的基础。因其详于经络腧穴针灸刺法，故又有《针经》之称。

（2）《伤寒论》：简称《伤寒》，汉·张机（字仲景）撰著，全书10卷，共22篇，总结了先秦两汉时代的医学成就，继承与发展了《内经》的基本理论，创造性地将医学理论与临床实践紧密结合。在《素问·热论》六经分证基础上，将六经作为辨证论治的纲领，提示了外感病发生、发展的一般规律，并对其发展过程中可能出现的合病、并病、坏病等，也相应提出了治疗原则。载方113首，所用药物约96味，配伍严谨，体现了君臣佐使的组方原则，并包含汗、吐、下、和、温、清等法，具有广泛的适用性。剂型有汤剂、散剂、丸剂、栓剂等，有很高的临床实用价值，后世称为“众方之祖”。

（3）《金匮要略方论》：简称《金匮要略》《金匮》，汉·张机（字仲景）撰著。全书3卷，共25篇。按病分篇，如以“中风历节病脉证并治”等为篇名。其首篇（“脏腑经络先后病”）为全书总论，对疾病的病因、病机、预后、诊断、预防、治疗作原则性的指示，具有纲领性意义；第2至17篇为内科疾病，包括中风、虚劳、胸痹、痰饮、黄疸、水气等30多种病症的辨证论治；第18篇论述肠痈等外科疾病；第19篇讨论阴狐疝气、蛔虫等病；第20至22篇专论恶阻、腹痛、脏躁等妇产科病症20多种；末后3篇专论杂疗方和食物禁忌。共载病症60余种，方剂262首。全书以《内经》理论为指导，理论联系实际，开创了内伤杂病辨证论治的体系，对后世临床医学的发展有深远影响。

（4）《巢氏诸病源候论》：又名《诸病源候论》，简称《巢氏病源》。隋·巢元方等撰，全书50卷，是我国第一本证候学专著，共载71类疾病，1739种病症。强调以病为纲，以证为目，每类疾病之下，分述各种病症，再论各病症概念、病因和证候，部分病症之末附“养生导引法”。论述病症，先明确概念，后论述病因、病机，继承和发展了中医病因病机学理论。

（5）《温疫论》：明·吴又可撰于公元1642年。全书共2卷，补遗1卷。卷1载论文50篇，阐述瘟疫的病因、病机、证治，其主旨在论述温病与伤寒的区别。卷2收论文32篇，主要论述温疫的各种兼证。补遗1卷有成书后补入的“正名、伤寒例正误、诸家温疫正误”等篇。本书为中医史上第一部论温疫的专著，在温病温疫的病因、病机和证治方面突破了《伤寒论》的原有框架，创立了辨治温疫温病的新理论。

2. 主要本草典籍

（1）《神农本草经》：简称《本经》《神农本草》。全书共3卷，序例1卷。本书序例部分，包括药物三品分类原则、君臣佐使配合、七情、四气五味、采造时月、真伪新陈、药性调剂宜忌、用药察源、毒药用法、用药大法、服药时间、大病之主等。载药365种，其分类原则是：上品120种，无毒，欲轻身益气，不老延年者；中品120种，无毒有毒斟酌其宜，欲遏病补虚羸者；下品125种，多毒，欲除寒热邪气，破积聚愈疾者。每药之下，阐述性味、功效主治、别名等。主治涉及内、外、妇、眼、耳咽喉等科170余种病症。本书是最早的本草学专著，具有重要的科学价值和历史影响，为我国医药学四大经典著作之一。

（2）《本草经集注》：南朝·陶弘景撰，全书7卷，是《本经》之后对我国中药学进行的又一次总结，系统整理了南北朝以前的药物学资料。创立了新的编写体例：药物分类按自然属性进行区分，改进了《本经》三品分类法；所载药物内容采用朱墨、大小字体分书法，保持了引录文献的原有面貌。创设了“诸病通用药”专项，以病证类药，利于临证遣药参考。

（3）《重修政和经史证类备急本草》：简称《重修政和本草》，补充了《政和本草》原缺漏的由跋、鸢尾，改为今名，实为合刊本。全书共30卷，载药大约为1746种。该书为现存最早的完整的古本草合刊本，人民卫生出版社1957年影印，广为流传。

（4）《本草纲目》：简称《纲目》，明·李时珍著，成书于1578年。52卷，卷1~2为序例，卷3~4为百病主治药，卷5~52为各论部分，按水、火、土、金石、草、谷、菜、果、木、服器、虫、鳞、介、禽、兽、人将药物分作16部，每药按释名、集解、气味、主治、修治、发明、证讹、附方等项详细论述。此书可谓中药学巨著，内容广博，收罗繁富。全书引据历代本草凡84家，古今医书目277种，另从经史子集各部著作中引录了大量有关的文献资料，参考文献共计800余种。书中共收载药物1892种，方剂11096首，附有药物图谱1109幅。问世后被全部或部分译成日、朝、英、法、意、俄等多种文字。

3. 主要方书典籍

（1）《肘后备急方》：又名《肘后救卒方》，简称《肘后方》，东晋·葛洪撰，成书年代不详。全书共8卷，73篇，属急症手册性质，全书总结了东晋以前的中医急症治疗成就，在急症的病因、病理上时有发明。

（2）《备急千金要方》：简称《千金要方》，唐·孙思邈撰著。成书于唐永徽三年（公元652年）。全书30卷。孙氏首重医德，序例中著有“大医习业”“大医精诚”两篇专论。论病首重妇婴病的防治与护理，对妇人经带胎产疾病有系统论治，对后世妇婴专科的形成有很大影响。本书对针灸也有丰富论述，并强调针药并用，认为“知针知药，固是良医。”

（3）《千金翼方》：唐·孙思邈撰著于公元682年。本书是《千金要方》的续编，与《千金要方》相辅相成。全书30卷，与《千金要方》对后代中医学发展具有重要的影响。

（4）《外台秘要》：唐·王焘编撰。成书于唐天宝十一年（公元752年）。全书22卷，全书分1104门，载方6743首。内容涉及临床各科，主要有伤寒、天行、温病、疟疾、霍乱、心腹痛、痰饮、消渴、积聚、骨蒸、中风、虚劳、脚气、水肿、痈疽、痢疾、淋疾、杂病、金疮、麻风、妇人病、小儿病以及灸法、虫兽等篇章。本书是继《千金方》后又一部综合性医学巨著，采摭古方，广博而实效，并收集许多民间单方验方，记载其疗效和应用范围。在用药方面，重视某些药物的特异疗效，如常山、蜀漆（常山苗）治疟，动物肝脏治雀目（夜盲症）等。并汇集了唐代以前多种治法，如灸法、浴法、通便法、导引法等。此外，对结核病、中风、奔豚、天花、霍乱、脚气等病症的记述甚为细致。

（5）《太平圣惠方》：宋・王怀隐等编。全书共100卷，收方16834首，内容包括脉法、处方用药、五脏病证、内、外、骨伤、妇儿各科以及针灸、食疗等。本书以临床实用为目的，首详诊脉辨阴阳法，次叙处方用药法则，然后按科分叙各科病证和病因、病理以及方药的适应证和药物剂量。因证设方，药随方施，理法方药兼收并蓄。

（6）《太平惠民和剂局方》：简称《和剂局方》《局方》，宋代太医局编。全书10卷。内容涉及内科、外科、妇科、儿科、伤科、五官科等病证。每一门下分列医方，详其主治、配伍、药物炮制及制剂用法等。本书为宋代官府颁行，是我国第一部成药典，荟萃宋以前历代方剂之精华，对后世影响颇大。

（7）《普济方》：明・朱橚等撰，公元1390年撰成，1406年刊行。原为168卷，后改为426卷，收方61739首，原有插图239幅，保存了大量的民间验方，是中国古代收方最多的方书，为研究复方用药提供了极为珍贵的资料，使明初及其以前的医药资料得以保存。

真题回放

1. 最佳选择题：由宋代官府颁行的我国第一部成药典是（2015）

A.《神农本草经》　　B.《本草纲目》

C.《太平圣惠方》　　D.《千金翼方》

E.《太平惠民和剂局方》

［答案］E

2. 最佳选择题：中国古代收方最多的方书是（2014）

A.《普济方》　　B.《千金要方》

C.《千金翼方》　　D.《和剂局方》

E.《太平圣惠方》

［答案］A

3. 最佳选择题：开创内伤杂病辨证论治体系的医学典籍是（2013）

A.《伤寒论》　　B.《金匮要略》

C.《千金翼方》　　D.《外台秘要》

E.《太平圣惠方》

［答案］B

易错题解析

1. 最佳选择题：我国第一本证候学专著是

A. 黄帝内经　　B. 伤寒论

C. 金匮要略方论　　D. 巢氏诸病源候论

E. 瘟疫论

［答案与解析］D。《巢氏诸病源候论》又名《诸病源候论》，是隋・巢元方等撰，是我国第一本证候学专著。

2. 最佳选择题：为针灸学的发展奠定了坚实基础的著作是

A.《千金翼方》　　B.《灵枢经》

C.《金匮要略方论》　　D.《伤寒论》

E.《温疫论》

［答案与解析］B。《灵枢经》不仅阐明了人体生理、病理、诊断、治疗以及阴阳五行、脏腑气血津精、人与自然等医学理论，更侧重于经络理论和针刺方法，是全面系统总结我国汉代以前中医学理论、经络学说和针刺技术的经典著作，为后世医学，尤其是针灸学的发展奠定了坚实的基础。

3. 多项选择题：下列属于我国古代本草典籍的是

A.《本草纲目》　　B.《神农本草经》

C.《外台秘要》　　D.《中药大辞典》

E.《全国中草药汇编》

［答案与解析］AB。我国古代主要本草典籍有《神农本草经》、《本草经集注》、《重修政和经史证类备急本草》和《本草纲目》。《外台秘要》为我国主要方书典籍，《中药大辞典》和《全国中草药汇编》为现代文献，故 C、D、E 项有误。

考点 3 现代信息

1. 药品标准

（1）《中华人民共和国药典》（2015 年版）：由一部、二部、三部和四部组成。药典一部收载药材及饮片、植物油脂和提取物、成方制剂和单味制剂等，药典二部收载化学药品、抗生素、生化药品、放射性药品等，药典三部收载生物制品；药典四部为通则和药用辅料。

（2）《中华人民共和国卫生部药品标准》《国家食品药品监督管理局国家药品标准》及其他：《中华人民共和国卫生部药品标准》（简称《部颁标准》）包括原卫生部药品标准二部 1~6 册、原卫生部颁化学药品及制剂第一册、原卫生部颁抗生素药品第一册、原卫生部颁生化药品第一册、原卫生部颁中药材第一册、原卫生部药品标准中药成方制剂 1~20 册、原卫生部新药转正标准 1~15 册、原卫生部药品标准藏药第一册、原卫生部药品标准蒙药分册、原卫生部药品标准维吾尔药分册。此外，原国家食品药品监督管理局颁化学药品地标升国标药品标准 1~16 册、原国家食品药品监督管理局颁新药转正标准 1~48 册。

2. 常用中医药期刊　主要有《中国中药杂志》《中成药》《中草药》《中药材》《时珍国医国药》《中国中西医结合杂志》《国际中医中药杂志》等。

3. 常用中医药工具书与文献

（1）《中药大辞典》：江苏新医学院编辑出版，分上、下二册，附编 1 册，共三册。1977 年 7 月 1 日出版，2001 年重新修订，上海科学技术出版社出版。收载药物 5767 种，其中植物药 4773 种，动物药 740 种，矿物药 82 种，加工制成品 172 种。本书既是辞书，又是综合性本草书。

（2）《中国医籍大辞典》：由上海中医药大学承担，裘沛然教授任主编，上海科学技术出版社 2002 年第 1 版。全书共收录了上自先秦、下迄 20 世纪末的 23000 余种中医药书目，根据“书名实名制”原则编纂。其中，既包括现存古医籍以及近代以来至 1999 年出版的有一定价值的中医药著作，又考证辑录了历代的亡佚医书，是对我国中医药文献首次全面的系统整理与研究，堪称医籍辞书的巨著。

（3）《中医方剂大辞典》：该书主编单位为南京中医药大学，由彭怀仁教授主编，人民卫生出版社出版，1993 年第 1 版。全书对我国上自秦、汉，下迄 1966 年的所有有方名的方剂进行了一次系统的整理。共收集方剂约 100000 首，分 11 册出版。

（4）《中医大辞典》：该书的主编单位为原中国中医研究院及原广州中医学院，李经纬、余瀛鳌、蔡景峰、区永欣、邓铁涛、欧明主编，人民卫生出版社出版，1995 年第 1 版。该书是一部较全面反映中医学术的综合性辞书，力求在继承与发展的同时，充分反映当代中医药面貌和中西医结合状况，是供医疗、教学和科研工作应用的大型中医工具书。

（5）《中国医学文摘—中医》：1960 年创刊，原中国中医研究院中医药信息研究所主办。收载刊于国内各期刊上的中医药研究资料，涉及中医药医史、历代医家论述、基础理论、内科、外科，以及其他专科和中药学、方剂学等，以文摘形式著录，年终有该年度主题索引。

4. 常用药品集和专著

（1）《中华人民共和国药典临床用药须知》：简称《临床用药须知》，是《中华人民共和国药典》配套丛书之一。2010 年版《临床用药须知》共分 3 卷，即化学药和生物制品卷、中药饮片卷和中药成方制剂卷。

（2）《中华本草》：是由国家中医药管理局主持，南京中医药大学总编审，全国 60 多个单位 500 余名专家历时 10 年共同编纂，上海科学技术出版社出版的划时代巨著。全书共 34 卷。前 30 卷为中药，已于公元 1999 年 9 月出版，包括总论 1 卷，药物 26 卷，附编 1 卷，索引 2 卷。共收载药物 8980 味，备考药物 571 种，插图 8534 幅，引用古今文献约 1 万余种，计约 2800 万字。后 4 卷为民族药专卷，包括藏药、蒙药、维吾尔药、傣药各 1 卷。该书全面总结了中华民族二千余年来传统药学成就，集中反映了 20 世纪中药学科、藏药学科、蒙药学科、维吾尔药学科及傣药学科的发展水平，对中医药、藏医药、蒙医药、维吾尔医药及傣医药的教学、科研、临床治疗、资源开发、新药研制等具有一定的指导作用和实用价值。

（3）《中国中药资源志要》：由张洪魁主编，科学出版社 1994 年出版。全书共收载了全国药用植物 12964 种，其中药用植物 383 科 2313 属 11020 种（含种下等级1208个)，药用动物414科879属1590种，药用矿物84种。本书较为全面系统地总结了新中国成立以来中医药工作者对中药资源的研究成果。

(4)《中国常用药品集》：由上海市执业药师协会组织编写，张瑶华、李端主编，上海交通大学出版社发行，2006年出版。收载了4500余种我国目前常用药品、6000余种各种剂型的药品，15000余个药品通用名、英文名(中成药为汉语拼音)、别名、商品名、制剂名称等，此外还收载了国内临床已使用但尚未生产的进口药品200余种。全书分上、下两册，介绍了收载药品的通用名、英文名、别名、商品名、药理作用、药动学、适应证、用法用量、不良反应、注意事项等内容，是一部常用药品信息的实用大型药学参考书。

(5)《中国药品使用手册·中成药专册》：由潘学田主编，中医古籍出版社2002年出版。书中较系统地收集整理了中成药品种5781种，包括了自1985年《国家药品管理法》实施以来，由原卫生部和原国家食品药品监督管理局批准生产的全部主要中成药品种。其中，有药典品种468个、部颁品种4284个、新药品种1029个。

(6)《全国中草药汇编》：由原中国中医研究院《中草药汇编》编写组编写，全书分上、下、图谱3册，收药2202种，书后附表约1734种，合计3936种，是对第二次中药普查的大总结。

5. 互联网上的常用数据库

(1)中国知网：也称CNKI，是指国家知识基础设施(National Knowledge Infrastructure)，由清华大学、清华同方发起，我国相关机构领导支持下开发的具有国际先进水平的数字图书馆，该库是目前世界上最大的连续动态更新的中国期刊全文数据库，收录国内8200多种重要期刊，内容覆盖自然科学、人文社会科学等多个领域。CNKI提供对标题、作者、关键词、摘要、全文等数据相的搜索功能，文献搜索提供了多种智能排序算法，使排序结果更合理。

(2)万方数据库：由万方数据公司开发的，涵盖期刊、会议纪要、论文、学术成果、学术会议论文的大型网络数据库。万方数字化期刊集纳了理、工、农、医、人文五大类70多个类目共4529种科技类期刊全文。《中国学术会议论文全文数据库》是国内唯一的学术会议文献全文数据库，主要收录1998年以来国家级学会、协会、研究会组织召开的全国性学术会议论文，数据范围覆盖自然科学、工程技术、农林、医学等领域。2008年万方数据与中华医学会在北京签订了战略合作协议，获得中华医学会旗下115种医学核心期刊的独家数字出版权，成为互联网上传播中华级期刊的唯一窗口。

(3)维普网：原名维普资讯网，是重庆维普资讯有限公司建立的网站，其《中文科技期刊数据库》是经国家新闻出版总署批准的大型连续电子出版物，收录有中文报纸400种、中文期刊12000多种、外文期刊6000余种；已标引加工的数据总量达 1500 万篇、3000 万页次，涉及社会科学、自然科学，医药卫生等方面内容。

（4）中医药在线：又名中国中医药数据库，是中国中医科学院中医药信息研究所自 1984 年开始建设的中医药学大型数据库，目前数据库总数 40 余个，数据总量约 110 万条，包括中医药期刊文献数据库、疾病诊疗数据库、各类中药数据库、方剂数据库、民族医药数据库、药品企业数据库、各类国家标准数据库（中医证候治则疾病、药物、方剂）等相关数据库。

（5）中国生物医学文献数据库：中国生物医学文献数据库（CBM）由中国医学科学院医学信息研究所于 1994 年研制开发的综合性中文医学文献数据库，整合了中国生物医学文献数据库、西文生物医学文献数据库（WBM）、北京协和医学院博硕学位论文库等多种资源，涵盖基础医学、临床医学、预防医学、药学、口腔医学、中医学及中药学等生物医学的各个领域，它收录 1978 以来 1600 余种中国生物医学期刊，以及汇编、会议论文的文献题录 530 余万篇，全部题录均进行主题标引和等规范化加工处理。年增文献 40 余万篇，每月更新。

真题回放

多项选择题：《中华人民共和国药典》（2010 年版）一部收载有（2014）

A. 药材　B. 饮片　C. 提取物　D. 单味制剂

E. 成方制剂

［答案］ABCDE

易错题解析

最佳选择题：具有药品集性质的是

A.《中国常用药品集》　B.《全国中草药汇编》

C.《中华本草》　D.《中华人民共和国卫生部药品标准》

E.《中药大辞典》

［答案与解析］ABC。本题考查我国常用的药品集及专著，包括《中国常用药品集》、《全国中草药汇编》、《中华本草》等。《中药大辞典》既是辞书，又是综合性本草；《中华人民共和国卫生部药品标准》为药品标准类文献，故 D、E 项有误。

关键点提示

1. 重点关注《中华人民共和国药典》（2015 年版）的组成及各部收载的内容。
2. 熟悉现代常用中医药工具书和文献的种类及特点。

第二节　咨询服务和用药指导

考点4 咨询服务方法及对象

1. 咨询环境　咨询环境一般要求为紧邻门诊药房或药店大堂，设置清楚的咨询处标识。咨询环境应舒适，并相对安静，较少受外界干扰，创造一个让患者感觉信任和舒适的咨询环境。对某些特殊患者应单设一个比较隐蔽的咨询环境，以便为特殊患者（如计划生育、妇产科、泌尿科、皮肤性病科患者）咨询，使患者放心、大胆地提出问题。

2. 咨询方式　咨询方式主要有面对面交流、电话咨询、网络咨询、专题讲座等，药师也可以通过药讯、制作合理用药图片、宣传手册、简报、光盘等方式进行用药教育。

3. 患者用药咨询服务　患者咨询的内容一般可分为：

（1）药品名称　包括通用名、商品名、别名。

（2）适应病证　药品适应病证与患者病情相对应。

（3）用药禁忌　各种禁忌，包括证候禁忌、配伍禁忌、饮食禁忌等。

（4）用药方法　包括口服药品的正确服用方法、服用时间和用药前的特殊提示；栓剂、滴眼剂、气雾剂等外用剂型的正确使用方法；缓释制剂、控释制剂、肠溶制剂等特殊剂型的用法；如何避免漏服药物，以及漏服后的补救方法。

（5）用药剂量　包括首次剂量、维持剂量；每日用药次数、间隔；疗程。

（6）服药后预计疗效及起效时间、维持时间。

（7）药品的不良反应与药物相互作用。

（8）有否替代药物或其他疗法。

（9）药品的鉴定辨识、贮存和有效期。

（10）药品价格、报销，是否进入医疗保险报销目录等。

4. 医师用药咨询服务　执业药师可从以下几个方面向医师提供用药咨询服务。

（1）新药信息。

（2）合理用药信息。

（3）药品不良反应。

（4）药物相互作用和禁忌证。

5. 护士用药咨询服务　主要为护理人员提供有关药物的配伍、配伍禁忌、剂量、用法，注射剂配置溶媒、浓度和输液滴注速度以及输液药物的稳定性和配伍的理化变化、药品的保管等信息服务。

6. 公众用药教育　执业药师还可对患者及公众开展药学教育，针对其提出的问题作出回答或解释，教育公众正确看待药物，指导患者及公众读懂药品说明书。

真题回放

多项选择题：执业药师承接患者咨询的内容主要有（2014）

A. 用药方法　　B. 用药剂量

C. 药品不良反应　　D. 药品相互作用

E. 汤剂煎煮方法

[答案] ABCDE

易错题解析

1. 最佳选择题：下列那一项是患者最常见的咨询方式

A. 专题讲座　　B. 网络咨询

C. 科普资源　　D. 电话咨询

E. 面对面交流

[答案与解析] E。虽然目前通讯、网络等手段越来越发达，电话咨询、网络咨询有增多趋势，但面对面交流依然是用药咨询最常见的方式，也是最有效的交流方式之一。

2. 最佳选择题：用药咨询面对的对象不同，咨询内容有所偏重，医师咨询的主要内容不包括

A. 新药信息　　B. 合理用药信息

C. 注射剂的滴注速度　　D. 药品不良反应

E. 药物相互作用和禁忌证

[答案与解析] C。面对医师的用药咨询，主要内容包括新药信息、合理用药信息、药品不良反应和药物相互作用和禁忌证等和临床处方相关的方面。而“注射剂的滴注速度”属于护士用药咨询的内容。

3. 多项选择题：患者用药咨询的环境要求有

A. 紧邻门诊药房　　B. 标志明确

C. 环境舒适　　D. 适当隐秘

E. 有一些必备用品

[答案与解析] ABCDE。咨询环境一般要求为紧邻门诊药房或药店大堂，设置清楚的咨询处标识。咨询环境应舒适，并相对安静，较少受外界干扰，创造一个让患者感觉信任和舒适的咨询环境。对某些特殊患者应单设一个比较隐蔽的咨询环境，以便为特殊患者（如计划生育、妇产科、泌尿科、皮肤性病科患者）咨询，使患者放心、大胆地提出问题。同时，咨询台应准备药学、医学的参考资料、书籍以及面对患者发放的医药科普宣传资料。有条件的单位可以配备装有数据库的计算机及打印机，可当场打印患者所需文件。

4. 多项选择题：面对患者，药学服务的重要人群有

A. 终身用药者　　B. 血液透析者

C. 过敏体质者　　D. 肝肾功能不全者

E. 用药后易出现不良反应者

［答案与解析］ABCDE。药学服务的对象是广大公众，包括患者及家属、医护人员和卫生工作者、药品消费者和健康人群。其中尤为重要的人群包括：①用药周期长的慢性病患者，或许长期或终身用药者；②病情或用药复杂，患有多种疾病，需同时合并应用多种药品者；③特殊人群，如特殊体质者（缺乏葡萄糖-6-磷酸脱氢酶者）、肝肾功能不全者、过敏体质者、小儿、老年人、妊娠及哺乳期妇女、血液透析者等；④用药效果不佳，需要重新选择药品或调整用药方案、剂量、方法者；⑤用药后易出现明显的药品不良反应者；⑥应用特殊剂型、特殊给药途径、药物治疗窗窄需做监测者。

关键点提示

1. 重点关注咨询环境要求。
2. 掌握各种咨询方式的特点及患者咨询的主要内容。

考点5 咨询技巧

1. 沟通技巧　包括认真聆听、注意语言的表达、注意非语言的运用、注意掌握时间等，尤其要关注特殊用药人群，如婴幼儿、老年人、少数民族和国外来宾等，需要特别详细提示服用药品的方法。

2. 投诉应对　在药学服务过程中，经常遇到的棘手问题是接待和处理患者的投诉。患者投诉在一定意义上属于危机事件，需要及时处理。

（1）投诉的类型：包括服务态度和质量、药品数量、药品质量、退药、用药后发生严重不良反应、价格异议等。对于用药后发生严重不良反应一类的投诉，应会同临床共同应对，原则上应先处理不良反应，减轻对患者造成的伤害。

（2）患者投诉的处理：选择合适的地点、合适的人员进行处理，注意接待时的举止行为，使用适当的方式和语言，同时还要注意保存有形的证据，如处方、清单、病历或电脑存储的相关信息，以应对患者的投诉。

真题回放

最佳选择题：若患者用药后发生严重不良反应，执业药师应首选应对措施是（2013）

A. 检查药品质量　　B. 退药息事

C. 处置不良反应　　D. 赔偿患者

E. 降价销售该药

［答案］C

关键点提示

1. 患者投诉在一定意义上属于危机事件，需要及时处理。
2. 对于用药后发生严重不良反应一类的投诉，应会同临床共同应对，原则上应先处理不良反应，减轻对患者造成的伤害。

考点6 应用药品的特殊提示

1. 需特殊提醒的用药人群　包括老年人、妊娠期及哺乳期妇女、婴幼儿和儿童、肾功能不全患者、肝功能不全患者。

2. 需特别提示的特殊情况

（1）患者同时使用2种或2种以上含同一成分的药品时或合并用药较多时。

（2）患者用药后出现不良反应时或既往曾发生过不良反应事件。

（3）患者依从性不好时或患者认为疗效不理想时或剂量不足以有效时。

（4）因病情需要处方中配药剂量超过规定剂量时（需医师双签字）；处方中用法用量与说明书不一致时；或非药品说明书中所指示的用法、用量、适应证时。

（5）超越说明书范围的适应证或超过说明书范围的使用剂量（需医师双签字确认）。

（6）患者正在使用的药物中有配伍禁忌或配伍不当时，如有明显配伍禁忌时应第一时间联系该医师以避免纠纷的发生。

（7）第一次使用该药的患者。

（8）近期药品说明书有修改（如商品名、适应证、剂量、有效期、贮存条件、药品不良反应）。

（9）患者所用的药品近期发现严重或罕见的不良反应。

（10）使用含有毒中药或有毒成分药品的患者。

（11）同一种药品有多种适应证或用药剂量范围较大或剂量接近阈值时。

（12）药品被重新分装而包装的标识物不清晰时。

（13）使用需特殊贮存条件的药品时或使用临近有效期药品时。

2. 需特别关注的问题　执业药师向患者提供咨询服务活动中，要注意到患者对信息的要求及解释上存在种族、文化背景、性别及年龄的差异并注意尊重患者的个人意愿。

真题回放

1. 最佳选择题：执业药师需作特别提醒的特殊情况是（2014）

A. 患者购买贵重药品

B. 患者购买非处方中成药

C. 患者购买的药品近期发现有严重不良反应

D. 患者购买长期维持治疗的药品

E. 患者购买按疗程治疗的药品

［答案］C

2. 多项选择题： 执业药师在咨询服务和用药指导过程中需特别提示的情形有（2015）

A. 首次使用的药品　　B. 多种药物合并应用
C. 使用含有毒成分的药品　　D. 处方用法与说明书不一致
E. 使用需特殊条件贮存的药品

［答案］ABCDE

3. 多项选择题： 患者选择非处方药时，执业药师需要特殊指导的人群有（2013）

A. 孕妇　　B. 儿童　　C. 老年人　　D. 哺乳期妇女
E. 普通感冒患者

［答案］ABCD

易错题解析

多项选择题： 患者购药，执业药师必须提醒的是

A. 购药品种多时　　B. 购买贵重药品时
C. 有过用药不良反应史　　D. 有特殊用法、用量需要注意的
E. 近期说明书有改变的

［答案与解析］ACDE。购买贵重药品不在执业药师必须提醒的范围内。

关键点提示

掌握执业药师在咨询服务和用药指导过程中需特别提示的事项。

第七章

中药调剂操作的基本技能知识

第一节　中药处方

考点1 处方格式及处方常用术语

1. 处方格式　中药处方由下列三部分组成。

（1）前记：包括医疗机构名称、费别、患者姓名、性别、年龄、门诊或住院病历号、科别或病区和床位号、中医临床诊断及开具日期等，并可添列特殊要求的项目。中医诊断包括病名和证型（病名不明确的可不写病名），应填写清晰、完整，并与病历记载相一致。

（2）正文：以 Rp 或 R（拉丁文 Recipe“请取”的缩写）标示，分列药品名称、数量、用量、用法，中成药还应当标明剂型、规格。

（3）后记：医师签名或者加盖专用签章，药品金额以及审核、调配、核对、发药药师签名或者加盖专用签章。

2. 处方中与药名有关的术语

（1）炮制类：采用不同的方法炮制中药，可获得不同的作用和疗效。医师根据医疗需要，提出不同的炮制要求。如酒蒸大黄，能缓和其泻下作用；蜜炙麻黄，能缓和其辛散之性，增强其止咳平喘功效；炒山药，能增强其健脾止泻作用。

（2）修治类：修治是除去杂质和非药用部分，以洁净药材，保证其符合医疗需要。如远志去心、山茱萸去核、乌梢蛇去头去鳞片等。

（3）产地类：中药讲究地道药材，医师在药名前常标明产地。如怀山药、田三七、东阿胶、杭白芍、江枳壳等。

（4）品质类：如明天麻、子黄芩、左牡蛎、左秦艽、金毛狗脊、鹅枳实、马蹄决明、九孔石决明等。

（5）采时、新陈类：药材的质量与采收季节密切相关，有的以新鲜者为佳，有的以陈久者为佳。如绵茵陈（质嫩）、陈香橼、陈佛手、陈皮、嫩桂枝、鲜芦根、鲜茅根、霜桑叶等。

（6）颜色、气味类：药材的颜色和气味也与质量密切相关。如紫丹参、香白芷、苦杏仁等。

3. 处方中与调剂有关的术语

（1）中药调剂：指调剂人根据医师处方，按照配方程序和原则，及时、准确地调配和发放药剂的一项操作技术，包括中药饮片调剂和中成药的调剂。中药调剂是中医药学的重要组成部分，古籍中的“和药分剂”“合和”“合剂”等均属于中药调剂的范畴。

（2）饮片用量：一般以g为单位，按干品重量计算，鲜品使用时，药品名称前要注明“鲜”。

（3）饮片常规用量：指成人一日常用剂量，饮片用量的规定常规为一个数值范围，如黄芪9~30g。

（4）脚注：根据治疗的需要和饮片的性质，医师在汤剂处方时会对某味药物的煎煮方式或用法提出简明要求，用简明的词语指示药剂人员在调剂时要采取特定的处理方法，是对饮片复方中某单味药的特殊医嘱。脚注的内容包含特殊调剂方法、保存方法、煎法、服法等。

（5）小包装中药饮片：是一种新型饮片包装和调剂形式。将传统饮片按固定剂量分装，便于调剂分剂，降低调剂误差。

4. 处方中与煎煮等有关的术语

（1）脚注：属于特殊医嘱，常见的有单包、配方用、先煎、后下、包煎、另煎、打碎、冲服、煎汤代水等。

（2）煎药量：煎药应使用符合国家卫生标准的饮用水。煎药量应当根据儿童和成人分别确定。儿童每剂一般煎至100~300ml，成人每剂一般煎至400~600ml，一般每剂按两份等量分装，或遵医嘱。

（3）煎药方法：可以采用传统的煎药器具，如砂锅、不锈钢锅等单剂煎煮；也可以采用煎药机，在常压状态下煎煮药物，煎药温度一般不超过100℃。中药一般煎取两次或遵医嘱。

真题回放

1. 多项选择题：医师处方在书写药名时，对药品产地提出要求的药名有（2014）

A. 怀山药　B. 陈香橼　C. 田三七　D. 杭白芍

E. 绵茵陈

［答案］ACD

2. 多项选择题：医师处方中，属于对饮片品质提出要求的药名有（2013）

A. 左秦艽　B. 鹅枳实　C. 左牡蛎　D. 川楝子

E. 金毛狗脊

［答案］ABCE

易错题解析

1. 多项选择题：对饮片产地提出要求的药名有

A. 杭白芍　B. 广藿香　C. 田三七　D. 紫丹参

E. 明天麻

［答案与解析］ABC。紫丹参属于颜色气味类，明天麻属于品质类，故D、E项有误。

2. 多项选择题： 中成药处方正文应含有

A. 患者姓名、年龄、性别、住址　B. 药品、名称、数量

C. 药品的用法、用量　D. 医师签字、药师签字

E. 药价

［答案与解析］BC。患者姓名、年龄、性别、住址等为处方前记的内容，医师签字、药师签字及药价等处方后记的内容，中药处方正文中分列药品名称、数量、用量、用法，中成药还应当标明剂型、规格，故选B、C。

3. 多项选择题： 处方后记包括

A. 日期　B. 医嘱　C. 医师签字　D. 药师签字

E. 药价

［答案与解析］CDE。处方后记应具医师签名或者加盖专用签章、药品金额以及审核、调配、核对、发药药师签名或者加盖专用签章，故C、D、E项正确。

关键点提示

1. 处方正文以Rp或R标示。

2. 处方后记主要包括医师签名或者加盖专用签章，药品金额以及审核、调配、核对、发药药师签名或者加盖专用签章。

3. 重点掌握医生处方中与药名有关的常用术语。

考点2 处方调剂的流程

1. 中药调剂流程一般可分为审方、计价、调配、复核和发药五个部分。

2. 药师调剂处方时必须做到“四查十对”，即查处方，对科别、姓名、年龄；查药品，对药名、剂型、规格、数量；查配伍禁忌，对药品性状和用法用量；查用药合理性，对临床诊断。

真题回放

最佳选择题： 调剂工作中第一个关键环节是（2010）

A. 审方　B. 计价　C. 调配　D. 复核

E. 发药

［答案］A

关键点提示

重点掌握中药调剂流程的5个环节以及调剂处方时“四查十对”的基本内容。

第二节　处方审核

考点3 处方审核的原则和要求

审方是调剂工作中第一个关键环节，应对处方所写的各项内容进行审核，

包括处方规范性审核和用药适宜性审核。在审方中必须注意以下几点。

1. 认真审查处方各项内容，包括处方前记、正文、后记是否清晰完整，并确认处方的合法性，对不规范处方或不能判定其合法性的处方不得调剂。对老年、妊娠期、儿童、肝肾功能异常等特殊人群的用药适宜性进行重点审核，如发现问题，应向处方医生或患者核对。

2. 药师审核处方后，认为存在用药不适宜时，如有妊娠禁忌、配伍禁忌、超剂量用药、超时间用药、服用方法有误、毒麻药使用违反规定等，应当告知处方医师，请其确认或者重新开具处方。

3. 药师发现严重不合理用药或者用药错误，应当拒绝调剂，及时告知处方医师，并应当记录，按照有关规定报告。

4. 处方一般以当日有效，特殊情况下需延长有效期的，由开具处方的医师注明有效期，但最长不得超过3天。

5. 药师不应擅自涂改医师处方所列的药味、剂量、处方旁注等。

真题回放

最佳选择题：处方一般当日有效，特殊情况下有效期可延长，但最长不得超过（2015）

A. 2天　　B. 3天　　C. 5天　　D. 7天
E. 10天

[答案] B

易错题解析

多项选择题：审方时应检查

A. 有无配伍禁忌药　　B. 有无超剂量用药
C. 有无妊娠禁忌药　　D. 有无药品质量问题
E. 有无超时间用药

[答案与解析] ABCE。审方是中药调剂的第一个关键环节，包括书写规范及合理用药两大方面。审方着重审查以下项目：①患者姓名、年龄、性别、处方日期、医师签字等是否清楚；②药名书写是否清楚准确，剂量是否超出正常量，对儿童及年老弱者尤需注意；③毒、麻药品处方是否符合规定；④处方中是否有“十八反”“十九畏”“妊娠禁忌”等配伍禁忌药存在；⑤需特殊处理的药物有否“脚注”，“并开药”是否明确等。

关键点提示

1. 对老年、妊娠期、儿童、肝肾功能异常等特殊人群处方的用药适宜性进行重点审核。

2. 对不规范处方或不能判定其合法性的处方不得调剂。

3. 处方一般以当日有效，特殊情况下需延长有效期的，由开具处方的医师注明有效期，但最长不得超过3天。

考点4 处方规范性内容与要求

1. 中药饮片处方书写要求

（1）应当体现“君、臣、佐、使”的特点要求。

（2）名称应当按《中华人民共和国药典》规定准确使用，《中华人民共和国药典》没有规定的，应当按照本省（区、市）或本单位中药饮片处方用名与调剂给付的规定书写。

（3）剂量使用法定剂量单位，用阿拉伯数字书写，原则上应当以克（g）为单位，“g”（单位名称）紧随数值后。

（4）调剂、煎煮的特殊要求注明在药品右上方，并加括号，如打碎、先煎、后下等。

（5）对饮片的产地、炮制有特殊要求的，应当在药品名称之前写明。

（6）根据整张处方中药味多少选择每行排列的药味数，并原则上要求横排及上下排列整齐。

（7）中药饮片用法用量应当符合《中华人民共和国药典》规定，无配伍禁忌。有配伍禁忌和超剂量使用时应当在药品上方再次签名。

（8）中药饮片剂数应当以“剂”为单位。

（9）处方用法用量紧随剂数之后，包括每日剂量、采用剂型（水煎煮、酒泡、打粉、制丸、装胶囊等）、每剂分几次服用、用药方法（内服、外用等）、服用要求（温服、凉服、顿服、慢服、饭前服、饭后服、空腹服等）等内容。

（10）按毒麻药品管理的中药饮片的使用应当严格遵守有关法律、法规和规章的规定。

2. 中成药处方的书写要求

（1）按照中医诊断（包括病名和证型）结果，辨证或辨证辨病结合选用适宜的中成药。

（2）中成药名称应当使用经药品监督管理部门批准并公布的药品通用名称，医院中药制剂名称应当使用经省级药品监督管理部门批准的名称。

（3）用法用量应当按照药品说明书规定的常规用法用量使用，特殊情况需要超剂量使用时，应当注明原因并再次签名。

（4）片剂、丸剂、胶囊剂、颗粒剂分别以片、丸、粒、袋为单位，软膏及乳膏剂以支、盒单位，溶液制剂、注射剂以支、瓶为单位，应当注明剂量。

（5）每张处方不得超过5种药品，每一种药品应当分行顶格书写，药性峻烈的或含毒性成分的药物应当避免重复使用，功能相同或基本相同的中成药不宜叠加使用。

（6）中药注射剂应单独开具处方。

易错题解析

多项选择题：关于处方的书写，正确的是

A. 名称应当按《中华人民共和国药典》规定准确使用

B. 剂量使用法定剂量单位，原则上以克（g）为单位

C. 中药饮片剂数应当以“剂”为单位

D. 中药注射剂应单独开具处方

E. 中成药每张处方不得超过 3 种药品

［答案与解析］ABCD。ABCD 项均为处方规范要求项目，中成药每张处方不得超过 5 种药品，而非 3 种药品，故 E 项有误。

关键点提示

1. 有配伍禁忌和超剂量使用时医师应当在药品上方再次签名。
2. 中药注射剂应单独开具处方。

考点 5 处方的药品用名与处方应付

1. 饮片处方的药品名称

（1）中药饮片的正名和别名

中药正名是中药的规范化名称，是以《中国药典》、《药品标准》或《炮制规范》（均为现行版）为依据。除正名以外的名称为别名。常见重点及易混淆中药的正名与相关别名见表 7-1。

表 7-1 重点及易混淆中药的正名与相关别名

正名	别名	正名	别名
千金子	续随子	牛蒡子	鼠黏子
茺蔚子	益母草子、坤草子	重楼	七叶一枝花、蚤休、草河车
山豆根	南豆根	马钱子	番木鳖、马前子
槟榔	海南子、大腹子	首乌藤	夜交藤
牵牛子	黑白丑	香附	莎草根
淫羊藿	仙灵脾	益母草	坤草、茺蔚、益明
大黄	川军、生军、锦纹、将军	前胡	岩风
茜草	血见愁	海螵蛸	乌贼骨
蛇蜕	龙衣	藜芦	山葱、鹿葱
穿山甲	山甲珠、炮山甲、鲮鲤	三七	滇七、金不换
山茱萸	枣皮	杜仲	木绵
辛夷	木笔花	青果	橄榄

续表

正名	别　名	正名	别　名
佩兰	省头草、醒头草	甘草	皮草
补骨脂	破故纸	蒺藜	刺蒺藜、白蒺藜
沙苑子	沙苑蒺藜、潼蒺藜	西红花	藏红花、番红花
红花	草红花、红蓝花	瓜蒌	药瓜
北沙参	辽沙参、东沙参、莱阳沙参	南沙参	泡沙参、空沙参、白纱参
天冬	天门冬、明门冬	百部	野天门冬
艾叶	灸草、冰台	龙眼肉	益智
大血藤	红藤	拳参	紫参
丹参	紫丹参、赤参	木蝴蝶	云故纸、白故纸

（2）饮片的并开药名

并开药名是指将 2~3 种疗效基本相似或有协同作用的饮片缩写在一起而构成并开药品。常见重点中药饮片的并开药名见表 7-2。

表 7-2　常见重点中药饮片的并开药名

处方药名	调配应付	处方药名	调配应付
二母	知母、贝母	腹皮子	大腹皮、生槟榔
二乌	制川乌、制草乌	荷叶梗	荷叶、荷梗
二蒺藜	刺蒺藜、沙苑子	焦四仙	焦山楂、焦神曲、 焦麦芽、焦槟榔
潼白蒺藜	沙苑子、刺蒺藜	龙牡	煅龙骨、煅牡蛎
二地丁	蒲公英、紫花地丁	全紫苏	紫苏子、紫苏叶、紫苏梗
全藿香	藿香叶、藿香梗	谷麦芽	炒谷芽、炒麦芽
棱术	三棱、莪术	砂蔻	砂仁、蔻仁
芦茅根	芦根、茅根		

2. 饮片的处方　应付系指调剂人员根据医师处方的要求，选用符合规格标准的药物进行处方调配。处方应付一般包括中药别名和并开药应付、中药炮制品应付。

（1）常见的处方应付实例

①处方直接写药名（或炒），需调配清炒品，如紫苏子、莱菔子、谷芽、麦

芽、王不留行、酸枣仁、蔓荆子、苍耳子、牛蒡子、白芥子等。

②处方直接写药名（或炒），需调配麸炒品，如僵蚕、白术、枳壳等。

③处方直接写药名（或制），需调配炮制品，如草乌（水制）、川乌（水制）、天南星（矾制）、附子（炮制）、吴茱萸（甘草水制）、远志（甘草水制去心）、厚朴（姜制）、何首乌等。

④处方直接写药名（或炒或炙），需调配烫制品，如龟甲、鳖甲、穿山甲等。

⑤处方直接写药名（或煅），需调配煅制品，如花蕊石、钟乳石、自然铜、金礞石、青礞石、瓦楞子等。

⑥处方直接写药名（或炒或炭），需调配炭制品，如干漆、炮姜、地榆、侧柏叶、蒲黄等。

⑦处方直接写药名（或炒或炙），需调配蜜炙品，如枇杷叶、马兜铃等。

⑧处方直接写药名（或炒或炙），需调配醋炙品，如延胡索等。

⑨处方直接写药名（或炒或炙），需调配盐炙品，如补骨脂、益智仁等。

（2）处方注明炮制要求的，则按要求调配。

①处方药名注酒炒，需调配酒炒品，如酒黄芩、酒当归等。

②处方药名注焦，需调配炒焦品，如焦麦芽、焦谷芽、焦山楂、焦栀子等。

③处方药名注姜制，需调配姜制品，如姜半夏等。

④处方药名注霜，需调配霜制品，如柏子仁霜等。

⑤处方药名注煨，需调配煨制品，如煨木香等。

⑥有些处方药味未注明炮制要求，对于生品制品同存或一品多制的药味品种，据处方上的中医诊断和方剂内容判定给付何种药味。如处方写黄芪，用于补气升阳，则给付炙黄芪；用于固表止汗，则给付生黄芪。

3. 中成药的处方用名中成药名称应当使用经药品监督管理部门批准并公布的药品通用名称，院内中药制剂名称应当使用经省级药品监督管理部门批准的名称。

真题回放

最佳选择题：处方药名枇杷叶，调配应当付的是（2015）

A. 生品　　B. 酒炙品　　C. 蜜炙品　　D. 醋炙品

E. 姜炙品

［答案］C

易错题解析

1. 最佳选择题：七叶一枝花的正名是

A. 草河车　　B. 紫河车　　C. 蚤休　　D. 三七花

E. 重楼

［答案与解析］E。重楼的别名有七叶一枝花、蚤休、草河车等。

2. 最佳选择题：处方中写焦四仙，应付

A. 焦山楂、焦神曲、焦麦芽、焦白术

B. 焦神曲、焦山楂、焦麦芽、焦苍术

C. 焦麦芽、焦白术、焦山楂、焦槟榔

D. 焦谷芽、焦栀子、焦白术、焦山楂

E. 焦山楂、焦神曲、焦麦芽、焦槟榔

［答案与解析］E。本题考查常见中药饮片的并开药名。处方中写焦四仙，应付焦山楂、焦神曲、焦麦芽、焦槟榔，故选E。

关键点提示

重点及易混淆中药的正名与相关别名、饮片的并开药名均为重要考点，需熟练掌握。

考点6 处方的用法用量

1. 饮片处方的服用

（1）内服汤剂

①药液温度：一般汤剂应在温而不凉时服用，但热性病者应冷服，而寒性病者应热服。

②服用次数：每剂药物一般煎药汁2次，有些滋补药也可以煎3次。若遇到患急性病，或高热不退、四肢冰冷等病情危急的病人，应以重剂量急救，可以一日2~3剂，并且昼夜观察酌情增减。如病缓者一天服一煎，病情紧急者可一次顿服，重病、急病者可隔4小时服药1次，以使药效持续。呕吐的患者或小儿宜小量频服。遇到复杂病理变化须根据医嘱或特定服法，以适应病情的需要。代茶饮则不拘时频服。

③服药时间：根据病情和药效，服药时间有饭前、饭后和早晚的区别。一般药物宜于饭后服，滋补药宜饭前服，驱虫和泻下药宜空腹服，安眠药宜睡前服，抗疟药宜在发作前1~2小时服用，健胃药和对胃肠刺激性较大的药物宜饭后服。重病者不拘时间，迅速服用，有的也可煎汤代茶饮。昏迷的病人吞咽困难可用鼻饲法。

（2）外用汤剂：汤剂的外用主要是利用药物与皮肤接触从而达到“外治内效”。常见的有熏蒸法（以药物加水煎汤利用“蒸气”来熏蒸局部或肌体）、洗浸法（用适当药物煎液或浸液来洗浸）。

（3）汤剂的煎出量：汤剂内服一般采取二煎煎法，有些滋补药可以煎三次，每煎得药液约200ml，合并煎液后分2~3次服用。如果是老年人、久病体弱、儿童、需控制入液量或鼻饲的患者，可将药液适当浓缩至每剂50~200ml。代茶饮可取煎煮或浸泡药液1000ml以上。

2. 中成药的用法用量　药物可通过口服胃肠道吸收、黏膜吸收、透皮吸收和注射吸收。中成药的主要用法有内服和外用。

（1）中成药的内服用法：一般中成药均以温开水送服，但有的中成药用配伍适当的“药引”送服，以增强疗效或起协同作用。黄酒因其味辛性温，具有温通经络、活血散瘀的作用，故常被作为“药引”，如活血止痛散、牛黄醒消丸、跌打丸、七厘散等可用黄酒送服，一般用量为15~20g。生姜具有散寒、温胃止呕作用，可用生姜切片煎汤作为“药引”，如藿香正气丸、附子理中丸等可用姜汤送服，以增强疗效。食盐味咸，能引药入肾，如六味地黄丸、大补阴丸等可用淡盐水送服，取其引药入肾，增强滋阴补肾的作用。清热导滞的至宝锭用焦三仙煎汤送服，以增强消导之功。治疗风热感冒的银翘解毒丸用鲜芦根煎汤送服，取其清热透表生津的协同作用。川芎茶调散用清茶送服，取其清热之效。四神丸、更衣丸用米汤送服，取其保护胃气等。

有的中成药需要含服，将中成药含于口中，使其缓缓溶解和发挥疗效后再咽下，以便迅速发挥药效，如速效救心丸、六神丸、西瓜霜片等。医师根据病情需要，有时也可将中成药入汤剂煎煮以增强疗效，如六一散、益元散、左金丸、越鞠丸等。

（2）中成药的外用方法：中成药的外用方法主要有调敷患处、涂患处、撒布患处、吹布患处等。一般外用药不可内服，特别是含有毒性药物的外用药更应注意，以免发生事故；即使有的中成药既可内服，又可外用，但在临床使用时，也必须注意其用法和用量，以确保安全用药。

（3）特殊剂型中成药的正确使用

①滴丸：服用滴丸时应注意剂量不能过大，宜以少量温开水送服，有些可直接含于舌下。

②软膏剂：涂敷前将皮肤清洗干净；对有破损、溃烂、渗出的部位一般不要涂敷；涂布部位有烧灼或瘙痒、发红、肿胀、出疹等反应，应即停药，并将局部药物洗净；部分药物（尿素）涂后采用封包可增加药物的吸收，提高药物的疗效；不宜涂敷于口腔、眼结膜。

③滴眼剂：使用滴眼剂时宜注意用手指轻轻按压眼内眦，以防药液分流降低眼内局部用药浓度及药液经鼻泪管流入口腔而引起不适；若同时使用2种药液，宜间隔10分钟；角膜有溃疡或眼部有外伤或眼球手术后，滴药后不可压迫眼球，也不可拉高上眼睑；滴眼剂不宜多次打开使用，如药液出现浑浊或变色时，切勿再用；白天宜用滴眼剂滴眼，反复多次，临睡前应用眼膏剂涂敷，便于附着眼壁维持时间长，可保持夜间的浓度。

④眼膏剂：使用眼膏剂时，注意不要使眼膏管口直接接触眼或眼睑，多次开管和连续使用超过1个月的眼膏不要再用。

⑤鼻用喷雾剂：鼻用喷雾剂是专供鼻腔使用的气雾剂，其包装带有阀门，使用时挤压阀门，药液以雾状喷射出来，供鼻腔外用。1次喷入1~2揿或参阅

说明书的剂量，儿童1揿，1日3~4次，同时慢慢地用鼻子吸气；喷药后将头尽力向前倾，置于两膝之间，10秒后坐直，使药液流入咽部，用嘴呼吸。

⑥栓剂：栓剂因施用腔道的不同，分为直肠栓、阴道栓和尿道栓。阴道栓剂在给药后1~2小时内尽量不排尿，以免影响药效；应于入睡前给药，以便药物充分吸收，并可防止药栓遇热溶解后外流；月经期停用，有过敏史者慎用。直肠栓在夏季应用前宜将其置入冰水或冰箱中10~20分钟，待其基质变硬；用前在栓剂的顶端蘸少许液体石蜡、凡士林、植物油或润滑油；深度距肛门口幼儿约2cm，成人约3cm；在给药后1~2小时内尽量不解大便。因为栓剂在直肠的停留时间越长，吸收越完全。

⑦气雾剂：使用气雾剂时尽量将痰液咳出，口腔内的食物咽下；用前将气雾剂摇匀；准确掌握剂量，明确1次给药揿压几下；屏住呼吸约10~15秒，后用鼻子呼气；用温水清洗口腔或用0.9%氯化钠溶液漱口，喷雾后及时擦洗喷嘴。

真题回放

最佳选择题： 服用藿香正气丸宜选用的“药引”是（2015）

A. 姜汤　B. 米汤　C. 盐水　D. 黄酒

E. 芦根煎汤

［答案］A

易错题解析

1. 最佳选择题： 服用四神丸，宜用的“药引”是

A. 黄酒　B. 姜汤　C. 米汤　D. 盐水

E. 清茶

［答案与解析］C。四神丸、更衣丸用米汤送服，取其保护胃气。

2. 多项选择题： 关于服药时间的叙述正确的是

A. 一般药物宜于饭后服　B. 滋补药宜饭前服

C. 驱虫和泻下药宜空腹服　D. 安眠药宜睡前服

E. 重病者宜立即服用

［答案与解析］ABCDE。根据病情和药效，服药时间有饭前、饭后和早晚的区别。一般药物宜于饭后服，滋补药宜饭前服，驱虫和泻下药宜空腹服，安眠药宜睡前服，抗疟药宜在发作前1~2小时服用，健胃药和对胃肠刺激性较大的药物宜饭后服。重病者不拘时间，迅速服用，有的也可煎汤代茶饮。昏迷的病人吞咽困难可用鼻饲法。

关键点提示

1. 根据病情和药效，服药时间有饭前、饭后和早晚的区别，需掌握常用类型药物的服用时间。

2. 有的中成药用配伍适当的“药引”送服，以增强疗效或起协同作用，常用药引有黄酒、姜汤、淡盐水、鲜芦根煎汤、清茶、米汤等。

考点7 用药禁忌

1. 饮片的用药禁忌

（1）配伍禁忌：指有些药物相互配伍后能产生毒性反应或降低疗效。

①“十八反”配伍禁忌：本草明言十八反，半蒌贝蔹及攻乌。藻戟芫遂俱战草，诸参辛芍叛藜芦。十八反列述了三组相反药，即甘草反甘遂、京大戟、海藻、芫花，乌头（川乌、附子、草乌）反半夏、瓜蒌（全瓜蒌、瓜蒌皮、瓜蒌仁、天花粉）、贝母（川贝、浙贝）、白蔹、白及，藜芦反人参、南沙参、丹参、玄参、苦参、细辛、芍药（赤芍、白芍）。

②“十九畏”配伍禁忌：硫黄原是火中精，朴硝一见便相争。水银莫与砒霜见，狼毒最怕密陀僧。巴豆性烈最为上，偏与牵牛不顺情。丁香莫与郁金见，牙硝难合荆三棱。川乌草乌不顺犀，人参最怕五灵脂。官桂善能调冷气，若逢石脂便相欺。大凡修合看顺逆，炮爁炙煿莫相依。十九畏列述了九组十九味相反药，具体是：硫黄畏朴硝（包括芒硝、玄明粉），水银畏砒霜，狼毒畏密陀僧，巴豆（包括巴豆霜）畏牵牛子（包括黑丑、白丑），丁香（包括母丁香）畏郁金，川乌（包括附子）、草乌畏犀角，芒硝（包括玄明粉）畏三棱，官桂畏石脂，人参畏五灵脂。

（2）妊娠禁忌：能影响胎儿生长发育，甚至造成堕胎的中药为妊娠禁忌用药。现在临床又习惯将其分为禁忌用药与慎用药两大类。

①妊娠禁用药：多为剧毒或性能峻猛的中药，凡禁用的中药绝对不能使用。

《中国药典》（2015年版一部）收载的妊娠禁用中药有：丁公藤、三棱、干漆、土鳖虫、大皂角、千金子、千金子霜、川乌、马钱子、马钱子粉、马兜铃、天山雪莲、天仙子、天仙藤、巴豆、巴豆霜、水蛭、甘遂、朱砂、全蝎、红粉、芫花、两头尖、阿魏、京大戟、闹羊花、草乌、牵牛子、轻粉、洋金花、莪术、猪牙皂、商陆、斑蝥、雄黄、黑种草子、蜈蚣、罂粟壳、麝香。

②妊娠慎用药：一般包括活血祛瘀、破气行滞、攻下通便、辛热及滑利类的中药，在没有特殊需要时应尽量避免使用。

《中国药典》（2015年版一部）收载的妊娠慎用中药有：人工牛黄、三七、大黄、川牛膝、制川乌、小驳骨、飞扬草、王不留行、天花粉、天南星、制天南星、天然冰片（右旋龙脑）、木鳖子、牛黄、牛膝、片姜黄、艾片（左旋龙脑）、白附子、玄明粉、芒硝、西红花、肉桂、华山参、冰片（合成龙脑）、红花、芦荟、苏木、牡丹皮、体外培育牛黄、皂矾、没药、附子、苦楝皮、郁李仁、虎杖、金铁锁、乳香、卷柏、制草乌、草乌叶、枳壳、枳实、禹州漏芦、禹余粮、急性子、穿山甲、桂枝、桃仁、凌霄花、益母草、通草、黄蜀葵花、常山、硫黄、番泻叶、蒲黄、漏芦、赭石、薏苡仁、瞿麦、蟾酥。

（3）饮食禁忌：病人在服药或用药期间，对某些食物不宜同时进服，称为服药禁忌，即通常所说的“忌口”。如古人曾认为常山忌葱，地黄、首乌忌葱、蒜、白萝卜，人参忌白萝卜，薄荷忌鳖肉，茯苓忌醋，鳖甲忌苋菜，蜜忌生葱。

寒性病服温热药时要忌生冷食物；热性病服寒凉药时要忌食辛辣食物。服镇静安神药时，忌食辛辣、酒、浓茶等刺激和兴奋中枢神经的食物。服人参等滋补药时要忌饮茶，高热患者忌食油。另外，由于疾病关系，在服药期间，凡属生冷、黏腻、腥臭等不易消化及有特殊刺激的食物，都应根据病情予以避免。

（4）证候禁忌：指某类或某种中药不适用于某类或某种证候，在使用时应予以避忌的，又名病证禁忌。如体虚多汗者，忌用发汗药，以免加重出汗而伤阴津；阳虚里寒者，忌用寒凉药，以免再伤阳生寒；阴虚内热者，慎用苦寒清热药，以免苦燥伤阴；脾胃虚寒、大便溏稀者，忌用苦寒或泻下药，以免再伤脾胃；阴虚津亏者，忌用淡渗利湿药，以免加重津液的耗伤；火热内炽和阴虚火旺者，忌用温热药，以免助热伤阴；妇女月经过多及崩漏者，忌用破血逐瘀之品，以免加重出血；脱证神昏者，忌用香窜的开窍药，以免耗气伤正；邪实而正不虚者，忌用补虚药，以免闭门留邪；表邪未解者，忌用固表止汗药，以免妨碍发汗解表；湿热泻痢者，忌用涩肠止泻药，以免妨碍清热解毒、燥湿止痢；体虚多汗者忌用发汗力较强的麻黄；虚喘、高血压及失眠患者，慎用麻黄；湿盛胀满、水肿患者，忌用甘草；麻疹已透及阴虚火旺者，忌用升麻；有肝功能障碍者，忌用黄药子；肾病患者，忌用马兜铃；哺乳期妇女不宜大量使用麦芽等。

2. 中成药的用药宜忌

（1）应根据患者的体质强弱、病情轻重缓急及各种剂型的特点，选择适宜的剂型。

（2）对于有明确使用剂量的，慎重超剂量使用。有使用剂量范围的中成药，老年人使用剂量应取偏小值。

（3）能口服给药的不采用注射给药，能肌内注射给药的不选用静脉注射或滴注给药。

（4）使用中药注射剂还应做到：用药前应仔细询问过敏史，对过敏体质者应慎用；严格按照药品说明书规定的功能主治使用，辨证施药，禁止超功能主治用药；中药注射剂应按照药品说明书推荐的剂量、调配要求、给药速度和疗程使用药品，不超剂量、过快滴注和长期连续用药；中药注射剂应单独使用，严禁混合配伍，谨慎联合用药，对长期使用的，在每疗程间要有一定的时间间隔；加强用药监护，用药过程中应密切观察用药反应，发现异常，立即停药，必要时采取积极救治措施。

（5）多种中成药的联合应用应遵循药效互补原则及增效减毒原则。功能相同或基本相同的中成药原则上不宜叠加使用。

（6）注意中成药的各药味、各成分间的配伍禁忌。药性峻烈的或含毒性成分的药物应避免重复使用。

（7）中药注射剂联合使用时，还应遵循以下原则：两种以上中药注射剂联合使用，符合中医传统配伍理论的要求，无配伍禁忌；谨慎联合用药，如确需联合使用时，应谨慎考虑中药注射剂的间隔时间以及药物相互作用等问题；需同时使用两种或两种以上中药注射剂，严禁混合配伍，应分开使用；除有特殊说明，中药注射剂不宜两个或两个以上品种同时共用一条通道。

（8）中成药与西药的联合使用时，应分开使用；应避免副作用相似的中西药联合使用，也应避免有不良相互作用的中西药联合使用。

（9）应谨慎中西药注射剂联合使用，充分考虑药物之间的相互作用，尽可能减少联用药物的种数和剂量，尽可能选择不同的给药途径（如穴位注射、静脉注射），谨慎考虑两种注射剂的使用间隔时间以及药物相互作用，严禁混合配伍。

（10）妊娠期妇女使用中成药，尽量采取口服途径给药，应慎重使用中药注射剂；根据中成药治疗效果，应尽量缩短妊娠期妇女用药疗程，及时减量或停药。

（11）儿童使用中成药宜优先选用儿童专用药，根据推荐剂量选择相应药量；非儿童专用中成药应结合具体病情，在保证有效性和安全性的前提下，根据儿童年龄与体重选择相应药量。一般情况 3 岁以内服 1/4 成人量，3~5 岁的可服 1/3 成人量，5~10 岁的可服 1/2 成人量，10 岁以上与成人量相差不大即可。含有较大的毒副作用成分的中成药，或者含有对小儿有特殊毒副作用成分的中成药，一般情况下不应使用。儿童患者应尽量采取口服或外用途径给药，慎重使用中药注射剂；根据治疗效果，应尽量缩短儿童用药疗程，及时减量或停药。

真题回放

最佳选择题：妊娠慎用的中药是（2015）

A. 桂枝　　B. 麻黄　　C. 防风　　D. 连翘

E. 黄芩

［答案］A

关键点提示

1. 十八反及十九畏的配伍禁忌要重点掌握。

2. 多种中成药的联合应用应遵循药效互补原则及增效减毒原则。

3. 《中国药典》（2015 年版一部）收载的妊娠禁用中药、慎用中药要重点掌握。

第三节　处方调配与复核

考点8 饮片处方调配

1. 饮片斗谱安排

（1）高层：质地较轻且用量较少的药物，如月季花、白梅花与佛手花；玫瑰花、代代花与厚朴花；地骨皮、千年健与五加皮；络石藤、青风藤与海风藤；密蒙花、谷精草与木贼草等。

（2）中上层：常用药物，如黄芪、党参与甘草；当归、白芍与川芎；麦冬、天冬与北沙参；肉苁蓉、巴戟天与补骨脂；金银花、连翘与板蓝根；防风、荆芥与白芷；柴胡、葛根与升麻；砂仁、豆蔻与木香；黄芩、黄连与黄柏；厚朴、香附与延胡索；焦麦芽、焦山楂与焦神曲；酸枣仁、远志与柏子仁；苦杏仁、桔梗与桑白皮；天麻、钩藤与蒺藜；陈皮、枳壳与枳实；附子、干姜与肉桂；山药、泽泻与牡丹皮等。

（3）较下层：质地沉重的矿石、化石、贝壳类和易污染的（炭药）药物，前者如磁石、赭石与紫石英；龙骨、龙齿与牡蛎；石决明、珍珠母与瓦楞子；石膏、寒水石与海蛤壳等。后者如藕节炭、茅根炭与地榆炭；大黄炭、黄芩炭与黄柏炭；艾炭、棕榈炭与蒲黄炭等。

（4）最底层：质地松泡且用量较大的药物，如芦根与茅根、茵陈与金钱草、白花蛇舌草与半枝莲、灯心草与通草、竹茹与丝瓜络、薄荷与桑叶、荷叶与荷梗。

（5）可同放于一药斗中的药物：经常一起配伍应用、同一药物的不同炮制品、性能相似、处方的药对，如麻黄、桂枝；酸枣仁、远志；射干、北豆根；党参、黄芪；桃仁、红花；杜仲、续断；陈皮、青皮；泽泻、猪苓；山药、薏苡仁；板蓝根、大青叶；辛夷、苍耳子；火麻仁、郁李仁；羌活、独活；苍术、白术；麦冬、天冬；川乌、草乌；知母、浙贝母；蒲公英、紫花地丁；萹蓄、瞿麦；三棱、莪术；乳香、没药；小茴香、橘核。

（6）不可同放于一个斗中的药物：属于配伍禁忌的药物，或外观形状相似但功效不同的饮片，或药名相近但性味功效不同的饮片，或同一植物来源但不同部位入药的并且功效不相同的饮片，如甘草与京大戟、甘遂、芫花，藜芦与丹参、南沙参、玄参、苦参、白芍、赤芍、细辛，乌头类（附子、川乌及草乌）与半夏的各种炮制品、瓜蒌（瓜蒌皮、瓜蒌子、瓜蒌仁及天花粉），丁香（包括母丁香）与郁金（黄郁金、黑郁金），芒硝（包括玄明粉）与荆三棱，肉桂（官桂）与石脂（赤石脂），蒲黄与海金沙，紫苏子与菟丝子，山药与天花粉，杏仁与桃仁，厚朴与海桐皮，荆芥与紫苏叶，大蓟与小蓟，炙甘草与炙黄芪，当归与独活，制南星与象贝（浙贝），菟丝子与苏子，熟地与黄精，知母与玉竹，蛇床子与地肤子，玫瑰花与月季花，血余炭与干漆炭，韭菜子与葱子等，附子与白附子，藜芦与漏芦，天葵子与冬葵子等，麻黄与麻黄根。

（7）宜存放在加盖的瓷罐中的药物：如熟地黄、龙眼肉、青黛、玄明粉、松花粉、生蒲黄、乳香面、没药面、儿茶面、血竭面等。

（8）专柜存放专人管理：贵细药品，如牛黄、麝香、西红花、人参、西洋参、羚羊角、鹿茸、珍珠、冬虫夏草、海龙、海马等。

此外，有恶劣气味的药物不能与其他药物装于一个药斗中，如阿魏、鸡矢藤等。毒性中药和麻醉中药应按照有关规定存放，绝不能放于一般药斗内，必须专柜、专锁、专账、专人管理，严防意外事故的发生。

2. 饮片调剂 用具中药计量工具是中药称重的衡器，中药调剂工作中最常用的是传统的戥称（又称戥子），其次是分厘戥、盘秤、勾秤、台秤、天平及字盘秤，乃至现代电子秤的使用。所用衡器必须定期计量强检。

3. 药味调配要求

（1）一方多剂的处方应按“等量递减”“逐剂复戥”的原则进行称量分配。为便于核对，要按处方药味所列的顺序调配，间隔平放，不可混放一堆。

（2）对体积松泡而量大的饮片如通草、灯心草等应先称，以免覆盖前药。

（3）对黏度大的饮片如瓜蒌、熟地黄等应后称，放于其他饮片之上，以免沾染包装用纸。

（4）不准生炙不分，以生代炙。对处方未注明“生用”的，应给付炮制品。

（5）调配含有毒性中药饮片的处方，每次处方剂量不得超过 2 日极量。

（6）处方中有需要特殊处理的药品，如先煎、后下、包煎、冲服、烊化、另煎等，要单包成小包并注明用法；鲜药应分剂量单包成小包。矿物类、动物贝壳类、果实种子类等质地坚硬的药品，需碾碎、捣碎后再分剂量调配。

真题回放

1. 最佳选择题： 功效不同，不能装于同一个药斗的饮片是（2014）

A. 板蓝根与大青叶　　B. 当归与川芎

C. 萹蓄与瞿麦　　D. 当归与独活

E. 牡丹皮与赤芍

［答案］D

2. 最佳选择题： 不宜装于同一个药斗的药组是（2013）

A. 泽泻与猪苓　　B. 桔梗与前胡

C. 当归与川芎　　D. 三棱与莪术

E. 熟地黄与黄精

［答案］E

易错题解析

1. 最佳选择题：性能类似，宜放于同一药斗的是

A. 苍术、白术　　B. 生首乌、制首乌

C. 桔梗、前胡　　D. 生甘草、炙甘草

E. 知母、浙贝母

［答案与解析］C。本题考查中药斗谱编排原则。性能类似，宜放于同一药斗的是桔梗、前胡。按处方常用的“药对”药物排列，如苍术和白术、知母和浙贝母等。同一药物的不同炮制品，常放在同一斗中，如生首乌和制首乌、生甘草和炙甘草。

2. 最佳选择题：宜放在药斗架最底层的药是

A. 白梅花与佛手花　　B. 谷精草与木贼草

C. 茵陈与金钱草　　D. 肉苁蓉与巴戟天

E. 焦山楂与焦神曲

［答案与解析］C。质地松泡且用量较大的药物，多放在药架最底层的大药斗中，如芦根和茅根；茵陈与金钱草；薄荷与桑叶等。白梅花与佛手花、谷精草与木贼草为质地较轻或用量较少的药物，多放在斗架高层。肉苁蓉与巴戟天、焦山楂与焦神曲为常用药物，放在斗架的中上层。

关键点提示

掌握饮片斗谱编排基本原则。

考点9 中成药处方调配

1. 中成药处方调配的注意事项

（1）调配中成药仍应遵从前述的调配工作制度，严格按审方、计价、调配、复核和发药程序进行。

（2）中成药的调配必须注意药品的有效期。药品必须在有效期内使用。

（3）与单味中药一样，有些中成药也会损伤胎儿及母体，妊娠妇女应当有所避忌。

2. 妊娠禁用的中成药　《中国药典》收载的妊娠禁用、忌用的主要品种有：二十七味定坤丸、十一味能消丸、十二味翼首散、十香返生丸、十滴水（软胶囊）、七厘胶囊（散）、人参再造丸、九气拈痛丸、九分散、九味肝泰胶囊、九制大黄丸、三七片、三七伤药片（胶囊、颗粒）、三七血伤宁胶囊、三两半药酒、大七厘散、大川芎口服液、大黄清胃丸、大黄䗪虫丸、山楂化滞丸、小金丸（片、胶囊）、小活络丸、马钱子散、开胸顺气丸（胶囊）、天菊脑安胶囊、天麻祛风补片、天舒胶囊、云南白药（胶囊）、云香祛风止痛酊、木瓜丸、木香槟榔丸、五味麝香丸、比拜克胶囊、止咳宝片、止痛化癥胶囊（片）、止痛

紫金丸、少腹逐瘀丸、中华跌打丸、牛黄至宝丸、牛黄消炎片、牛黄清宫丸、牛黄解毒丸（片、软胶囊、胶囊）、片仔癀（胶囊）、化癥回生片、丹桂香颗粒、丹蒌片、风湿马钱片、风湿定片、风湿骨痛胶囊、风寒双离拐片、乌梅丸、六味安消散（胶囊）、六味香连胶囊、心宁片、心脑康胶囊、心脑宁胶囊、心脑静片、心通口服液、心舒胶囊、玉泉胶囊（颗粒）、玉真散、龙泽熊胆胶囊、平消片（胶囊）、白蚀丸、瓜霜退热灵胶囊、冯了性风湿跌打药酒（禁内服、忌擦腹部）、地榆槐角丸、再造丸、西黄丸、当归龙荟丸、伤痛宁片、华佗再造丸、血府逐瘀胶囊（丸、口服液）、血美安胶囊、血栓心脉宁胶囊（片）、壮骨关节丸、壮骨伸筋胶囊、庆余辟瘟丹、关节止痛膏、安宫止血颗粒、如意定喘片、妇炎康片、妇科千金胶囊、妇科通经丸、红灵散、坎离砂、花红胶囊、芪冬颐心颗粒、芪蛭降糖胶囊、克咳片、克痢痧胶囊、苏合香丸、医痫丸、尪痹颗粒（片）、抗宫炎胶囊、抗栓再造丸、利胆排石片（颗粒）、利膈丸、伸筋丹胶囊、伸筋活络丸、肛泰软膏、龟龄集、沈阳红药胶囊、补肾益脑丸、灵宝护心丹、尿塞通片、阿魏化痞膏、附桂骨痛片（胶囊、颗粒）、纯阳正气丸、肾炎康复片、肾衰宁胶囊、国公酒、季德胜蛇药片、金佛止痛丸、金黄利胆胶囊、金蒲胶囊、乳块消片（胶囊、颗粒）、乳疾灵颗粒、乳癖散结胶囊、周氏回生丸、治伤胶囊、治咳川贝枇杷滴丸、参附强心丸、茵芪肝复颗粒、荡石胶囊、按摩软膏、胃肠复元膏、骨友灵搽剂、骨折挫伤胶囊、骨刺丸、骨刺宁胶囊、复方牛黄消炎胶囊、复方牛黄清胃丸、复方珍珠散、复方夏天无片、复方益肝丸、保妇康栓、追风透骨丸、独圣活血片、养血荣筋丸、活血止痛散、宫瘤清胶囊、冠心苏合丸、祛风止痛片、祛伤消肿酊、神香苏合丸、桂枝茯苓丸（片、胶囊）、根痛平颗粒、脑立清丸（胶囊）、狼疮丸、益心丸、益母丸、益母草口服液（颗粒、膏）、消肿止痛酊、消络痛片（胶囊）、消渴灵片、消糜栓、调经止痛片、通天口服液、通心络胶囊、通幽润燥丸、通窍镇痛散、通痹片、桑葛降脂丸、梅花点舌丸、控涎丸、银屑灵膏、得生丸、麻仁润肠丸、痔康片、清宁丸、清泻丸、清眩治瘫丸、清脑降压片（胶囊、颗粒）、清淋颗粒、颈复康颗粒、紫金锭、紫雪散、暑症片、跌打丸、跌打活血散、舒筋丸、舒筋活血定痛散、痧药、痛经丸、疏风定痛丸、暖脐膏、腰痛丸（片）、腰痛宁胶囊、腰痹通胶囊、瘀血痹胶囊（颗粒）、槟榔四消丸（大蜜丸、水丸）、鲜益母草胶囊、熊胆救心丸（熊胆救心丹）、醒脑再造胶囊、礞石滚痰丸、麝香风湿胶囊、麝香抗栓胶囊、麝香保心丸、麝香舒活搽剂（麝香舒活精）、麝香镇痛膏、蠲哮片。

3. 妊娠慎用的中成药 《中国药典》收载的妊娠慎用的主要品种有：十香止痛丸、三妙丸、三黄片、万氏牛黄清心丸、万应胶囊、万应锭、山玫胶囊、川芎茶调丸（散、片、颗粒）、女金丸、马应龙八宝眼膏、马应龙麝香痔疮膏、天麻丸、木瓜分气丸、木香顺气丸、五虎散、少林风湿跌打膏、牛黄上清丸（片、软胶囊、胶囊）、牛黄清心丸、气滞胃痛片（颗粒）、分清五淋丸、丹七片、丹红化瘀口服液、风痛安胶囊、乌军治胆片、乌蛇止痒丸、心可舒片、心荣口服液、正心泰片（胶囊）、四方胃片、四妙丸、白癜风胶囊、朴沉化郁丸、当归拈痛丸、竹沥达痰丸、伤湿止痛膏、华山参片、血脂康胶囊、灯台叶颗粒、安宫牛黄丸（散）、安宫降压丸、防风通圣丸（颗粒）、妇乐颗粒、妇炎净胶囊、妇科分清片、妇康宁片、芪冬颐心口服液、芪参益气滴丸、抗骨髓炎片、抗感口服液（颗粒）、利胆片、利鼻片、沉香化气丸、补脾益肠丸、附子理中丸（片）、枣仁安神胶囊、明目上清片、固本统血颗粒、乳宁颗粒、乳核散结片、乳康胶囊、乳增宁胶囊、乳癖消片（胶囊、颗粒）、京万红软膏、泻痢消胶囊、珍黄胶囊（珍黄丸）、荜铃胃痛颗粒、栀子金花丸、胃乃安胶囊、胃脘舒颗粒、胃康胶囊、骨仙片、复方大青叶合剂、复方川贝精片、复方丹参片（颗粒、滴丸）、复方血栓通胶囊、复方陈香胃片、复方青黛丸、复方珍珠暗疮片、复方蛤青片、复方滇鸡血藤膏（复方鸡血藤膏）、复明片、保心片、胆石通胶囊、独一味胶囊（片）、养心氏片、活血止痛膏、活血通脉片、穿龙骨刺片、冠心生脉口服液、祛风舒筋丸、祖师麻片、桂附理中丸、速效牛黄丸、夏天无片、健胃片、健脑丸（胶囊）、益脑宁片、消痤丸、消渴平片、烫伤油、诺迪康胶囊、通关散、通脉养心口服液、黄疸肝炎丸、黄连上清丸（片）、麻仁滋脾丸、痔宁片、痔炎消颗粒、清肺抑火丸、清胃黄连丸（水丸、大蜜丸）、清咽润喉丸、清膈丸、越鞠保和丸、跌打镇痛膏、舒心口服液（糖浆）、舒肝丸、舒肝平胃丸、舒胸片（胶囊）、舒筋活络酒、痛风定胶囊、湿毒清胶囊、强肾片、疏痛安涂膜剂、稳心颗粒（片、胶囊）、鼻炎康片、鼻咽灵片、镇心痛口服液、糖脉康颗粒、麝香祛痛气雾剂（搽剂）、麝香痔疮栓、麝香跌打风湿膏。

真题回放

1. 最佳选择题： 妊娠慎用的中成药是（2015）

A. 六味地黄丸　B. 牛黄上清丸　C. 香砂养胃丸　D. 天王补心丸

E. 九味羌活丸

［答案］B

［2-3］配伍选择题（2014）

A. 逍遥丸　B. 五子衍宗丸　C. 附子理中丸　D. 六味地黄丸

E. 骨刺宁胶囊

2. 孕妇禁用的中成药

3. 孕妇慎用的中成药

［答案］E、C

［**4-5**］**配伍选择题**（2013）

A. 人参归脾丸　B. 麝香保心丸　C. 防风通圣丸　D. 生脉饮

E. 香砂养胃丸

4. 孕妇慎用的中成药

5. 孕妇禁用的中成药

［答案］C、B

关键点提示

掌握《中国药典》收载的妊娠禁用和慎用的中成药。

考点10 调配复核

1. 饮片调配复核内容核对药味及剂数是否相符，每剂药的剂量误差应小于±5%。还需审查有无相反药物，妊娠禁忌药物，毒麻药有无超量。毒性中药、贵细药品的调配是否得当。对于需特殊煎煮或处理的药味是否单包并注明用法。审查药品质量。外用药应使用专用包装，并要有外用标志。调剂复核工作应当由主管药师或执业药师等专业技术人员负责，复核率应当达到100%。

2. 中成药调配复核内容按照"四查十对"审查调配药品。中成药复核工作应当由药师及以上专业技术人员负责。

真题回放

最佳选择题：调配饮片时，每剂中药误差应控制在（2015）

A. ±1%以内　B. ±2%以内　C. ±3%以内　D. ±5%以内

E. ±10%以内

［答案］D

易错题解析

最佳选择题：调剂时，复核的内容一般不包括

A. 药味是否相符　B. 剂数是否相符

C. 计价是否准确　D. 有无用药禁忌

E. 剂量是否准确

［答案与解析］C。调剂时，复核的内容一般包括：药味是否相符，剂数是否相符，有无用药禁忌，剂量是否准确，审查药品质量是否合格，审查先煎、后下、包煎、冲服等特殊处理，复核人检查无误后需签名等。

关键点提示

1. 饮片调配时，每剂药的剂量误差应小于±5%。

2. 调剂复核工作应当由主管药师或执业药师等专业技术人员负责，复核率应当达到100%。

第四节 发 药

考点11 中药用药指导内容与要点

1. 向患者说明方药及成药的用法用量，对特殊剂型，如栓剂、滴眼液、贴膏剂等，需特别说明使用方法。

2. 向患者说明中药的用药禁忌，如忌食辛辣、油腻等。

3. 对特殊煎法的药品，要逐一向患者说明各个药品的特殊煎法。

4. 如处方中有需患者自备的药引，需向患者强调。如热粥送服，黄酒送服。

5. 如有需自行处理的饮片、贵细饮片，要特别做出说明。如红参需患者自行蒸软后，切、分入药。

6. 如有联合用药情况，向患者交代联合用药需注意的问题，如中成药和西药，应相隔半小时左右服用。

7. 对特殊人群（如过敏体质、妊娠妇女等)，应详细询问用药史、过敏史等相关信息，避免发生药害事件。

易错题解析

多项选择题：发药时，需向患者做说明的是

A. 方药及成药的用法用量
B. 特殊剂型的使用方法
C. 用药禁忌
D. 有需自行处理的贵细饮片
E. 有联合用药情况

［答案与解析］ABCDE。本题考查的是中药饮片及中成药使用时用药指导须注意的方面，主要包括用法用量、使用禁忌、特殊剂型以及联合用药的注意事项等方面。

关键点提示

发药时要重点向患者说明中药的用药禁忌和注意事项、特殊煎法的药品、需患者自备的药引、需患者自行处理的饮片以及特殊剂型的使用方法、联合用药情况等。

第五节 中药汤剂

考点12 中药汤剂的煎煮

1. 中药汤剂煎煮的注意事项

（1）为便于煎出有效成分，在煎煮前先加冷水将饮片浸泡 20~30 分钟，使药材充分吸收水分，但不宜使用 60℃以上的热水浸泡饮片。一般用水量以高出药面 3~5cm 为宜，第二煎则应酌减。用于小儿内服的汤剂可适当减少用水量。

（2）群药按一般煎药法煎煮，需特殊煎煮的饮片则按特殊方法处理。

（3）煎煮用火应遵循“先武后文”的原则。解表药多用武火，补虚药多用文火。

（4）中药煎煮一般分为第一煎、第二煎。一般药第一煎沸后煎20分钟为宜，第二煎药沸后煎15分钟为宜；解表药一般第一煎沸后用武火煎10~15分钟为宜，第二煎沸后煎5~10分钟为宜；而滋补药一般第一煎沸后煎30分钟，第二煎沸后煎20分钟为宜。

（5）每剂药煎好后，应趁热及时滤出煎液，以免因温度降低而影响煎液的滤出及有效成分的含量。

（6）每剂药的总煎出量：成人400~600ml，儿童100~300ml，分2~3次服用。

（7）煎煮剩余的残渣无硬心，无焦化、煳化，挤出的残液量不超出残渣总重量的20%。

（8）切忌使用铁、铝制等器皿，煎好的药液也应避免与这类器皿直接接触。

2. 特殊煎药方法

（1）先煎：质地坚硬的矿物、动物骨甲类饮片和有毒饮片。如生蛤壳、生龙骨、生龙齿、生寒水石、生石膏、生石决明、生瓦楞子、鳖甲、龟甲、鹿角霜、生磁石、生牡蛎、生赭石、自然铜等；生川乌、生草乌、制附子等。

（2）后下：气味芳香类饮片、久煎后有效成分易被破坏的饮片。如降香、沉香、薄荷、砂仁、白豆蔻、鱼腥草；钩藤、苦杏仁、徐长卿、生大黄、番泻叶。

（3）包煎：含黏液质较多的饮片、富含绒毛的饮片、花粉等微小饮片。如车前子、葶苈子；旋覆花、枇杷叶；蒲黄、海金沙、蛤粉、六一散等。

（4）烊化（熔化）：胶类中药，如阿胶、鳖甲胶、鹿角胶、龟鹿二仙胶等。

（5）另煎：贵重中药饮片及质地坚硬者。如人参、西洋参、西红花；羚羊角、水牛角。

（6）兑服：液体中药应待其他药物煎煮去渣取汁后，再行兑入服用，如黄酒、竹沥水、鲜藕汁、姜汁、梨汁、蜂蜜等。

（7）冲服：一些用量少，贵细中药宜先研成粉末，再用群药的煎液冲服，如雷丸、蕲蛇、羚羊角、三七、琥珀、鹿茸、紫河车、沉香、金钱白花蛇等。

（8）煎汤代水：质地松泡、用量较大，或泥土类不易滤净药渣的药物，如葫芦壳、灶心土等。

（9）用时捣碎：果实种子类中药，由于外壳坚硬，其成分不易煎出，应调剂时或入煎时捣碎。如牛蒡子、瓜蒌子、芥子、决明子、豆蔻、苦杏仁、栀子、砂仁等。

真题回放

1. 最佳选择题：煎药时，浸泡饮片的水温不能超过（2010）

A. 100℃　　B. 90℃　　C. 80℃　　D. 70℃
E. 60℃
［答案］E

［2-4］配伍选择题（2015）
A. 薄荷　　B. 阿胶　　C. 蒲黄　　D. 鹿角霜
E. 人参
2. 宜先煎的中药是
3. 宜后下的中药是
4. 宜包煎的中药是
［答案］D、A、C

［5-8］配伍选择题（2014）
A. 生磁石　　B. 降香　　C. 雷丸　　D. 葶苈子
E. 羚羊角
5. 宜先煎的饮片是
6. 宜后下的饮片是
7. 宜包煎的饮片是
8. 宜另煎的饮片是
［答案］A、B、D、E

易错题解析

［1-4］配伍选择题
A. 降香　　B. 鹿角霜　　C. 海金沙　　D. 西红花
E. 紫河车
1. 宜先煎的饮片是
2. 宜另煎的饮片是
3. 宜后下的饮片是
4. 宜包煎的饮片是

［答案与解析］B、D、A、C。矿物、动物骨甲类饮片宜先煎，如鳖甲、龟甲、鹿角霜、生磁石、生牡蛎、生赭石、自然铜。气味芳香类饮片宜后下，如降香、沉香、薄荷、砂仁、白豆蔻、鱼腥草。花粉等微小饮片宜包煎，如蒲黄、海金沙、蛤粉、六一散。贵重的中药饮片宜另煎，如人参、西洋参、西红花。紫河车应冲服。

关键点提示

1. 浸泡药材饮片的热水不宜超过60℃。
2. 煎煮用火“先武后文”。
3. 一般药以沸后煎20分钟为宜。
4. 每剂药的总煎出量：成人400~600ml，儿童100~300ml。
5. 煎出液的质量要求：挤出的残液量不超出残渣总重量的20%。
6. 掌握特殊煎药方法及其代表药。

第六节　特殊中药处方的调剂

考点13 特殊管理的中药

国务院1988年12月27日颁布《医疗用毒性药品管理办法》中规定的毒性中药、国家中医药管理局颁布的《医院中药饮片管理规范》中规定按麻醉药管理的饮片，属于特殊管理的中药饮片，对含这类饮片的处方有特殊的规定，调剂时应严格按照规定执行。

1. 毒性中药的用法用量及调剂　毒性中药指毒性剧烈、治疗剂量与中毒剂量相近、使用不当会致人中毒或死亡的中药。

（1）品种：共有28种，分别为：砒石（红砒，白砒）、砒霜、水银、雄黄、轻粉、红粉、白降丹、生川乌、生草乌、生白附子、生附子、生半夏、生南星、生狼毒、生甘遂、生藤黄、洋金花、闹羊花、雪上一枝蒿、斑蝥、青娘虫、红娘虫、蟾酥、生马钱子、生巴豆、生千金子、生天仙子。

①不可内服：水银、红粉、白降丹、生雪上一枝蒿。

②内服慎用：雄黄、轻粉、生川乌、生草乌、斑蝥、生白附子、生藤黄。

③青光眼、高血压及心动过速者禁用：洋金花。

④忌食生冷、豆类及牛羊肉：雪上一枝蒿。

⑤炮制后使用：生川乌、生草乌、生天南星、生白附子。

⑥炮制后入丸散：斑蝥、生马钱子、生甘遂。

⑦矿物类：红粉、轻粉、雄黄、砒石、砒霜、水银、红升丹、白降丹。

⑧动物类：斑蝥、蟾酥、天仙子、青娘虫、红娘虫。

⑨植物类：闹羊花、洋金花、生马钱子、生川乌、生草乌、生附子、雪上一枝蒿、生白附子、生半夏、生天南星、生巴豆、生千金子、生甘遂、生狼毒、生藤黄。

（2）用法用量及调剂：需重点掌握的常用毒性中药的用量见表7-3。

①含有毒性中药饮片的处方，每次处方剂量不得超过2日极量。

②处方保存2年备查。

③对处方未注明“生用”的，应给付炮制品，不属于毒性饮片处方。

表7-3　常用毒性中药的用量

名　称	用量（g）	名　称	用量（g）
砒石	0.002~0.004	天仙子	0.06~0.6
蟾酥	0.015~0.03	青娘虫、斑蝥	0.03~0.06

续表

名　称	用量（g）	名　称	用量（g）
雪上一枝蒿	0.06~0.12	雄黄	0.05~0.1
洋金花、生马钱子、生藤黄	0.3~0.6	生千金子	1~2
生白附子	3~6	红娘虫	0.1~0.3
生甘遂	0.5~1.5	生半夏、生天南星	3~9
闹羊花	0.6~1.5	生附子	3~15

2. 按麻醉药管理的饮片　只有一味罂粟壳，其炮制规格有生罂粟壳和蜜罂粟壳，处方用名罂粟壳是给付蜜罂粟壳。罂粟壳也称米壳，临床使用时的用量一般在3~6g。罂粟壳必须凭有麻醉药处方权的执业医师签名的淡红色麻醉药处方方可调配，应于群药中，且与群药一起调配，不得单方发药，每张处方不得超过3日用量，连续使用不得超过7天，成人一次的常用量为每天3~6g。处方保存3年备查。

3. 有毒、小毒中药的用法用量及调剂　中药毒的定义有广义和狭义之分，《神农本草经》将正文记载的365种药物按其有毒无毒分为上中下三品，很早以前，中医就已经对药物的有毒与无毒有了一定的了解。有毒与无毒，是中药药性理论的重要组成部分，与四气五味、升降浮沉、归经理论同为指导临床用药的基本原则。《次注黄帝素问·五常政大论》中提出“能毒者以厚药，不胜毒者以薄药”，“大毒治病，十去其六；常毒治病，十去其七；小毒治病，十去其八；无毒治病，十去其九；谷肉果菜，食养尽之。无使过之，伤其正也。不尽，行复如法”。这些至今仍是临床使用中药的重要原则。

2015年版《中国药典》载有毒性药材和饮片共计83种，其中有大毒的饮片10种，如川乌、马钱子（马钱子粉），天仙子、巴豆（巴豆霜）、草乌、斑蝥等；有毒的饮片42种，如三颗针、山豆根、天南星（制天南星）、木鳖子、附子、雄黄等；有小毒的饮片31种，如土鳖虫、川楝子、苦杏仁、北豆根、重楼、蛇床子等。此类药材和饮片的用法用量参见考试指南中表7-4（P195）。

真题回放

［1-2］配伍选择题（2015）

A. 1~3g　　B. 3~6g　　C. 3~9g　　D. 5~9g

E. 6~9g

1. 水蛭的内服用量是

2. 全蝎的内服用量

［答案］A、B

［3-5］配伍选择题（2015）

A. 吴茱萸、蛇床子　B. 车前子、地肤子
C. 山豆根、制川乌　D. 马钱子、天仙子
E. 枇杷叶、侧柏叶

根据《中国药典》对有毒中药的分类

3. “小毒”中药是
4. “有毒”中药是
5. “大毒”中药是

［答案］A、C、D

6. 多项选择题：关于罂粟壳使用管理要求的规定，下列正确的有（2015）

A. 处方须有麻醉药处方权的执业医师签名
B. 须使用麻醉药专用处方方可调配
C. 成人一次正常用量为每天 3~6g
D. 每张处方不得超过 7 日用量
E. 须与群药一起调配

［答案］ABCE

7. 多项选择题：炮制后多入丸散用的毒性中药有（2014）

A. 斑蝥　B. 天仙子　C. 生马钱子　D. 生甘遂
E. 生川乌

［答案］ACD

8. 多项选择题：只可外用不可内服的药有（2013）

A. 红粉　B. 斑蝥　C. 砒石　D. 生甘遂
E. 白降丹

［答案］AE

易错题解析

［1-4］配伍选择题

A. 0.5~1.5g　B. 0.03~0.06g　C. 0.05~0.1g　D. 0.06~0.6g
E. 0.3~0.6g

1. 斑蝥内服的用量为
2. 生甘遂内服的用量为
3. 雄黄内服的用量为
4. 生马钱子内服的用量为

［答案与解析］B、A、C、E。考查毒性中药的用量。斑蝥内服剂量为 0.03~0.06g，生甘遂内服剂量为 0.5~1.5g，雄黄内服剂量为 0.05~0.1g，生马钱子内服剂量为 0.3~0.6g。

5. 多项选择题：罂粟壳的使用注意

A. 不宜常服　B. 孕妇禁用　C. 儿童禁用　D. 运动员慎用
E. 老年人禁用

［答案与解析］ABCD。《中国药典》（2015 年版）规定：罂粟壳的用量为 3~

6g，由于本品有易成瘾性，故不宜常服，孕妇及儿童禁用，运动员慎用。

关键点提示

1. 掌握有毒、小毒中药的用法用量及调剂。

2. 罂粟壳用量一般3~6g，不易常服；孕妇和儿童禁用，运动员慎用；处方保存3年备查；严禁单味零售；凭医生处方调配；每张处方不得超过3日用量，连续使用不得超过7天。

3. 中药饮片调剂人员在调配处方时，应当按照《处方管理办法》和中药饮片调剂规程的有关规定进行审方和调剂。对存在“十八反”“十九畏”、妊娠禁忌、超过常用剂量等可能引起用药安全问题的处方，应当由处方医生确认“双签字”或重新开具处方后方可调配。

第八章

中药的贮藏与养护

第一节　中药的质量变异现象

考点1 中药饮片贮存中常见的质量变异现象

中药饮片贮存中常见的质量变异现象如下：

1. 虫蛀　多发生在含有淀粉、糖、脂肪、蛋白质的饮片中。如白芷、北沙参、薏苡仁、柴胡、大黄、鸡内金等。

2. 霉变　凡含有糖类、黏液质、淀粉、蛋白质及油类的饮片较易霉变，如牛膝、天冬、马齿苋、菊花、蕲蛇、五味子、人参、独活、紫菀等。此外中药鲜药也容易发生霉变。

3. 泛油　习称"走油"，是指因饮片中所含挥发油、油脂、糖类等，在受热、受潮或贮藏保管不善时其表面返软、发黏、颜色变浑、呈现油状物质并发出油败气味的现象。含油脂多的饮片，内部油脂易于溢出表面而造成走油现象。一般可分为两种，一种为含挥发油的饮片，如当归、苍术等；另一种为含脂肪油的饮片，如柏子仁、桃仁、杏仁等。另外，含糖量多的饮片，常因受潮而造成返软而"走油"，如牛膝、麦冬、天冬、熟地、黄精等。

4. 变色　某些饮片的颜色由浅变深，如泽泻、白芷、山药、天花粉等；有些饮片由深变浅，如黄芪、黄柏等；有些饮片由鲜艳变暗淡，如红花、菊花、金银花、腊梅花等花类药。

5. 气味散失　指饮片固有的气味在外界因素的影响下，或贮藏日久气味散失或变淡薄。如肉桂、沉香、豆蔻、砂仁等。

6. 风化　指某些含结晶水的无机盐类药物，经与干燥空气接触，日久逐渐失去结晶水，变为非结晶状的无水物质，从而变为粉末状，其质量和药性也随之发生了改变。如胆矾、硼砂、芒硝等。

7. 潮解　习称返潮、回潮，是指固体饮片吸收潮湿空气中的水分，表面逐渐湿润并慢慢溶化成液体状态的现象。如青盐、咸秋石、芒硝等。

8. 粘连　指有些固体饮片，由于熔点较低，遇热则发黏而粘结在一起，或含糖分较高的饮片，吸潮后粘结在一起，使原来形态发生改变的现象，如芦荟、没药、乳香、阿魏、鹿角胶、龟甲胶、天冬、熟地等。

9. 腐烂　指动植物类饮片，尤其是鲜药，在一定的温湿度下，腐烂败坏的现象，如鲜生姜、鲜生地、鲜芦根、鲜石斛等。

真题回放

1. 最佳选择题：极易泛油的饮片是（2014）

A. 苦参　　B. 当归　　C. 厚朴　　D. 板蓝根

E. 何首乌

［答案］B

［2-3］配伍选择题（2014）

A. 天冬　　B. 黄柏　　C. 香薷　　D. 栀子

E. 党参

2. 易失去气味的饮片是

3. 宜生虫的饮片是

［答案］C、E

［4-5］配伍选择题（2013）

A. 火麻仁　　B. 山药　　C. 丁香　　D. 大枣

E. 甘草

4. 易变色的饮片是

5. 宜失气味的饮片是

［答案］B、C

易错题解析

［1-4］配伍选择题

A. 冰片　　B. 芒硝　　C. 阿魏　　D. 滑石

E. 血竭

1. 易升华的饮片是

2. 易粘连的饮片是

3. 易风化的饮片是

4. 易潮解的饮片是

［答案与解析］A、C、B、B。冰片具有升华特性，阿魏易粘连，芒硝属于含结晶水的无机盐，既易逢干而风化，又易逢潮而潮解。

关键点提示

掌握中药饮片贮存中常见的质量变异现象及其代表药。

考点2 中成药贮存中常见的质量变异现象

中成药的变质往往与剂型有关。最常见的变质现象有：

1. 虫蛀　易虫蛀的常见剂型有蜜丸、水丸、散剂。

2. 霉变　易霉变的常见剂型有蜜丸、膏滋、片剂。

3. 酸败　易发生酸败的剂型有合剂、酒剂、煎膏剂、糖浆剂、软膏剂。

4. 挥发　易挥发的常见剂型有芳香水剂、酊剂。

5. 沉淀　易沉淀的常见剂型有药酒、口服液、针剂。

真题回放

1. 多项选择题：贮存中易发生酸败的剂型（2014）

A. 蜜丸　B. 合剂　C. 酒剂　D. 水丸

E. 糖浆剂

［答案］BCE

2. 最佳选择题：易虫蛀的常见剂型是（2013）

A. 蜜丸　B. 片剂　C. 栓剂　D. 颗粒剂

E. 胶囊剂

［答案］A

易错题解析

［1-3］配伍选择题

A. 挥发　B. 霉变　C. 沉淀　D. 虫蛀

E. 酸败

1. 酊剂在贮存中常见的变质现象是

2. 片剂在贮存中常见的变质现象是

3. 口服液剂在贮存中常见的变质现象是

［答案与解析］A、B、C。酊剂、芳香水剂在高温情况下，其挥发油或乙醇容易散失而失效。蜜丸、膏滋、片剂易霉变。口服液、药酒、针剂易发生沉淀。

4. 多项选择题：水丸易吸收空气中的水分，引起

A. 霉变　B. 虫蛀　C. 松碎　D. 黏结

E. 融化

［答案与解析］ABC。水丸吸收空气中的水分后，易造成霉变、虫蛀，并导致内部松碎等，宜置于干燥处密封保存。

关键点提示

掌握中成药贮存中常见的质量变异现象以及影响的剂型。

第二节　引起中药质量变异的因素

考点3 自身因素及环境因素对中药质量变异的影响

1. 自身因素对中药质量变异的影响

（1）水分：水分过高，饮片容易发生虫蛀、霉烂、潮解、粘连等。水分过低，饮片又会发生风化、气味散失、泛油、干裂、脆化等现象。

（2）淀粉：淀粉含量高的饮片容易发生虫蛀、霉变。

（3）黏液质：含黏液质的饮片易于发霉、生虫，如枸杞子、天冬等。

（4）油脂：含油脂的饮片易发生氧化反应，继而发生异味、酸败等现象，如桃仁、杏仁、刺猬皮、狗肾等。

（5）挥发油：随着油分的挥发，含挥发油的药物气味会随之减弱，如白芷、当归、荆芥、薄荷、肉桂、樟脑、姜黄、山柰等。

（6）色素：有些色素很不稳定，易受到日光、空气等影响而遭到破坏，受潮后也易发霉变色，如月季花、玫瑰花等。

2. 环境因素对中药质量变异的影响

（1）温度：药物在贮存过程中，外界温度的改变，对药物变质速度有很大的影响。贮存温度过高会给饮片带来不利影响，挥发油的挥发会加快，使芳香气味减弱或消失；含糖类及黏液质的饮片就容易发霉、生虫、变质；含油脂成分的饮片因受热容易引起酸败泛油，外表油润的炮制品，因受热和空气的影响易引起外表失润；胶类及树脂类饮片容易变软而粘结成块，如乳香、阿胶等。但如果温度过低，低于冰点，对某些新鲜的药物如鲜石斛、鲜芦根等，或某些含水量较多的药物，也会产生有害的影响。

（2）湿度：一般炮制品的绝对含水量应控制在7%～13%，贮存环境的相对湿度应控制在35%～75%。当空气相对湿度达到75%，温度30℃，很多饮片特别是含糖类、黏液质、淀粉类饮片更容易吸潮变质（如天冬、地黄、山药等），一些粉末状药物也易吸潮粘连成块。相对湿度高于75%时，多数无机盐类矿物药都容易潮解（如芒硝、胆矾），盐炙的饮片也容易吸潮霉变（如盐知母等），有些蜜炙饮片（如炙甘草、炙黄芪、炙枇杷叶等）特别容易吸湿粘连，继而霉变。但当相对湿度过低时，含结晶水的药物易失去结晶水而风化。

（3）日光：日光的照射是使中药变色、气味散失、挥发、风化、泛油的因素之一。

（4）空气：空气对中药的变异起着重要作用，以氧化反应最为主要。如常见的牡丹皮、大黄、黄精等颜色变深，就是因为所含的鞣质、油脂及糖类成分等与空气中的氧气接触而使药物发生变化。某些药物中的挥发油、脂肪油、糖类等成分因氧化、酸败、分解，使药物变质。又如薄荷的变色、气味散失，也是氧化作用的结果。

（5）霉菌：可引起中药霉变，有的霉菌还可产生毒素，危害人的健康，如黄曲霉毒素、杂色曲霉素、黄绿青霉素、灰黄霉素等。一般室温在20℃～35℃，相对湿度在75%以上，霉菌极易萌发为菌丝，发育滋长，使淡豆豉、瓜蒌、肉苁蓉等饮片发生霉变、腐烂变质而失效。

（6）虫害：温度在18℃～35℃，药材含水量达13%以上及空气的相对湿度在70%以上时，最利于常见害虫的繁殖生长。尤其是蕲蛇、泽泻、党参、贝母、莲子等含蛋白质、淀粉、油脂、糖类较多的饮片，易被虫蛀蚀心。

（7）包装容器：合理选择适当的容器贮藏药品，不仅可以保护药品的完整和清洁，而且还能防止微生物、虫害等的侵蚀，以及避免外界温度、湿度和有害气体、阳光等的影响，保证药品质量。常用的包装有陶瓷容器、玻璃容器、金属容器、木质容器、纸及硬纸包装、塑料包装等。不同的包装器具具有不同的理化性质，对所盛药品的影响也不同。在贮存中药时，必须根据药品理化性质、贮存要求，选择适当的容器，以免影响药品质量。

（8）贮存时间：中药材或饮片，如果贮藏时间过长，会出现质量变化。药品不宜长时间贮存，要做到先产先出、近效期先出。

真题回放

1. 最佳选择题： 一般中药炮制品的绝对含水量应控制在（2015）

A. 5%～10%　B. 5%～13%　C. 7%～10%　D. 7%～13%

E. 7%～15%

［答案］D

2. 多项选择题： 影响中药质量变异的环境因素有（2013）

A. 湿度　B. 温度　C. 日光　D. 空气

E. 害虫

［答案］ABCDE

易错题解析

［1-2］配伍选择题

A. 100%～120%　B. 1/10～1/100　C. 20%～50%　D. 7%～13%

E. 35%～75%

1. 贮存环境的相对湿度应控制在

2. 中药饮片含水量应控制在

［答案与解析］E、D。贮存环境的相对湿度应控制在35%～75%质量较稳定，经炮制后的饮片一般绝对含水量控制在7%～13%。

关键点提示

1. 引起中药质量变异的自身因素包括水分、淀粉、黏液质、油脂、挥发油、色素等。

2. 引起中药质量变异的环境因素包括温度、湿度、日光、空气、霉菌、虫害、包装容器、贮存时间等。

第三节　中药贮藏

考点4　中药贮藏的环境要求

1.《中国药典》“凡例”【贮藏】项下各名词术语的规定

（1）遮光：指用不透光的容器包装，例如棕色容器或黑色包装材料包裹的无色透明、半透明容器。

（2）密闭：指将容器密闭，以防止尘土及异物进入。

（3）密封：指将容器密封，以防止风化、吸潮、挥发或异物进入。

（4）熔封或严封：指将容器熔封或用适宜的材料严封，以防止空气和水分的侵入并防止污染。

（5）阴凉处：指不超过20℃的环境。

（6）凉暗处：指避光并不超过20℃的环境。

（7）冷处：指2℃～10℃的环境。

（8）常温：指10℃～30℃的环境。

除另有规定外，【贮藏】项未规定贮存温度的一般系指常温。

2. 中药贮藏对环境的基本要求

（1）按包装标示的温度要求储存药品，包装上没有标示具体温度的，按照《中华人民共和国药典》规定的贮藏要求进行储存。

（2）储存药品相对湿度为35%～75%。

（3）储存药品应当按照要求采取避光、遮光、通风、防潮、防虫、防鼠等措施。

（4）特殊管理的药品应当按照国家有关规定储存。

真题回放

［1-2］配伍选择题（2015）

A. 不超过20℃　　B. 避光且不超过20℃

C. 2℃～10℃　　D. 10℃～30℃

E. 2℃～8℃

1. 冷处所指环境条件是

2. 阴凉处所指环境条件是

［答案］C、A

易错题解析

最佳选择题：凉暗处是指

A. 2～10℃的环境　　B. 10～30℃的环境

C. 避光、不超过20℃的环境　　D. 不超过20℃的环境

E. 不超过10℃的环境

［答案与解析］C。考查《药典》中对贮藏术语的规定。阴凉处是不超过20℃的环境，避光、不超过20℃的环境属于“凉暗处”，2℃～10℃的环境属于“冷处”，10℃～30℃的环境属于“常温”。

关键点提示

《中国药典》“凡例”【贮藏】项下各名词术语的规定应重点掌握。

考点5 中药饮片及中成药的贮藏要求

1. 中药饮片的贮藏要求　不同的化学成分或经不同炮制的饮片，其贮存方

法也不同。

（1）含淀粉多的放通风干燥处，如泽泻、山药、葛根、白芍。

（2）含挥发油多的放阴凉、干燥处，如薄荷、当归、木香、川芎、荆芥。

（3）含糖和黏液质多的饮片放在通风干燥处，如肉苁蓉、熟地黄、天冬、党参。

（4）种子类应放在密闭缸、罐中贮存，如紫苏子、莱菔子、薏苡仁、扁豆。

（5）动物类药材易生虫和泛油，且有腥臭气味。应密封保存，四周无鼠洞，并有通风设备，阴凉贮存。

（6）加酒制者及加醋制的应贮于密闭容器，置阴凉处，如当归、常山、大黄、芫花、大戟、香附、甘遂。

（7）盐炙饮片应贮于密闭容器内，置通风干燥处贮存，如泽泻、知母、车前子、巴戟天。

（8）蜜炙饮片应密闭于缸内、罐内，并置通风、干燥处贮存，以免吸潮，如款冬花、甘草、枇杷叶。

（9）矿物类药应密封于缸、罐中，并置于凉爽处贮存，以免风化，如硼砂、芒硝。

（10）少数贵重饮片如人参、西洋参、麝香、熊胆、西红花、冬虫夏草等，应与一般饮片分开贮藏，专人管理，并注意防虫、防霉，置阴凉、通风、干燥处贮藏。细贵药品中的麝香，应用瓶装密闭，以防香气走失；牛黄宜瓶装，在霉季时放入石灰缸中，以防受潮霉变；人参极易受潮、发霉、虫蛀、泛油、变色，在霉季也应放入石灰箱内贮存等。

（11）毒性药物应严格按照有关的管理规定办理。

（12）易燃药材应贮存在安全地点，防止自燃。

中药饮片分类保管养护品种详见下表。

表 8-1 中药饮片分类保管养护品种

分类	饮片名称
易生虫饮片	党参、人参、南沙参、冬虫夏草、当归、独活、白芷、防风、板蓝根、甘遂、生地、泽泻、全瓜蒌、枸杞子、大皂角、桑葚、龙眼肉、核桃仁、莲子、薏苡仁、杏仁、青风藤、桑白皮、鹿茸、蕲蛇、鸡内金、菊花、金银花、凌霄花、北沙参、防己、莪术、贝母、金果榄、佛手、陈皮、砂仁、酸枣仁、红花、闹羊花、蒲黄、芫花、蝉蜕、黄柏、狗肾、地龙、甘草、黄芪、山药、天花粉、桔梗、灵芝、猪苓、茯苓、水蛭、僵蚕、蜈蚣、乌药、葛根、丹参、何首乌、赤芍、苦参、延胡索、升麻、萆薢、大黄、肉豆蔻、淡豆豉、柴胡、地榆、川芎、半夏、玉竹

续表

分类	饮片名称
易发霉饮片	天冬、牛膝、独活、玉竹、黄精、白果、橘络、全瓜蒌、山茱萸、莲子心、枸杞子、大枣、马齿苋、大蓟、小蓟、大青叶、桑叶、哈蟆油、鹿筋、狗肾、水獭肝、蛤蚧、黄柏、白鲜皮、川槿皮、人参、党参、当归、毛知母、紫菀、菊花、红花、金银花、白及、木香、五味子、洋金花、蝼蛄、地龙、蕲蛇、蜈蚣、甘草、葛根、山柰、青皮、芡实、薏苡仁、栀子、羌活、紫菀、黄芩、远志
易泛油饮片	独活、火麻仁、核桃仁、榧子、千金子、当归、牛膝、巴豆、狗肾、木香、龙眼肉、橘核、杏仁、蝼蛄、前胡、川芎、白术、苍术
易变色饮片	月季花、白梅花、玫瑰花、款冬花、红花、山茶花、金银花、扁豆花、橘络、佛手、通草、麻黄
易失去气味饮片	广藿香、香薷、紫苏、薄荷、佩兰、荆芥、细辛、肉桂、花椒、月季花、玫瑰花、吴茱萸、八角茴香、丁香、檀香、沉香、厚朴、独活、当归、川芎
易升华饮片	樟脑、薄荷脑、冰片
易软化融化类饮片	松香、芦荟、阿魏、猪胆膏、白胶香、安息香、柿霜、乳香、没药、苏合香
易风化饮片	硼砂、白矾、绿矾、芒硝、胆矾
易潮解饮片	芒硝、大青盐、绿矾、胆矾、硼砂、咸秋石、盐附子、全蝎、海藻、昆布

2. 中成药的贮藏要求

（1）丸剂：除另有规定外，各种丸剂均应密封贮存。蜜丸一般应密封后，贮存于干燥处，应防潮、防霉变、防虫蛀。蜡皮包装的蜜丸，因其性脆易破裂，易软化塌陷，甚至熔化流失，故应防止重压与受热。水丸、糊丸宜密封置于干燥处。浓缩丸可同水丸、糊丸一样保管养护。蜡丸蜡丸应密封并置阴凉干燥处贮存。

（2）散剂：吸湿性与风化性较显著，故除另有规定外，散剂应密闭贮存，含挥发性药物或易吸潮药物的散剂应密封贮存。对含糖、贵重及急救的散剂如紫雪散、安宫牛黄散，宜密封在瓷质、玻璃、金属等容器内贮存，必要时还需置吸潮剂，贮藏较大量散剂时，可酌加防腐剂，以防久贮变质发霉。另外，有些散剂还须避热、避光，防鼠害、虫蛀。

（3）片剂：除另有规定外，片剂应密封贮存。气温高时，片剂极易吸潮、松片、裂片以致粘连、霉变等。温度过低，则药片干裂，影响质量。片剂常用无色、棕色玻璃瓶或塑料瓶封口加盖密封，亦可用塑料袋包装密封，置于室内凉爽、通风、干燥处。

（4）膏剂：可分为煎膏剂（俗称膏滋）、药膏（软膏剂）和膏药。除另有规定外，均应密封、置阴凉处贮存。

（5）胶囊剂：除另有规定外，胶囊剂应密封贮存。贮存温度不宜超过30℃。

（6）糖浆剂：除另有规定外，糖浆剂应密封，置阴凉处贮存。应使用深色盛装容器避光保存，灌装后密封，防潮热，防污染。

（7）注射剂：除另有规定外，注射剂应密封于中性硬质玻璃安瓿中，遮光，防冻结，防高热，并应按说明书规定的条件贮藏。注射用无菌粉末应密封于西林瓶中，遮光并应按说明书规定的条件贮藏。

（8）栓剂：除另有规定外，应在30℃以下密闭贮存。

（9）气雾剂、喷雾剂：除另有规定外，均应置凉暗处贮存，并避免曝晒、受热、撞击。

（10）其他剂型：除另有规定外，均应密封、在干燥处贮存。

真题回放

1. 最佳选择题：因易泛油而需置阴凉干燥处贮存的饮片是（2015）

A. 山药　B. 苦参　C. 半夏　D. 当归

E. 黄柏

［答案］D

［2-3］配伍选择题（2013）

A. 生姜　B. 山药　C. 连翘　D. 龙眼

E. 川芎

2. 应通风干燥，防蛀储存的中药是

3. 应阴凉干燥，防蛀储存的中药是

［答案］B、E

易错题解析

［1-3］配伍选择题

A. 通风、干燥处　B. 通风、阴凉处

C. 阴凉、干燥处　D. 密闭贮藏

E. 石灰缸内

1. 含淀粉多的饮片应贮存于

2. 含挥发油多的饮片多贮存于

3. 种子类药材炒后应贮存于

［答案与解析］A、C、D。对于含有不同性质化学成分或用不同炮制方法炮制的饮片，需根据具体情况采用不同的贮存方法。含淀粉多的饮片宜置于通风干燥处

贮存，以防虫蛀；含挥发油的饮片宜置于阴凉干燥处贮存，以免散失气味或走油；种子类药品多炒用，因炒后增加了香气，故宜用坚固包装密闭贮存，以防虫害与鼠咬。

[4-5] 配伍选择题

A. 荆芥　　B. 白芍　　C. 莱菔子　　D. 熟地黄

E. 薏苡仁

4. 适宜阴凉干燥的是

5. 适宜通风干燥的是

［答案与解析］A、D。含挥发油的饮片宜置于阴凉干燥处，以免散失气味或走油，如薄荷、荆芥、当归、川芎等。对含淀粉多的饮片（如泽泻、山药、葛根）、含糖分及黏液质较多的饮片（如肉苁蓉、熟地、天冬、党参）以及盐炙的饮片（如盐知母、盐巴戟天）等，均宜置于通风干燥处。

关键点提示

1. 含糖和黏液质多的饮片放在通风干燥处，如肉苁蓉、熟地黄、天冬、党参。
2. 胶囊剂贮存温度不宜超过30℃。
3. 糖浆剂应使用深色盛装容器避光保存。
4. 栓剂除另有规定外，应在30℃以下密闭贮存。

第四节　中药养护

考点6 传统养护技术

1. 清洁养护法　清洁卫生是防止仓虫入侵的最基本和最有效的方法。

2. 除湿养护法　常采用通风、吸湿防潮等方法，抑制蛀虫和霉菌的生长。

3. 密封养护法　采用密封或密闭养护的目的是使饮片及其炮制品与外界的温度、湿度、空气、光线、细菌、害虫等隔离，尽量减少这些因素对药物的影响，保持饮片的原有质量，以防虫蛀、霉变。一般可分为容器密封、罩帐密封和库房密封三类。

4. 低温养护法　温度以2℃～10℃为宜，主要用于贵重药材，特别是容易霉蛀的药材以及无其他较好办法保管的药材。例如哈蟆油、银耳、人参、菊花、山药、枸杞子、陈皮等也常用此法。

5. 高温养护法　一般情况下温度高于40℃，蛀虫就停止发育、繁殖，当温度高于50℃时，蛀虫将在短时间内死亡。但必须注意的是，含挥发油的饮片烘烤时温度不宜超过60℃，以免影响饮片的质量。

6. 对抗贮存法　也称异性对抗驱虫养护，是采用两种或两种以上药物同贮，相互克制起到防止虫蛀、霉变的养护方法。一般适用于数量不多的药物，如牡丹皮与泽泻、山药同贮，蛤蚧与花椒、吴茱萸或荜澄茄同贮，蕲蛇或白花蛇与花椒或大蒜瓣同贮，土鳖虫与大蒜同贮，人参与细辛同贮，冰片与灯心草同贮，硼砂与绿豆同贮，藏红花与冬虫夏草同贮等。还可采用与具有特殊气味的物质密封同贮，如山苍子油、花椒、樟脑、大蒜、白酒等，有时也可达到良好的防蛀、防霉效果。动物、昆虫类饮片，如乌梢蛇、地龙、蛤蚧等；油脂类中药及炮制品，如柏子仁、桃仁、枣仁等；含糖类饮片，如枸杞子、龙眼肉、黄芪、大枣等；贵重饮片，如冬虫夏草、鹿茸等；含挥发油类饮片，如当归、川芎、瓜蒌等；均可喷洒少量95%药用乙醇或50度左右的白酒密封养护，也可达到良好防蛀、防霉效果。

真题回放

[1-2] 配伍选择题（2015）

A. 花椒　B. 藏红花　C. 细辛　D. 泽泻

E. 牡丹皮

采用对抗贮存法养护中药时

1. 可与冬虫夏草同贮的是

2. 可与蛤蚧同贮的是

[答案] B、A

[3-4] 配伍选择题（2014）

A. 大蒜　B. 冰片　C. 黑豆　D. 花椒

E. 荜澄茄

3. 易于蛤蚧对抗贮存的是

4. 易于土鳖虫对抗贮存的是

[答案] D、A

易错题解析

[1-2] 配伍选择题

A. 清洁养护法　B. 除湿养护法

C. 密封养护法　D. 对抗贮存法

E. 低温养护法

1. 蛤蚧与花椒同贮属于

2. 在梅雨、炎热季节，哈蟆油常需用

[答案与解析] D、E。对抗贮存法是采用两种以上药物同贮，或采用一些有特殊气味的物品同贮而起到抑霉防虫的目的，如动物、昆虫类饮片（蛤蚧、地龙）与特殊气味的花椒、樟脑等同贮。梅雨季节，对不宜烘、晾的饮片和贵重中药（如哈蟆油、银耳、人参、菊花、山药、枸杞子等）多采用低温养护法。

关键点提示

1. 低温养护法：温度以2℃~10℃为宜，主要用于贵重药材。

2. 高温养护法：一般情况下40℃~60℃，含挥发油的饮片烘烤时温度不宜超过60℃。

3. 对抗贮存法：是历年考核的重点，注意考试指南中的实例。

考点7 现代养护技术

1. 干燥养护技术 干燥养护技术又可分为远红外加热干燥技术、微波干燥技术等数种。

（1）远红外加热干燥养护法：利用远红外线加热干燥养护不但具有较高的杀菌、杀虫及灭卵能力，而且脱水率高，可做到表里同时干燥，避免外焦内湿现象。但应注意凡不易吸收远红外线的药材或太厚的药材，均不宜用远红外辐射干燥。

（2）微波干燥养护法：微波加热器温度不宜过高，时间不宜过长，在温度60℃以上时，经1~2分钟即可。

2. 气调养护技术 气调养护是将药材置于密闭的容器内，对能导致药材发生质变的空气中的氧浓度进行有效的控制，人为地造成低氧状态，或人为地造成高浓度的二氧化碳状态。气调养护不仅可以杀虫、防霉，尚能保持药材原有的色、味，减少成分损失。在高温季节里，还能有效地防止走油、变色等现象发生。

3. ^{60}Co-γ射线辐射杀虫灭菌养护技术 应用放射性^{60}Co产生的γ射线或加速产生的β射线辐照药材，使机体内的水、蛋白质、核酸、脂肪和碳水化合物等发生不可逆变化，导致生物酶失活，生理生化反应延缓或停止，新陈代谢中断，霉菌和害虫死亡。辐射杀虫灭菌养护的特点有：效率高、效果显著，不破坏药材外形，不会有残留放射性和感生放射性物质，但可能有些药物辐射后会引起成分变化。

4. 包装防霉养护法 即为将无菌包装用于中药材和饮片的包装。首先将中药材或饮片灭菌，然后把无菌的中药材和饮片放进一个霉菌无法生长的环境，这样由于避免了再次污染的机会，在常温条件下，不需任何防腐剂或冷冻设施，在一段时间内不会发生霉变。值得注意的是，进行这种包装时，一定需要包装环境无菌、贮存物无菌及包装容器无菌。用在中药材或饮片的包装，目前绝大部分是采用聚乙烯材料。聚乙烯不宜用蒸汽灭菌，最适宜用环氧乙烷混合气体灭菌。

5. 气幕防潮养护技术 气幕是装于仓库房门上，配合自动门以防止库内冷空气排出库外、库外热空气又侵入库内的装置，其安装应用时库房结构必须密封。

6. 蒸汽加热养护技术 是利用蒸汽杀灭中药材及饮片中所含的霉菌、杂菌及蛀虫的一种方法，可分为低温长时灭菌、亚高温短时灭菌及超高温瞬时灭菌三种，其中超高温瞬间灭菌是将灭菌物迅速加热到150℃，经2~4秒钟的瞬间完成灭菌。

7. 气体灭菌养护技术 气体灭菌主要是指环氧乙烷防霉技术及混合气体防霉技术。由于环氧乙烷的沸点较低，有易燃易爆的危险，因此可应用环氧乙烷与氟利昂的混合气体。

8. 中药挥发油熏蒸防霉技术 是利用某些中药的挥发油，使其挥发，熏蒸其他中药材或饮片，起到抑菌和灭菌作用的一种方法。其特点是能迅速杀灭霉菌，并抑制其繁殖；对中药表面色泽、气味均无明显改变。其中以荜澄茄、丁香挥发油的效果最佳。

真题回放

最佳选择题：气调养护法对空气的要求是（2010）

A. 高氧或低二氧化碳
B. 低氧或低二氧化碳
C. 高氧或高二氧化碳
D. 低氧或高二氧化碳
E. 以上均不是

［答案］D

易错题解析

多项选择题：不宜用远红外辐射干燥的药材有

A. 太厚的药材
B. 花类药材
C. 根茎类药材
D. 种子类药材
E. 不易吸收远红外线的药材

［答案与解析］AE。远红外辐射干燥法是被干燥物品的分子吸收由电能转变来的远红外线后，产生共振，导致物体变热，再经热扩散、蒸发等达到干燥的目的，具有干燥快、成本低、脱水率高、质地优良等特点。但不易吸收远红外线的药材和太厚（大于10mm）的药材不宜采用此法。

关键点提示

1. 蒸汽加热养护技术即利用蒸汽杀死饮片中的真菌和害虫。
2. 气调养护技术通过降低氧气或提高二氧化碳浓度，以杀死害虫和真菌。
3. 中药挥发油熏蒸防霉技术以荜澄茄、丁香效果最佳。

第九章

中药的合理应用

第一节　合理用药

考点1　合理用药的基本原则及执业药师的作用

1. 合理用药的基本原则

（1）安全：执业药师在建议临床医师或指导患者使用中药或中成药时，必须把保证患者用药安全放在首位。同时在用药过程中，还要针对所用药物或出现的意外情况，建议医师或患者采取相应措施，以达到消除或减少药物不良反应之目的。

（2）有效：执业药师在建议临床医师或指导患者使用中药或中成药时，必须在用药安全的前提下，保证所用药物对所防治的疾病有效。使患者用药后能迅速达到预期目的，解除患者的病痛，或提高使用者的健康水平。

（3）简便：执业药师在建议临床医师或指导患者使用中药或中成药时，必须在用药安全、有效的前提下，力争做到所推选药物的使用方法简便易行，使临床医师及使用者易于掌握，应用方便。

（4）经济：执业药师在建议临床医师或指导患者使用中药或中成药时，必须在用药安全、有效的前提下，除力争做到所推选的药物用法简便外，还必须做到用药不滥，经济实用，并有利于环境保护。最大限度地减轻患者的经济负担、降低中药材等卫生资源的消耗。

总之，合理用药的基本原则就是安全、有效、简便、经济，四者缺一不可。

2. 执业药师的作用　指导临床合理用药是执业药师的职责之一。临床药学也要求每一个执业药师必须走向临床，与医、护人员密切合作，为广大患者和药品的使用者，提供更直接的药学服务。如今，执业药师的工作模式正在向专业知识与技术服务型转变，已经在药学信息咨询服务、药物不良反应监测、审查与监督处方不合理用药、向患者宣讲相关的用药知识等工作中，发挥着不可替代的积极作用。总之，执业药师是合理用药的主力军，在合理用药工作中，担负着义不容辞的责任。

真题回放

1. 最佳选择题：合理用药基本原则中首要考虑的是（2015）

A. 有效　　B. 安全　　C. 经济　　D. 使用方便

E. 便于贮存

［答案］B

2. 多项选择题：合理用药的基本原则包括（2014）

A. 安全　B. 有效　C. 迅速　D. 简便

E. 经济

［答案］ABDE

3. 多项选择题：合理用药的经济原则内涵主要有（2013）

A. 不滥用药物　B. 有利于环保

C. 使用方法简单　D. 使用价廉质优的药物

E. 降低中药资源的消耗

［答案］ABCDE

易错题解析

多项选择题：执业药师的作用有

A. 指导合理用药　B. 密切与医护人员合作

C. 进行药学信息咨询服务　D. 审查处方是否合理

E. 向患者宣讲相关用药知识

［答案与解析］ABCDE。执业药师的职责和作用主要是贯彻国家法律，规章制度，审核处方，指导用药等。

关键点提示

1. 合理使用中药是指运用中医药学综合知识及管理学知识指导临床用药。目的是最大限度地发挥药物治疗效能，最有效地利用卫生资源，减少浪费，减轻患者的经济负担。同时，方便患者使用所选药物。

2. 合理用药基本原则中首要考虑的是安全。

3. 执业药师的作用在指导临床合理用药中发挥着积极的作用。

考点2 不合理用药的主要表现及后果

不合理用药涉及的面很广，从药物的适应病证、剂型、剂量、用法、服用时间及配伍应用，到使用者的性别、年龄、体质及病情的变化等，无不密切相关。

1. 不合理用药的案例，概括起来主要有辨析病证不准确，用药指征不明确；给药剂量失准，用量过大或过小；疗程长短失宜，用药时间过长或过短；给药途径不适，未选择最佳给药途径；服用时间不当，不利于药物的药效发挥；违反用药禁忌，有悖于明令规定的配伍禁忌、妊娠禁忌、服药时的饮食禁忌及证候禁忌；同类重复使用，因对药物的性能不熟，或单纯追求经济效益，导致同类药重复使用；乱用贵重药品，因盲目自行购用，或追求经济效益，导致滥用贵重药品。

2. 不合理用药的后果主要为浪费医药资源；延误疾病的治疗；引发药物不良反应及药源性疾病的发生；造成医疗事故和医疗纠纷。

真题回放

多项选择题：不合理用药的后果有（2015）

A. 浪费医药资源　　B. 引发药源性疾病

C. 延误疾病治疗　　D. 引起药物不良反应

E. 造成医疗纠纷

［答案］ABCDE

易错题解析

多项选择题：引起中药药源性疾病的原因有

A. 正常用法用量　　B. 超剂量服用

C. 超时间服用　　D. 错用

E. 误用

［答案与解析］ABCDE。本题考查不合理用药的后果。任何药物都具有两重性，特别是现在常用药中许多都是化学合成，既对人体疾病有治疗作用，又有对人体造成损伤的副作用。因此，如果用药不当，这种副作用发生率就会不断上升，从而导致人体新的疾病，这就是所谓的“药源性疾病”，既包括药物在正常用法用量情况下所产生的严重不良反应，又包括因超量、超时、误服、错用等不正常使用药物所引起的疾病。

关键点提示

掌握不合理用药的主要表现及后果。

第二节　中成药的联合应用

考点3 中成药的合理联用

1. 中成药之间的配伍应用

（1）两种功效相似的中成药同用治疗一种病证，以起到增强疗效的协同作用。如附子理中丸与四神丸合用，可以增强温肾运脾、涩肠止泻的功效；归脾丸与人参养荣丸同用，可明显增强补益心脾、益气养血、安神止痉的功效，治疗心悸失眠、眩晕健忘；脑立清胶囊（片）与六味地黄丸合用，用于高血压病证属肝肾阴虚、风阳上扰者。

（2）功效不同的中成药配伍同用，一药为主，一药为辅，辅药能够提高主药功效。如二陈丸与平胃散同用，可增强二陈丸燥湿化痰之功。又如乌鸡白凤辅以香砂六君丸，可增强主药的养血调经之功。

（3）中成药配伍应用，其中一种药物能够明显抑制或消除另一种中成药的偏性或副作用。如舟车丸配合四君子丸，使峻下而不伤正气；金匮肾气丸配麦味地黄丸，以平调阴阳、纳气平喘，且防止金匮肾气丸燥烈伤阴，降低副作用。

（4）有些中成药之间的配伍应用是因为部分疾病的治疗必须采用不同治疗方法。如妇女宫冷不孕，需内服艾附暖宫丸，外贴十香暖脐膏，共奏养血调经、暖宫散寒之效；咽喉肿痛，可内服六神丸，外用冰硼散吹喉，共奏清热解毒、消肿利咽之效。

2. 中成药与药引的配伍应用 如对外感风寒或脾胃虚寒之呕吐泄泻等病证，常用生姜、大枣煎汤送服中成药，以增强散风寒、和脾胃之功；对于跌打损伤、风寒湿痹等证，常用黄酒或白酒送服三七粉、云南白药、三七伤药片、腰痛宁胶囊等，以行药势，直达病所；用于治疗便秘的麻仁丸，宜用蜂蜜冲水送服，以增其润肠和中之效；滋阴补肾法的六味地黄丸，宜用淡盐水送服，以取其引药入肾。

真题回放

1. 最佳选择题： 某男，56 岁。遍体浮肿，腹胀，二便不利，服用峻下逐水的舟车丸，为防伤正气，可联用的中成药是（2015）

A. 二陈丸　B. 麻仁丸　C. 四君子丸　D. 附子理中丸

E. 六味地黄丸

［答案］C

2. 最佳选择题： 复方当归四物汤与妇科千金片同用后，能提高的是（2014）

A. 止痉效果　B. 止痛效果　C. 止血效果　D. 止泻效果

E. 止带效果

［答案］B

3. 最佳选择题： 因功能不同，联用可互补治疗兼证的药组是（2013）

A. 更衣丸与内消瘰疬丸　B. 六味地黄丸与补中益气丸

C. 急支糖浆与珍菊降压片　D. 银黄片与双黄连口服液

E. 镇咳宁胶囊与心通口服液

［答案］B

易错题解析

最佳选择题： 下列各中成药中，联合用药合理的是

A. 更衣丸与消瘿丸　B. 蛇胆川贝液与人参再造丸

C. 金匮肾气丸与牛黄解毒片　D. 心通口服液与通宣理肺丸

E. 血府逐瘀口服液与七厘散

［答案与解析］E。含朱砂较多的中成药（如磁朱丸、更衣丸、安宫牛黄丸等）与含较多还原性溴离子或碘离子的中成药如消瘿五海丸、内消瘰疬丸等长期同服，在肠内会形成有刺激性的溴化汞或碘化汞，导致药源性肠炎、赤痢样大便。人参再造丸含有附子，蛇胆川贝液含有半夏，而心通口服液含有海藻，通宣理肺丸含有甘草，依据配伍禁忌原则，上述两组药物不能合用。金匮肾气丸与牛黄解毒片证候不同，不能合用。

关键点提示

1. 掌握中成药之间的配伍应用效果的实例。

2. 中成药与药引的配伍应用：酒入药为引者，取其活血行经；姜入药为引者，取其发表注凝；小枣入药为引者，取其消散开胃；大枣入药为引者，取其宁心利心；灯心入药为引者，取其发散诸邪勿住；莲实入药为引者，取其清心养胃和脾；蜂蜜入药为引者，取其润肠和中；淡盐水入药为引者，取其引药入肾。

考点 4 中成药联用的配伍禁忌

1. 含“十八反”“十九畏”药味中成药的配伍禁忌

（1）大活络丸、尪痹冲剂、天麻丸、人参再造丸等均含有附子，而川贝枇杷露、蛇胆川贝液、通宣理肺丸等分别含有川贝、半夏，附子、乌头与川贝、半夏当属相反禁忌同用之列。

（2）利胆排石片、胆乐胶囊、胆宁片等都含有郁金，若与六应丸、苏合香丸、妙济丸、纯阳正气丸、紫雪散等含丁香（母丁香）的中成药同时使用，就要注意具“十九畏”药物的禁忌。

（3）心通口服液、内消瘰疬丸中含有海藻，祛痰止咳颗粒含有甘遂，若与橘红痰咳颗粒、通宣理肺丸、镇咳宁胶囊等含甘草的中成药联用也属禁忌之列。

2. 含有毒药物中成药的联用　几种含有有毒成分或相同成分的中成药联合应用时，应注意有毒成分或相同成分的“叠加”，以免引起不良反应。如大活络丸与天麻丸合用，两者均含附子；朱砂安神丸与天王补心丸合用，两者均含朱砂；复方丹参滴丸和速效救心丸均含有冰片，冰片药性寒凉，服用剂量过大易伤人脾胃，导致胃痛胃寒。

3. 不同功效药物联用的禁忌　如附子理中丸系温中散寒之剂，而牛黄解毒片适用于火热毒邪炽盛于内而上扰清窍者，两者合用是不适宜的。再如，盲目将附子理中丸与黄连上清丸、金匮肾气丸与牛黄解毒片等合用，均属不注意证候的不合理用药。

4. 药物的相互作用

（1）含麻黄的中成药忌与降血压的中成药如复方罗布麻片、降压片、珍菊降压片、牛黄降压丸等并用；也忌与扩张冠脉的中成药如速效救心丸、山海丹、活心丹、心宝丸、益心丸、滋心阴液、补心气液等联用。

（2）含朱砂较多的中成药，如磁朱丸、更衣丸、安宫牛黄丸等与含较多还原性溴离子或碘离子的中成药如消瘿五海丸、内消瘰疬丸等长期同服，在肠内会形成有刺激性的溴化汞或碘化汞，导致药源性肠炎、赤痢样大便。

真题回放

1. 最佳选择题：下列配伍应用的药组中，属于不合理联用的是（2015）

A. 附子理中丸与四神丸
B. 归脾丸与人参养荣丸
C. 朱砂安神丸与天王补心丸
D. 六味地黄丸与补中益气丸
E. 二陈丸与平胃散

［答案］C

［2–3］配伍选择题（2014）

A. 六应丸与紫雪散
B. 胆宁片与妙济丸
C. 天麻丸与苏合香丸
D. 牛黄解毒片与金匮肾气丸
E. 附子理中丸与参茸卫生丸

2. 因配伍禁忌不宜合用的药组是

3. 因证候禁忌不宜合用的药组是

［答案］B、D

易错题解析

［1–2］配伍选择题

A. 川贝枇杷露与天麻丸
B. 附子理中丸与参茸卫生丸
C. 七厘散与血府逐瘀丸
D. 当归补血汤与牵正散
E. 牛黄解毒片与附子理中丸

1. 因配伍禁忌而不宜合用的药组是

2. 因证候禁忌而不宜合用的药组是

［答案与解析］A、E。川贝枇杷露含有川贝，天麻丸含有附子，附子与川贝属于“十八反”的配伍禁忌。牛黄解毒片性质寒凉，为清热解毒泻火之剂，附子理中丸为温中散寒之剂，二者同用属于不注意证候的不合理用药。

关键点提示

1. 注意“十八反”“十九畏”所涉及的药物配伍禁忌。

2. 含有毒药物中成药的联用，应注意有毒成分或相同成分的“叠加”作用。

3. 掌握不同功效药物联用的辨证论治和禁忌实例。

4. 麻黄不与复方罗布麻片、降压片、珍菊降压片、牛黄降压丸等并用，也忌与扩张冠脉的中成药等联用。含朱砂的中成药忌与含还原性溴离子或碘离子的中成药长期同服。

第三节　中西药的联合应用

考点5 中西药联用的特点

中西药联用的特点主要有以下三方面。

1. 协同增效　许多中西药联用后，均能使疗效提高，有时很显著地呈现协同作用，如黄连、黄柏与四环素、呋喃唑酮（痢特灵）、磺胺甲基异噁唑，治疗痢疾、细菌性腹泻有协同作用，常使疗效成倍提高。金银花能加强青霉素对耐药性金黄色葡萄球菌的杀菌作用。丙谷胺与甘草、白芍、冰片一起治疗消化性溃疡，有协同作用，并已制成复方丙谷胺（胃丙胺）。甘草与氢化可的松在抗炎、抗变态反应方面有协同作用，因甘草甜素有糖皮质激素样作用，并可抑制氢化可的松在体内的代谢灭活，使其在血液中浓度升高。丹参注射液、黄芪注射液、川芎嗪注射液等与低分子右旋糖酐、能量合剂等同用，可提高心肌梗死的抢救成功率。丹参注射液与间羟胺（阿拉明）、多巴胺等升压药同用，不但能加强升压作用，还能减少对升压药的依赖性。用生脉散、丹参注射液与莨菪碱合用，治疗病态窦房结综合征，既可适度提高心率，又能改善血液循环，从而改善缺血缺氧的状况，达到标本兼治的目的。

2. 降低毒副反应　某些化学药品虽治疗作用明显但毒副反应却较大，若与某些适当的中药配伍，既可以提高疗效，又能减轻毒副反应。肿瘤患者接受化疗后常出现燥热伤津的阴虚内热或气阴两虚，治以滋阴润燥清热或益气养阴中药而取效。用甘草与呋喃唑酮合用治疗肾盂肾炎，既可防止其胃肠道反应，又可保留呋喃唑酮的杀菌作用。氯氮平治疗精神分裂症有明显疗效，但最常见的不良反应之一是流涎，应用石麦汤，流涎消失率为 82.7%。碳酸锂治疗白细胞减少症近年被广泛应用，但因其胃肠道反应也限制了其适用范围，如同时用白及、姜半夏、茯苓等复方中药，就可减轻胃肠道反应，使许多有胃肠道疾患的白细胞减少症患者接受治疗。

3. 减少剂量　珍菊降压片［含珍珠层粉、野菊花、槐花米、盐酸可乐定、氢氯噻嗪（双氢克尿噻）］有较好的降压及改善症状的作用。若以常用量每次1片，每日3次计，盐酸可乐定比单用剂量减少60%。地西泮有嗜睡等不良反应，若与苓桂术甘汤合用，地西泮用量只需常规用量的1/3，嗜睡等不良反应也因为并用中药而消除。

真题回放

［1-2］配伍选择题（2015）

A. 山楂与磺胺嘧啶　　B. 金银花与青霉素

C. 山茱萸与林可霉素　　D. 五倍子与多酶片

E. 石麦汤与氯氮平

1. 具有协同增效作用的中西药联合用药组的是

2. 能降低药物毒副作用的中西药联合用药组的是

［答案］B、E

3. 最佳选择题：中西药联用，能降低西药用药剂量的药组是（2013）

A. 石麦汤与氯氮平　　B. 丹参注射液与多巴胺

C. 苓桂术甘汤与地西泮　　　　D. 蛤蚧定喘丸与异烟肼

E. 女金丹与诺氟沙星

[答案] C

关键点提示

掌握中西药联合用药的特点及其实例。

考点6 中西药联用的药物相互作用

1. 在药动学上的相互作用　中西药联用时影响药物的吸收，主要是影响药物的透过生物膜吸收和影响药物在胃肠道的稳定性。

（1）影响吸收

①影响药物透过生物膜吸收：中药中的某些成分如鞣质、药用炭、生物碱、果胶及金属离子等易与西药结合或吸附，特别是以固体形式口服的西药，可导致某些药物作用下降。如含鞣质较多的中药（大黄、虎杖、五倍子、石榴皮等）或中成药（牛黄解毒片/丸、麻仁丸、七厘散等）不宜与口服的红霉素、士的宁、利福平等同用；药用炭（蒲黄炭、荷叶炭、煅瓦楞子等）不宜与生物碱、酶制剂同服；含有果胶类药物（六味地黄丸、人参归脾丸、山茱萸等）不宜与林可霉素（洁霉素）同服。

②影响药物在胃肠道的稳定：中成药中含有某些重金属或金属离子，当与一些具有还原性的西药配伍使用时，会生成不溶性螯合物，影响药物在胃肠道的稳定性，甚至造成毒副反应。四环素类抗生素与含金属离子（如 Ca^{2+}、Fe^{2+}、Fe^{3+}、Al^{3+}、Mg^{2+}等）的中药（如石膏、海螵蛸、自然铜、赤石脂、滑石、明矾等）及中成药（如牛黄解毒片等）同服时，能形成不易被胃肠道吸收的金属螯合物，从而降低四环素在胃肠道的吸收。含生物碱的中药（如麻黄、颠茄、洋金花、曼陀罗、莨菪等）不宜与红霉素、洋地黄类强心苷药物同时口服，因为它能延长红霉素、洋地黄类强心苷药物在胃内的滞留时间，或使红霉素被胃酸破坏，或引起洋地黄类药物中毒。

（2）影响分布：某些中西药联用相互作用后，血药浓度有所变化影响药物与血浆蛋白组织结合。如碱性中药（如硼砂）、红灵散、女金丹、痧气散等，能使氨基糖苷类抗生素如链霉素、庆大霉素、卡那霉素、阿米卡星等排泄减少，吸收增加，血药浓度上升，药效增加20~80倍，同时增加脑组织中的药物浓度，使耳毒性增加，造成暂时性或永久性耳聋，故长时间联用应进行血药浓度监测。含有鞣质类化合物的中药在与磺胺类药物合用时，导致血液及肝脏内磺胺类药物浓度增加，严重者可发生中毒性肝炎。银杏叶与地高辛合用可促进主动脉内皮细胞内 Ca^{2+} 水平，使地高辛的游离血药浓度明显升高，易造成中毒。因此，临床上两者联合使用时应适当降低地高辛剂量，并进行血药浓度的监测。

（3）影响代谢：中西成药配伍时会影响药酶的活性，从而影响药物在体内的代谢。

①酶促反应：中药酒剂、酊剂中含有一定浓度的乙醇，乙醇是常见的酶促剂，它能使肝药酶活性增强，在与苯巴比妥、苯妥英钠、安乃近、利福平、二甲双胍、胰岛素等药酶诱导剂合用时，使上述药物在体内代谢加速，半衰期缩短，药效下降；当与三环类抗抑郁药盐酸氯米帕明、丙米嗪、阿米替林及多虑平等配伍使用时，由于肝药酶的诱导作用，使代谢产物增加，从而增加三环类抗抑郁药物的不良反应。

②酶抑反应：中西药合用时发生酶抑反应也会影响药物在体内代谢，使药效降低或毒副作用增加。富含鞣质的中药大黄、山茱萸、诃子、五倍子、地榆、石榴皮、虎杖、侧柏叶等，在与淀粉酶、蛋白酶、胰酶、乳酶生等含酶制剂联用时，可与酶的酰胺键或肽键结合形成牢固的氢键缔合物，使酶的效价降低，影响药物的代谢。单胺氧化酶抑制药呋喃唑酮、异烟肼、丙卡巴肼、司立吉兰等通过抑制体内单胺氧化酶的活性，使单胺氧化酶类神经递质如去甲肾上腺素、多巴胺、5-羟色胺等神经递质不被破坏，而贮存于神经末梢中。此时若口服含有麻黄碱成分的中成药如大活络丸、千柏鼻炎片、蛤蚧定喘丸、通宣理肺丸等，所含麻黄碱可随血液循环至全身组织，促进单胺类神经递质的大量释放，引起头痛、恶心、呼吸困难、心律不齐、运动失调及心肌梗死等不良反应，严重时可出现高血压危象和脑出血，因此，临床上应避免联用。

（4）影响排泄

①增加排泄：碱性药物由于与酸性药物发生相互作用，可大大加快药物排泄速度，导致药效降低，甚至失去治疗作用。碱性中药如煅牡蛎、煅龙骨、红灵散、女金丹、痧气散、乌贝散、陈香露白露片等，与尿液酸化药物诺氟沙星、呋喃妥因、吲哚美辛、头孢类抗生素等联用时，酸性解离增多，排泄加快，使作用时间和作用强度降低；红霉素在碱性环境下抗菌作用强，当与含山楂制剂合用时，可使血液中pH降低，导致红霉素分解，失去抗菌作用。此外，冰硼散可使尿液碱化，增加青霉素与磺胺类药物的排泄速度，降低药物有效浓度，抗菌作用明显降低。含有机酸成分的中药如乌梅、山茱萸、陈皮、木瓜、川芎、青皮、山楂、女贞子等，与一些碱性药物如氢氧化铝、氢氧化钙、碳酸钙、枸橼酸镁、碳酸氢钠、氨茶碱、氨基糖苷类抗生素等合用时，会发生酸碱中和而降低或失去药效。

②减少排泄：酸性较强的药物联用，可酸化体液而使药物排泄减少，增加药物的毒副作用。含有机酸成分的中药，如乌梅、山茱萸、陈皮、木瓜、川芎、青皮、山楂、女贞子等与磺胺类、大环内酯类药物、利福平、阿司匹林等酸性药物合用时，因尿液酸化，可使磺胺类和大环内酯类药物的溶解性降低，增加

磺胺类药物的肾毒性，导致尿中析出结晶，引起结晶尿或血尿；增加大环内酯类药物的肝毒性，甚至可引起听觉障碍；可使利福平和阿司匹林的排泄减少，加重肾脏的毒副作用。

2. 在药效学上的相互作用

（1）药效学的协同作用：中西药合理的配伍，可导致协同作用，增强疗效，减轻毒副作用。如香连丸与广谱抗菌增效剂甲氧苄啶联用后，其抗菌活性增强16倍。

（2）药理作用相加产生毒副作用：有些中西成药均具有较强的药理作用，合用后药理作用相互加强产生毒性作用。强心苷有较强的生理效应，如过量会引起中毒。故六神丸、救心丹等含有蟾酥、罗布麻、夹竹桃等强心苷成分的中成药，不宜与洋地黄、地高辛、毒毛花苷K等强心苷类同用。发汗解表药荆芥、麻黄、生姜等及其制剂（如防风通圣丸），与解热镇痛药阿司匹林、安乃近等合用，可致发汗太过，产生虚脱。

（3）药效学上的拮抗作用：若中西成药配伍不当，会使两者在疗效上发生拮抗作用，甚至产生严重的毒副作用。甘草、鹿茸具有糖皮质激素样作用，有水钠潴留和排钾效应，还能促进糖原异生，加速蛋白质和脂肪的分解，使甘油、乳酸等各种糖、氨基酸转化成葡萄糖，使血糖升高，从而减弱胰岛素、甲苯磺丁脲、格列本脲等降糖药的药效。因此含有甘草、鹿茸的中成药，如人参鹿茸丸、全鹿丸等，不能与磺酰脲类降糖药联用。中药麻黄及含麻黄碱的中成药，如止咳喘膏、通宣理肺丸、防风通圣丸、大活络丸、人参再造丸等有拟肾上腺素作用，具有兴奋受体和收缩周围血管的作用，与复方降压片、帕吉林等降压药同时服用，会产生明显的拮抗作用，使其作用减弱，疗效降低，甚至使血压失去控制，严重者可加重高血压病患者的病情。如与镇静催眠药氯丙嗪、苯巴比妥等同用则会产生药效的拮抗。

真题回放

1. 最佳选择题： 可抑制胃蠕动及排空，延长某些药物在胃内滞留时间的中药是（2015）

A. 玫瑰花　　B. 旋覆花　　C. 金银花　　D. 合欢花

E. 洋金花

［答案］E

［2-4］配伍选择题（2015）

A. 乌梅与阿司匹林　　B. 乌贝散与头孢拉定

C. 石膏与四环素　　D. 麻黄与呋喃唑酮

E. 大黄与利福平

2. 能减少药物排泄的中西药联合用药组的是

3. 能发生酶抑反应的中西药联合用药组的是
4. 影响药物通过生物膜吸收的中西药联用药组的是

[5-6] 配伍选择题（2014）

A. 影响药物吸收　　B. 影响药物分布
C. 影响药物代谢　　D. 增加药物排泄
E. 减少药物排泄

5. 麻仁丸与红霉素联用，能
6. 冰硼散与磺胺类药物联用，能

[答案] A、D

7. 多项选择题：与氨茶碱合用会发生酸碱中和反应而降低或失去药效的中药有（2015）

A. 乌梅　B. 木瓜　C. 山楂　D. 麻黄
E. 女贞子

[答案] ABCE

易错题解析

[1-4] 配伍选择题

A. 影响药物吸收　　B. 影响药物分布
C. 影响药物代谢　　D. 增加药物排泄
E. 减少药物排泄

1. 地榆与乳酶生联用会
2. 大黄与利福平联用会
3. 乌梅与阿司匹林联用会
4. 石膏与四环素联用会

[答案与解析] C、A、E、A。大黄含鞣质较多不宜与口服的红霉素、士的宁、利福平同用，因为鞣质具有吸附作用，使这些药物透过生物膜的吸收量减少。富含鞣质的中药（如大黄、地榆等）在与淀粉酶、蛋白酶、乳酶生等含酶制剂联用时，可以与酶的酰胺键或肽键结合形成牢固的氢键缔合物，使酶的效价降低，影响药物的代谢。含有机酸成分的中药（如乌梅、山茱萸等）与利福平、阿司匹林等酸性药物联用，因尿液酸化，使利福平和阿司匹林的排泄量减少，加重肾脏的毒副作用。四环素类抗生素是多羟基氢化并苯衍生物，在与含有金属离子如 Ca^{2+} 等的中药如石膏联用，会发生螯合反应，形成溶解度小、不容易被胃肠道吸收的金属络合物，从而降低四环素的吸收。

[5-6] 配伍选择题

A. 形成络合物沉淀　　B. 引发肝脏损害
C. 产生永久性结合物　　D. 引发永久性耳聋
E. 引发药源性肠炎

5. 云南白药酊与扑热息痛同用能
6. 红灵散与庆大霉素同用能

[答案与解析] B、D。云南白药酊为含有乙醇的中成药，与扑热息痛同用后，

二者的代谢产物对肝脏损害严重。红灵散是碱性中药，与氨基糖苷类抗生素如庆大霉素联用，会使排泄量减少，吸收增加，同时增加脑组织液中的药物浓度，使耳毒性增加，造成暂时性或永久性耳聋。

关键点提示

掌握中西药联合用药后在药效学和药动学上的相互作用实例。

考点7 中西药联用的例举

1. 中西药合理联用协同增效例举

（1）逍遥散或三黄泻心汤等与西药催眠镇静药联用，既可提高对失眠症的疗效，又可逐渐摆脱对西药的依赖性。

（2）石菖蒲、地龙与苯妥英钠等抗癫痫药联用，能提高抗癫痫的效果；大山楂丸、灵芝片、癫痫宁（含马蹄香、石菖蒲、甘松、牵牛子、千金子等）与苯巴比妥联用，治疗癫痫有协同增效作用。

（3）芍药甘草汤等与西药解痉药联用，可提高疗效。

（4）补中益气汤、葛根汤等具有免疫调节作用的中药与抗胆碱酯酶药联用，治肌无力疗效较好。

（5）木防己汤、茯苓杏仁甘草汤、四逆汤等与强心药地高辛等联用，可以提高疗效和改善心功能不全患者的自觉症状。

（6）苓桂术甘汤、苓桂甘枣汤等与普萘洛尔类抗心律失常药联用，既可增强治疗作用，又能预防发作性心动过速。

（7）钩藤散、柴胡加龙骨牡蛎汤等与抗高血压药甲基多巴、卡托普利等联用，有利于改善对老年高血压病的治疗作用。

（8）苓桂术甘汤、真武汤等与脑血管疾病用药甲磺酸二氢麦角碱联用，可增强对体位性低血压症的治疗作用。

（9）桂枝茯苓丸、当归四逆加吴茱萸生姜汤等与血管扩张药联用，可增强作用，其中的中药方剂对于微循环系统的血管扩张特别有效。

（10）黄连解毒汤、大柴胡汤等与抗动脉粥样硬化、降血脂剂联用，可增强疗效。

（11）木防己汤、真武汤、越婢加术汤、分消汤等与西药利尿药联用，可以增强利尿效果。

（12）枳实与庆大霉素联用，枳实能松弛胆道括约肌，有利于庆大霉素进入胆道，增强抗感染作用。

（13）小青龙汤、柴朴汤等与氨茶碱、色甘酸钠等联用，可提高对支气管哮喘的疗效。

（14）麦门冬汤、滋阴降火汤等对老年咳嗽有镇咳作用，与磷酸可待因联用，可提高疗效。

（15）具有抗应激作用的中药如柴胡桂枝汤、四逆散、半夏泻心汤等与治疗消化性溃疡的西药（H_2受体拮抗剂，制酸剂）联用，可增强治疗效果。

（16）具有保护肝脏和利胆作用的茵陈蒿汤、茵陈五苓散、大柴胡汤等与西药利胆药联用，能相互增强作用。

（17）茵陈蒿及含茵陈蒿的复方与灰黄霉素联用，可增强疗效，这是因为茵陈蒿所含的羟基苯丁酮能促进胆汁的分泌，而胆汁能增加灰黄霉素的溶解度，促进其吸收，从而增强灰黄霉素的抗菌作用。

（18）甘草与氢化可的松在抗炎抗变态反应时同用，有协同作用。因甘草甜素有糖皮质激素样作用，并可抑制氢化可的松在体内的代谢灭活，使其在血液中浓度升高，从而使疗效增强。

（19）丹参注射液加泼尼松，治结节性多动脉炎，有协同作用。

（20）炙甘草汤、加味逍遥散等与甲巯咪唑等联用，可使甲状腺功能亢进症的各种自觉症状减轻。四逆汤与左旋甲状腺素联用，可使甲状腺功能减退症的临床症状迅速减轻。

（21）延胡索与阿托品制成注射液，止痛效果明显增加；若再加少量氯丙嗪、异丙嗪，止痛效果更优；洋金花与氯丙嗪、哌替啶等制成麻醉注射液，用于手术麻醉不但安全可靠，而且术后镇痛时间长。

（22）十全大补汤、补中益气汤、小柴胡汤等与西药抗肿瘤药联用，可以提高疗效。其中的中药可以提高天然杀伤细胞活性，还可能有造血及护肝作用。

（23）清肺汤、竹叶石膏汤、竹茹温胆汤、六味地黄丸等与抗生素类药联用，有增强抗生素治疗呼吸系统反复感染的效果。这些中药方剂具有抗炎、祛痰、激活机体防御功能的效果，尤其是含人参、柴胡或甘草的方剂效果更佳。有些单味中药如黄连、黄柏、葛根等，具有较强的抗菌作用，如与抗生素类药物联用，可增强抗菌作用。

（24）麻黄与青霉素联用，治疗细菌性肺炎，有协同增效作用；黄连、黄柏与四环素、呋喃唑酮、磺胺脒联用，可增强治疗菌痢的效果；香连化滞丸与呋喃唑酮联用，可增强治疗细菌性痢疾的效果；碱性中药与苯唑西林、红霉素同服，可防止后者被胃酸破坏，增强肠道吸收，从而增强抗菌作用。

2. 中西药合理联用降低西药的不良反应例举

（1）柴胡桂枝汤等具有抗癫痫作用的中药复方与西药抗癫痫药联用，可减少抗癫痫药的用量及肝损害、嗜睡等副作用。

（2）六君子汤等与抗震颤麻痹药联用，可减轻其胃肠道副作用，但也可能影响其吸收、代谢和排泄。

（3）抗抑郁药与相应的中药方剂联用，可减少口渴、嗜睡等副作用的产生。

（4）芍药甘草汤等与解痉药联用，在提高疗效的同时，还能消除腹胀、便秘等副作用。

（5）小青龙汤、干姜汤、柴朴汤、柴胡桂枝汤等与抗组胺药联用，可减少西药的用量和嗜睡、口渴等副作用。

（6）木防己汤、真武汤、越婢加术汤、分消汤等与西药利尿药联用，可减轻因应用西药利尿药而导致的口渴等副作用。但排钾性利尿药不宜与含甘草类的中药复方联用，以避免乙型醛固酮增多症。

（7）桂枝汤类、人参类方剂与皮质激素类药联用，可减少激素的用量和副作用。

（8）八味地黄丸、济生肾气丸、人参汤等中药与降血糖药联用，可使糖尿病患者的性神经障碍和肾功能障碍减轻。

（9）黄芪、人参、女贞子、刺五加、当归、山茱萸等，与西药化疗药联用，可降低患者因化疗药而导致的白细胞降低等不良反应。

（10）黄连、黄柏、葛根等具有较强抗菌作用的中药与抗生素类药联用，可减少抗生素的不良反应。

（11）黄精、骨碎补、甘草等与链霉素联用，可消除或减少链霉素引发的耳鸣、耳聋等不良反应。

（12）逍遥散有保肝作用，与西药抗结核药联用，能减轻西药抗结核药对肝脏的损害。

（13）用含麻黄类中药治疗哮喘，常因含麻黄素而导致中枢神经兴奋，若与巴比妥类西药联用，可减轻此副作用。

（14）小柴胡汤、人参汤等与丝裂霉素 C 联用，能减轻丝裂霉素对机体的副作用。

此外，中西药联用还能促进药物的吸收，如木香、砂仁、黄芩等对肠道有明显抑制作用，可延长维生素 B_{12}、灰黄霉素、地高辛等在小肠上部的停留时间，从而有利于药物吸收。

3. 中西药不合理联用降低药物疗效例举

（1）含钙、镁、铁等金属离子的中药，如石膏、瓦楞子、牡蛎、龙骨、海螵蛸、石决明、赭石、明矾等及其中成药，不能与四环素类抗生素联用，因金属离子可与此类西药形成络合物，而不易被胃肠道吸收，降低疗效。

（2）含钙、镁、铁等金属离子的中药及中成药不能与异烟肼联用，因异烟肼分子中含有肼类官能团，与上述中药同服后，既会产生螯合效应，生成异烟肼与钙、铝、镁、铁、铋的螯合物，妨碍机体吸收；又能影响酶系统发挥干扰结核杆菌代谢的作用，从而降低疗效。

（3）含钙、镁、铁等金属离子的中药或中成药不能与左旋多巴联用，因左旋多巴中有游离酚羟基，与上述中药合用后，遇金属离子则会产生络合反应，生成左旋多巴与钙、铝、镁、铁、铋的络合物，影响其吸收，从而降低左旋多巴的生物效应。

（4）含雄黄类的中成药不能与硫酸盐、硝酸盐、亚硝酸盐及亚铁盐类西药合服，因雄黄所含硫化砷具有氧化还原性，遇上述无机盐类后即生成硫化砷酸盐沉淀物，既阻止西药的吸收，又使含雄黄类的中成药失去原有的疗效，并有导致砷中毒的可能。

（5）碱性较强的中药及中成药，如瓦楞子、海螵蛸、朱砂等，不宜与酸性药物如胃蛋白酶合剂、阿司匹林等联用，以免因联用而使疗效降低。

（6）碱性较强的中药及中成药不能与四环素族抗生素、奎宁等同服，因其可减少四环素族抗生素及奎宁等在肠道的吸收，使其血药浓度降低。

（7）含碱性成分的中药及中成药不能与维生素 B_1 同服，因其能中和胃酸而促使维生素 B_1 的分解，从而降低维生素 B_1 的药效。

（8）酸性较强的中药，如山楂、五味子、山茱萸、乌梅及中成药五味子糖浆、山楂冲剂等，不可与磺胺类药物联用。因磺胺类药物在酸性条件下不会加速乙酰化的形成，从而失去抗菌作用。

（9）酸性较强的中药及中成药不可与碱性较强的西药如氨茶碱、复方氢氧化铝、乳酸钠、碳酸氢钠等联用，因与碱性药物发生中和反应后，会降解或失去疗效。

（10）含鞣质较多的中药及其中成药，如五倍子、地榆、诃子、石榴皮、大黄等，不可与胃蛋白酶合剂、淀粉酶、多酶片等消化酶类药物联用。因这些酶类药物的化学成分主要为蛋白质，含有肽键或胺键，极易与鞣质结合发生化学反应，形成氢键络合物而改变其性质，不易被胃肠道吸收，从而引起消化不良、纳呆等症状。

（11）含鞣质较多的中药或中成药不可与维生素 B_1 合用，因合用后会在体内产生永久性结合物，并排出体外而丧失药效。

（12）含鞣质较多的中药或中成药不可与西药索米痛片、克感敏片等同服，因同服后可产生沉淀而不易被机体吸收。

（13）含鞣质较多的中药或中成药不可与四环素类抗生素及红霉素、利福平、灰黄霉素、制霉菌素、林可霉素、克林霉素、新霉素、氨苄西林等同时服用，因同服后可生成鞣酸盐沉淀物，不易被吸收，从而降低药物的生物利用度与疗效。

（14）含鞣质较多的中药或中成药不可与麻黄碱、小檗碱、士的宁、奎宁、利血平及阿托品类药物合用，因鞣质是生物碱沉淀剂，同用后会结合生成难溶性鞣酸盐沉淀，不易被机体吸收而降低疗效。

（15）含鞣质较多的中药或中成药不可与含金属离子的西药如钙剂、铁剂、氯化钴等合用，因同服后可在回盲部结合，生成沉淀，致使机体难于吸收而降低药效。

（16）含有皂苷成分的中药，如人参、三七、远志、桔梗等，不宜与酸性较强的药物合用。因在酸性环境与酶的作用下，皂苷极易水解失效。

（17）含有皂苷成分的中药，不宜与含有金属离子的盐类药物如硫酸亚铁、碱式碳酸铋等合用，因同服后可形成沉淀，致使机体难于吸收而降低疗效。

（18）含蒽醌类的中药，如大黄、虎杖、何首乌等不宜与碱性西药联用，因蒽醌类的化学成分在碱性溶液中易氧化失效。

（19）炭类中药及瓦楞子、牡蛎等不宜与多酶片、胃蛋白酶等联用，因为炭类中药等会吸附酶类制剂，从而降低疗效。

（20）金银花、连翘、黄芩、鱼腥草等及其中成药不宜与菌类制剂如乳酶生、促菌生等联用，因金银花、连翘、黄芩、鱼腥草等及其中成药具有较强抗菌作用，服用后在抗菌的同时，还能抑制或降低西药菌类制剂的活性。

（21）蜂蜜、饴糖等含糖较多的中药及其制剂不可与胰岛素、格列本脲等治疗糖尿病的西药同用，以免影响药效。

4. 中西药不合理联用产生或增加不良反应例举

（1）含钙较多的中药或中成药，如石膏、龙骨、牡蛎、珍珠、蛤蚧及瓦楞子等，不可与洋地黄类药物合用，因钙离子为应激性离子，能增强心肌收缩力，抑制 Na^+，K^+-ATP 酶活性（也可以说与强心苷有协同作用），从而增强洋地黄类药物的作用和毒性。

（2）含汞类中药及其制剂，如朱砂、轻粉、朱砂安神丸、仁丹、紫血散、补心丹、磁朱丸等，不能与溴化钾、三溴合剂、碘化钾、碘喉片等同服，因汞离子与溴离子或碘离子在肠中相遇后，会生成有剧毒的溴化汞或碘化汞，从而导致药源性肠炎或赤痢样大便。

（3）含汞的中药及其制剂不能长期与含苯甲酸钠的咖溴合剂，或以苯甲酸钠作为防腐剂的制剂同服，因同服后可产生可溶性苯汞盐，引起药源性汞中毒。

（4）含汞的中药或中成药不能与具有还原性的西药如硫酸亚铁、亚硝酸异戊酯同服，同服后能使 Hg^{2+} 还原成 Hg^+，毒性增强。

（5）含有机酸类的中药及中成药不能与磺胺类西药同服，因同服后易在肾小管中析出结晶，引起结晶尿、血尿，乃至尿闭、肾衰竭。

（6）含大量有机酸的中药及其制剂不可与呋喃妥因、利福平、阿司匹林、吲哚美辛等同服，因前者能增加后者在肾脏中的重吸收，从而加重对肾脏的毒性。

（7）含水合型鞣质而对肝脏有一定毒性的诃子、五倍子、地榆、四季青等，以及含有这些药物的中成药，不能与对肝脏有一定毒性的西药四环素、利福平、氯丙嗪、异烟肼、依托红霉素等联用，因联用后会加重对肝脏的毒性，导致药源性肝病的发生。

（8）含鞣质类中药如虎杖、大黄、诃子、五倍子等，不能与磺胺类西药同服，因鞣质能与磺胺类药物结合，影响磺胺的排泄，导致血及肝内磺胺药浓度增高，严重者可发生中毒性肝炎。

（9）含碱性成分的中药及其制剂不能与氨基糖苷类西药合用，因这些中药及其制剂能使机体对氨基糖苷类抗生素吸收增加，排泄减少，虽能提高抗生素的抗菌药力，但却增加了其在脑组织中的药物浓度，使耳毒性作用增强，从而影响前庭功能，导致暂时或永久性耳聋及行动蹒跚。

（10）含碱性成分的中药及其制剂不能与奎尼丁同用，因其能使尿液碱化，增加肾小管对奎尼丁的重吸收，从而使排泄减少，血药浓度增加，引发奎尼丁中毒。

（11）含颠茄类生物碱的中药及其制剂，如曼陀罗、洋金花、天仙子、颠茄合剂等；含有钙离子的中药，如石膏、牡蛎、龙骨等，均不可与强心苷类药物联用，因颠茄类生物碱可松弛平滑肌，降低胃肠道的蠕动，与此同时也就增加了强心苷类药物的吸收和蓄积，故增加了毒性。

（12）含麻黄碱的中药及其中成药，如复方川贝精片、莱阳梨止咳糖浆、复方枇杷糖浆等，不可与强心药、降压药联用。因麻黄碱会兴奋心肌 β 受体、加强心肌收缩力，与洋地黄、地高辛等联用时，可使强心药的作用增强，毒性增加，易致心律失常及心衰等毒性反应，同时麻黄碱也有兴奋 α 受体和收缩周围血管的作用，使降压药作用减弱，疗效降低，甚至使血压失去控制，可加重高血压病患者的病情。

（13）含氰苷的中药，如杏仁、桃仁、枇杷叶等不宜长期与镇咳类的西药如喷托维林等联用。因氰苷在酸性条件下，经酶水解后产生的氢氰酸虽有止咳功效，但在一定程度上抑制呼吸中枢，喷托维林等可加强其抑制作用，使呼吸功能受抑制。

（14）含乙醇的中成药如各种药酒等不可与镇静剂如苯巴比妥、苯妥英钠、安乃近等联用，因联用后既可产生具有毒性的醇合三氯乙醛，又能抑制中枢神经系统，引起呼吸困难、心悸、焦虑、面红等不良反应，严重者可致死亡。

（15）含乙醇的中成药如各种药酒等不可与阿司匹林、水杨酸钠等抗风湿药同服，因乙醇与水杨酸等对消化道均有刺激作用，同用后能增加对消化道的刺激性，严重者可导致胃肠出血。

（16）含乙醇的中成药如各种药酒等不可与三环类抗抑郁药丙米嗪、阿米替林、氯米帕明、多塞平等同服，因前者可加快后者的代谢，从而增强三环类抗抑郁药毒性，甚至导致死亡。

（17）含乙醇的中成药如各种药酒等不可与抑制乙醇代谢的氯丙嗪、奋乃静、氟奋乃静、三氟拉嗪等吩噻类西药同用，因后者能使前者分解缓慢，加重恶心、呕吐、头痛、颜面潮红等中毒症状。

（18）含乙醇的中成药如各种药酒等不可与胍乙啶、利血平、肼屈嗪、甲基多巴及妥拉唑啉等抗高血压药联用，因同用后易产生协同作用引起体位性低血压。

（19）含乙醇的中成药如各种药酒等不可与对乙酰氨基酚同服，因同用后二者的代谢产物对肝脏损害严重，有些患者对此类药极为敏感，从而可引起肝坏死及急性肾衰竭。

（20）含乙醇的中成药如各种药酒等不可与抗组胺类药如氯苯那敏等联用，因同用后能增强对中枢神经系统的抑制，导致熟练技能障碍、困倦等不良反应等。

（21）含乙醇的中成药如各种药酒等不可与胰岛素及磺脲类降糖西药同用或同服。因联用后会导致严重的低血糖，或头晕、呕吐，严重者可出现昏睡等酩酊反应，甚至出现不可逆性神经系统症状等。

（22）含乙醇的中成药如各种药酒等不可与磺胺及呋喃类抗生素联用，因这两类西药均能抑制乙醇在体内的代谢，增加乙醇对机体的毒性作用，严重者亦可出现酩酊反应，而所含乙醇又能加重这两类西药对中枢神经的毒性。

（23）含乙醇的中成药如各种药酒等不可与硝酸甘油等扩张血管类西药同用，因所含乙醇对交感神经和血管运动中枢有抑制作用，致使心肌收缩力减弱，血管扩张，从而与硝酸甘油的扩张血管作用产生协同作用，导致血压明显降低。

（24）海藻、昆布等含碘类中药及其制剂不宜与治疗甲状腺功能亢进症的西药联用。因其所含的碘能促进酪氨酸的碘化，使体内甲状腺素的合成增加，不利于治疗。

（25）黄药子对肝脏有一定毒性，不可与利福平、四环素、红霉素、氯丙嗪等本身也具有肝毒性的西药联用，以免引发药源性肝病。

真题回放

1. 最佳选择题：中西药联用能减少西药用量和副作用的药组是（2014）

A. 桂枝汤与皮质激素类药
B. 复方川贝精片与降压药
C. 防风通圣丸与解热镇痛药
D. 大黄清胃丸与喹诺酮类药
E. 五味子糖浆与磺胺类药

［答案］A

2. 最佳选择题：中西药联用会降低疗效的药组是（2014）

A. 参茸片与格列本脲
B. 灵芝片与苯巴比妥
C. 四逆汤与地高辛
D. 小青龙汤与氨茶碱
E. 丹参注射液与多巴胺

［答案］A

［3–5］配伍选择题（2014）

A. 缩短疗程　B. 降低毒性　C. 减少用量　D. 协同增效

E. 改善体质

3. 真武汤与氢氯噻嗪合用，能

4. 香连化滞丸与呋喃唑酮合用，能

5. 苓桂术甘汤与地西泮合用，能

［答案］D、D、C

易错题解析

［1–2］配伍选择题

A. 产生络合物，妨碍吸收　B. 增强毒性

C. 产生沉淀，降低疗效　D. 抑制药物活性

E. 引发药源性疾病

1. 石膏、龙骨等中药与洋地黄类药物联合用

2. 含鞣质的五倍子、地榆等中药与四环素、红霉素联合用

［答案与解析］B、C。中西药的不合理联用可降低药效，如含鞣质较多的中药与中成药，与四环素类、红霉素、林可霉素、利福平等联用，可产生鞣酸盐沉淀物，不易被吸收，从而降低药物的生物利用度与疗效；中西药的不合理联用也可产生或增加不良反应，其中含钙较多的中药或中成药（石膏、龙骨、牡蛎、珍珠、蛤蚧、瓦楞子等）若与洋地黄类药物合用，因钙离子增强心肌收缩力，抑制 Na^+，K^+-ATP 酶活性，从而增强洋地黄类的作用和毒性，产生不良反应。

［3–4］配伍选择题

A. 引发肾功能衰竭　B. 形成络合物

C. 产生永久性结合物　D. 引发永久性耳聋

E. 引发药源性肝病

3. 五倍子、四季青、地榆与利福平联用能

4. 瓦楞子、牡蛎、海螵蛸与四环素联用能

［答案与解析］E、B。五倍子、四季青、地榆等药因含水合型鞣质而对肝脏有一定毒性，若与有肝毒性的利福平、四环素、氯丙嗪、依托红霉素等联用，会加重对肝脏的毒性，导致药源性肝病的发生。瓦楞子、牡蛎、海螵蛸等富含钙、镁、铁等金属离子的中药，若与四环素联用，能形成络合物，而不易被胃肠道吸收，降低疗效。

5. 多项选择题：芍药甘草汤与西药解痉药联用可

A. 协同增效　B. 消除腹胀　C. 消除便秘　D. 减少西药用量

E. 降低药物疗效

［答案与解析］ABC。本题考查中西药联用特点。芍药甘草汤与西药解痉药联用可协同增效，降低西药的不良反应，消除腹胀、便秘等副作用。

关键点提示

掌握中西药联用的重点实例，为历年重要考点。

考点8 含西药组分的中成药品种及应用注意事项

在我国批准注册的中成药中，有一百多种是中西药复方制剂，即含有化学药的中成药。医师、药师及患者都必须清楚，这类制剂不能仅作为一般的中成药使用。

1. 含西药组分的常用中成药

（1）抗感冒药中多数含有对乙酰氨基酚和马来酸氯苯那敏，个别药中含有安乃近、乙酰水杨酸或维生素C。不含有对乙酰氨基酚的抗感冒药物有重感冒灵片、金羚感冒片、贯黄感冒颗粒等，不含马来酸氯苯那敏的抗感冒药物有强力感冒片、抗感灵片、新复方大青叶片。

（2）补虚药中含有维生素类，补血剂中含有铁。

（3）降压中成药珍菊降压片中含氢氯噻嗪、盐酸可乐定等。

（4）消化系统中成药中含抑酸剂碳酸氢钠、硫酸铝、氢氧化铝。

（5）治疗糖尿病的中成药中含格列本脲。

（6）止咳平喘中成药中含麻黄碱、氯化铵及盐酸克伦特罗等。

（7）心脑血管药中含有维生素C。

（8）肝胆用药含有金属离子。

含西药组分的中成药的具体品名、功效及所含西药成分详见考试指南书的表9-1（P227），对部分常用品种要重点掌握。

2. 含西药组分的中成药使用注意事项 在使用含有西药成分中成药的时候，要注意不能再使用同种成分的西药或随意加大该中成药的剂量，以免重复用药或用药过量；同时也要注意和其他西药联用的药物相互作用，以防降低药物疗效和出现药物不良反应。

（1）含格列本脲的中成药服用过量易致低血糖，磺胺过敏、白细胞减少患者禁用，孕妇及哺乳期妇女不宜使用，肝肾功能不全、体虚高热、甲状腺功能亢进者慎用。

（2）含安乃近的中成药长期应用可引起粒细胞缺乏症、血小板减少性紫癜、再生障碍性贫血，不可随意加大剂量，更不能长期应用，年老体弱者用药尤其应慎重，不能再同时加用西药解热药。对安乃近、吡唑酮类及阿司匹林类药物过敏者禁用。

（3）含对乙酰氨基酚（扑热息痛）的中成药不能与巴比妥类药合用，长期大量应用可出现肾绞痛或急性肾功能衰竭、少尿、尿毒症。若与肝药酶诱导剂尤其是巴比妥类并用时，发生肝脏毒性反应的危险增加。肝肾功能不全的患者应慎用，有增加肝脏、肾脏毒性的危险。服用超量可出现恶心、呕吐、胃痛、胃痉挛、腹泻、多汗等症状。有不少中成药含有对乙酰氨基酚，若在治疗感冒发热使用这类中成药时再服用对乙酰氨基酚制剂，则使对乙酰氨基酚的剂量过大，增加药物的不良反应。

（4）含马来酸氯苯那敏成分的中成药有嗜睡、疲劳乏力等不良反应，服药期间不得驾驶车船、登高作业或操作危险的机器。

（5）含盐酸麻黄碱的中成药，甲状腺功能亢进症、高血压病、动脉硬化、心绞痛患者禁用。盐酸麻黄碱有舒张支气管、加强心肌收缩力、增强心输出量的作用，并有较强的兴奋中枢神经作用，能收缩局部血管。对于前列腺肥大者可引起排尿困难，大剂量或长期应用可引起震颤、焦虑、失眠、头痛、心悸、心动过速等不良反应。故甲状腺功能亢进症、高血压病、动脉硬化、心绞痛患者应禁用含盐酸麻黄碱的中成药。

（6）吲哚美辛的不良反应发生率高达35%～50%，其中约20%的患者常因不能耐受而被迫停药。常见的有胃肠道反应如恶心、呕吐、厌食、消化不良、胃炎、腹泻，偶有胃溃疡、穿孔、出血；中枢神经系统反应头痛、眩晕、困倦，偶有惊厥、周围神经痛、晕厥、精神错乱等；造血系统损害可有粒细胞、血小板减少，偶有再生障碍性贫血；过敏反应常见为皮疹、哮喘、呼吸抑制、血压下降等；可引起肝肾损害。因此溃疡病、哮喘、帕金森病及精神病患者、孕妇、哺乳期妇女禁用，14岁以下儿童一般不用，老年患者及心功能不全、高血压病、肝肾功能不全、出血性疾病患者慎用，且不宜与阿司匹林、丙磺舒、钾盐、氨苯蝶啶合用。

（7）含氢氯噻嗪的中成药最常见的不良反应是低血钾，肝肾疾病、糖尿病患者、孕妇及哺乳期妇女不宜服用。使用含有氢氯噻嗪的中成药时，一方面要注意氢氯噻嗪本身所具有的不良反应，同时也要避免重复用药，以防止药物自身不良反应的发生。

真题回放

1. 最佳选择题：因含有马来酸氯苯那敏，司机和登高作业者感冒时不宜服用的中成药是（2015）

A. 强力感冒片　　B. 金羚感冒片

C. 抗感灵片　　D. 感冒清热颗粒

E. 舒肺糖浆

［答案］B

2. 最佳选择题：含咖啡因的中成药是（2014）

A. 金羚感冒片　B. 桑菊感冒片　C. 感冒灵胶囊　D. 荆防颗粒

E. 玉屏风颗粒

［答案］C

3. 最佳选择题：含盐酸麻黄碱的中成药是（2013）

A. 半夏露糖浆　B. 川贝止咳露　C. 蛇胆川贝液　D. 苏菲咳糖浆

E. 杏苏止咳糖浆

［答案］D

［4-6］综合分析选择题（2015）

某女，45 岁，患有类风湿关节炎，长期服用解热镇痛药，近期咽喉肿痛，牙痛，邻居介绍服用新癀片。患者购药时向药师咨询，希望了解该药的更多信息。药师询问患者一般情况和用药目的后，结合病人既往治疗情况，阻止了该患者购买新癀片。

4. 因为新癀片含有解热镇痛药，为防止重复用药，药师阻止了患者购药。新癀片所含有的化学成分是

A. 双氯芬酸　B. 对乙酰氨基酚

C. 布洛芬　D. 吲哚美辛

E. 安乃近

5. 药师进一步说明，若加用新癀片，造成解热镇痛药重复使用，会加大不良反应发生的可能性，关于该药发生不良反应的说法，错误的是

A. 有头痛、眩晕等中枢神经系统反应

B. 发生过敏反应常见为皮疹

C. 常具有胃肠道反应

D. 可引起肝肾损害

E. 可引起粒细胞增高

6. 接着，药师向患者介绍，服用该药的注意事项，正确的是

A. 孕妇慎用　B. 肝肾功能不全患者慎用

C. 哺乳期妇女慎用　D. 精神病患者慎用

E. 溃疡病患者慎用

［答案］D、E、B

［7-8］综合分析选择题（2015）

某男，70 岁，患糖尿病 10 年，长期服用西药降糖药，血糖稳定，今日听人介绍，又自行加服了中成药消渴丸。2 日后，出现低血糖反应，遂去医院就诊。

7. 医师分析出现低血糖反应的原因，与过量服用降糖药有关。并告知患者，在其所服的消渴丸中因含有降糖类化学药，会与原用的降糖药产生叠加作用，消渴丸中所含的化学药成分是

A. 二甲双胍　B. 格列本脲

C. 阿卡波糖　D. 罗格列酮

E. 瑞格列奈

8. 进入冬季，患者加服中药膏方调补，一段时间后出现血糖波动，时有升高，分析原因是与其所服膏方中的某些中药有关，下列中药能使血糖升高的药组是

A. 鹿茸、甘草　B. 麦冬、沙参

C. 天冬、赤芍　D. 肉苁蓉、肉桂

E. 制首乌、熟地黄

［答案］B、A

易错题解析

1. 多项选择题：下列哪些疾病禁用含盐酸麻黄碱的中成药

A. 甲状腺功能亢进症

B. 高血压病

C. 动脉硬化

D. 心绞痛

E. 糖尿病

［答案与解析］ABCD。本题考查含西药组分的中成药使用注意事项。麻黄碱虽然是中药麻黄的主要成分之一，但两者之间的功效并非等同。盐酸麻黄碱有舒张支气管、加强心肌收缩力、增强心输出量的作用，并具有较强兴奋中枢神经的作用，能收缩局部血管。对于前列腺肥大者可以引起排尿困难，大剂量或长期应用可引起震颤、焦虑、失眠、头痛、心悸、心动过速等不良反应。所以甲状腺功能亢进症、高血压、动脉硬化、心绞痛患者应禁用含盐酸麻黄碱的中成药。

2. 多项选择题：应用含吲哚美辛的中成药的注意事项是

A. 溃疡病禁用

B. 帕金森病禁用

C. 哺乳期妇女禁用

D. 14 岁以下儿童禁用

E. 老年患者禁用

［答案与解析］ABC。吲哚美辛的不良反应发生率高达 35%～50%，其中约 20% 的患者常因不能耐受而被迫停药，所以溃疡病、哮喘、帕金森病、精神病患者、孕妇、哺乳期妇女禁用，14 岁以下儿童一般不用（属于慎用范畴），老年患者、心功能不全、高血压病、肝肾功能不全、出血性疾病患者慎用，且不宜与阿司匹林、丙磺舒、钾盐、氨苯蝶啶合用。

关键点提示

掌握含有西药成分的常用中成药品种及其使用注意事项，此为历年重要考点。

第十章

特殊人群的中药应用

第一节　老年人的中药应用

考点1　老年人的中药应用

1. 老年人合理应用中药的原则　老年人因各脏器的组织结构和生理功能都有不同程度的退行性改变，因而影响了药物在体内的吸收、分布、代谢和排泄过程，主要表现为细胞数减少、细胞内水分减少、组织局部血液灌流量减少、总蛋白减少等“四少”现象，肝肾功能、免疫功能降低，这都使得药物的安全范围变小、药物反应的个体差异增大，因此老年人用药的合理性应给予更大重视，以减少药物不良反应（ADR）和药源性疾病的发生。

老年人合理应用中药的原则主要为：

（1）辨证论治、严格掌握适应证：老年人体虚多病，病情往往复杂多变，辨证有误则药不对证，会使机体阴阳偏盛或偏衰，以致病情更趋严重。

（2）熟悉药品、恰当选择应用：高度重视联合用药的相互作用，如麝香保心丸与地高辛等强心类药物联合用药会造成相同或相似功效的累加，诱发强心苷中毒；抗酸类（胃溃疡药）西药避免与含黄酮类的中成药如复方丹参片、复方丹参滴丸、银杏叶片等同用，以间隔1小时为宜；培元通脑胶囊、益心通脉颗粒、活血通脉片等含甘草、人参、鹿茸等成分的中成药与降糖药二甲双胍、消渴丸、阿卡波糖和胰岛素产生拮抗，使降糖药的疗效降低。

（3）选择合适的用药剂量：一般应从“最小剂量”开始。有些中药的作用与用量有关，如：甘草1~3g能调和药性，5~15g能益气养心，大量服用或小量长期使用，患者可出现水肿、低血钾、血压升高等；大黄用量1~5g泻下，小剂量0.05~0.3g收敛而便秘；苏木量小和血，量大破血。同时，慢性病患者长期服用中药，往往会产生不良反应。如长期使用含马兜铃酸制剂可导致慢性肾功能衰竭；长期使用黄花夹竹桃（含强心苷），会发生洋地黄样蓄积中毒；长期泡服胖大海，易致便溏、饮食减少、脘腹痞闷、消瘦；长期服用天王补心丸、朱砂安神丸、紫雪丹、至宝丹等，会出现慢性汞中毒等。另外，老年人使用某些中药或中成药要酌情减量且不宜久服、多服。如阿胶、熟地、玄参等汁厚滋腻，易滞胃脘；甘草、大枣、炙黄芪甘味过重，使人气壅中满；黄芩、黄连、黄柏苦寒燥剂，易伤脾阳；川芎耗气、红花破血；六神丸、牛黄解毒丸（片）处方中有雄黄（含有硫化砷）；牛黄清心丸、磁朱丸处方中有朱砂（含有硫化汞)；舟车丸处方中有轻粉（主含氯化亚汞 Hg_2Cl_2）；疏风定痛丸和跌打丸处方中有马钱子（含有士的宁）；三物备急丸、三物白散、九龙丹处方中有巴豆（含有巴豆毒素）。

2. 老年人合理服用滋补药的注意事项　老年人使用滋补药时要严格遵照中医的辨证论治、按需行补、不需不补的原则，如肺阴虚宜用西洋参、沙参等；阴虚宜用生脉饮；偏阳虚的宜用龟龄集；肾阴虚老人宜服用六味地黄丸；心脾两虚老人宜服人参归脾丸。

真题回放

[1-3] 配伍选择题（2015）

A. 麝香保心丸　　B. 六味地黄丸

C. 人参鹿茸丸　　D. 银杏叶制剂

E. 柴胡舒肝丸

1. 老年人服用地高辛时不宜同时服用的中成药是

2. 老年人服用法莫替丁时不宜同时服用的中成药是

3. 老年人服用二甲双胍时不宜同时服用的中成药是

[答案] A、D、C

4. 多项选择题：老年人长期泡服胖大海易致的不良反应有（2014）

A. 清瘦　　B. 饮食减少　　C. 大便溏泻　　D. 尿赤涩痛

E. 脘腹痞闷

[答案] ABCE

5. 多项选择题：老年人长期服用甘草易致的不良反应有（2013）

A. 水肿　　B. 出血　　C. 低血钾　　D. 血压升高

E. 大便干燥

[答案] ACD

易错题解析

1. 多项选择题：老年人长期泡服胖大海的不良反应有

A. 消瘦　　B. 饮食减少　　C. 大便溏泻　　D. 尿赤涩痛

E. 脘腹痞闷

[答案与解析] ABCE。胖大海味甘、淡，性凉，功能清热润肺、利咽解毒。但作为保健饮料长期泡服，易伤及脾阳而致大便溏泻、饮食减少、脘腹痞闷、消瘦等。

2. 多项选择题：老年人用药与一般成年人比较

A. 药物半衰期明显缩短　　B. 药物半衰期明显延长

C. 血液内药物浓度降低　　D. 血液内药物浓度升高

E. 肝肾功能减低

[答案与解析] BDE。老年人肝肾功能、免疫功能均较成年人减低1/3~1/2，致使血液内药物浓度较一般成年人为高，药物半衰期亦较一般人明显延长。

关键点提示

掌握老年人合理应用中药的原则。

第二节 妊娠期患者和哺乳期患者的中药应用

考点2 妊娠期患者和哺乳期患者的中药应用

1. 妊娠期患者的中药应用

（1）妊娠期患者要慎重选择用药。

（2）中药说明书中有关中药妊娠禁忌的描述一般有禁用、忌用和慎用3种。实际使用时要尽量平衡用药。药典标示有妊娠禁忌的药物必须遵照执行；对药典未标示有妊娠禁忌的药物，或列出的妊娠禁忌等级偏低的药物，医师或药师仍可依据经验或其他文献报道作出更为严格的使用限制。

2. 哺乳期患者的中药应用

（1）哺乳期患者应慎用中药。

（2）乳母服用某些中药后，药物会通过乳汁进入新生儿体内，所以应该注意哪些药物能通过母乳影响新生儿。这些药物可分为3类：影响最大的是乳汁中浓度高于乳母血中浓度的药物；其次是乳汁中浓度与乳母血中浓度相似的药物；再次是乳汁中浓度小于乳母血中浓度的药物。对于乳汁中浓度大于乳母血浓度的药物最好不用，或用量要小，即便是不易进入母乳的药物也要加以选择应用。例如，复方甘草口服液（含可待因）虽在乳汁中量小，但因哺乳量大，新生儿对这类药物特别敏感，以不用为好。

第三节 婴幼儿患者的中药应用

考点3 婴幼儿患者的中药应用

1. 婴幼儿患者合理应用中药的原则

（1）用药及时，用量宜轻。

（2）宜用轻清之品。

（3）宜佐健脾和胃之品：山药、山楂、陈皮、六神曲、麦芽、鸡内金、白术等。

（4）宜佐凉肝定惊之品：蝉蜕、钩藤、僵蚕、地龙等。

（5）不宜滥用滋补之品。

2. 婴幼儿患者合理应用中药的注意事项 健康小儿不必进补，婴幼儿更不宜乱进补。对于体虚夹湿热而有口臭、便秘、舌苔黄腻的患儿应先用清热除湿的藿香、黄芩、黄连、薏苡仁、陈皮等，使热清湿化，然后再服调补中药；如平时易感冒、多汗，属于气虚的儿童，可服用补气固表的黄芪、太子参、白术等；如消瘦、面色萎黄、厌食、大便溏稀，属于脾虚，可选用健脾和胃消食的山药、茯苓、白术、白扁豆、稻芽等；若面色苍白、神疲乏力、夜寐不安、舌质淡，属于气血两虚的儿童，可给予益气养血的黄芪、党参、当归、黄精、首乌、大枣等。有些儿童生长发育迟缓，尿频，面色苍白，舌胖，属于肾虚，宜用补肾的补骨脂、菟丝子、肉苁蓉、熟地等。

真题回放

最佳选择题：应慎用龙牡壮骨颗粒的是（2014）

A. 小儿脾虚证
B. 小儿实热证
C. 小儿体弱多汗
D. 小儿夜惊不宁
E. 小儿食欲不振

[答案] B

易错题解析

1. 最佳选择题：婴幼儿合理使用中药的原则不包括

A. 宜用轻清之品
B. 宜用滋补之品
C. 宜用消食导滞之品
D. 宜佐健脾和胃之品
E. 宜佐凉肝定惊之品

[答案与解析] B。婴幼儿合理使用中药的原则有：①用药及时，用量宜轻；②宜用轻清之品；③宜佐健脾和胃之品；④宜佐凉肝定惊之品；⑤不宜滥用滋补之品。

2. 最佳选择题：属于气血两虚的儿童可给予益气养血的

A. 补骨脂、菟丝子、肉苁蓉
B. 黄芪、太子参、白术
C. 人参、冬虫夏草
D. 山药、白扁豆、稻芽
E. 党参、当归、首乌

[答案与解析] E。属于气血两虚的儿童，可给予益气养血的黄芪、党参、当归、黄精、首乌、大枣等。

关键点提示

掌握婴幼儿患者合理应用中药的原则。

第四节　肾功能不全者的中药应用

考点4 肾功能不全者的中药应用

1. 肾功能不全者的用药基本原则和注意事项　由于药物的有限性和疾病的

无限性，对肾功能不全者进行药物治疗时，不能简单地以疾病是否治愈作为判断用药是否合理为标准，还应考虑所用药物对肾脏有无损害，特别注意在品种和剂量上的选择应慎重。肾功能不全者用药基本原则和注意事项如下。

（1）明确疾病诊断和治疗目标：治疗时首先应明确疾病诊断，对疾病的病理生理过程及现状作出准确的分析，合理选择药物，既要针对适应证，又要排除禁忌证，避免盲目用药。

（2）忌用有肾毒性的药物：肾功能不全者用药应谨慎，对可能致肾损害的药物应尽量不用；凡必须用者，应尽量采用肾损害较小的药物来替代，可短期或交替使用，切不可滥用。

（3）注意药物相互作用，避免产生新的肾损害：凡同时服用多种药物者，要注意药物间的相互作用，警惕药物间的代谢产物形成新的肾损害。

（4）坚持少而精的用药原则：肾功能不全患者，往往出现多种并发症或合并其他疾病，可出现各种各样的临床症状和表现，治疗时应祛邪扶正并举，选用少数几种切实有效的药物进行治疗。

（5）定期检查、及时调整治疗方案：对待肾功能不全者在治疗中必须严密观察病程发展、肾功能变化及药物不良反应的出现，及时调整剂量或更换治疗药物。

2. 常见对肾功能有影响的中药

（1）植物类

①含生物碱类：雷公藤、草乌、益母草、蓖麻子、麻黄、北豆根等及其含上述中药的一些制剂均可引起肾损害甚至急性肾功能衰竭。如含雷公藤类中成药有雷公藤片、雷公藤总苷、昆明山海棠片等，剂量稍大时即可出现血尿、蛋白尿、管型尿、腰痛和肾脏叩击痛。

②含其他成分类：服用含马兜铃酸（马兜铃、天仙藤、寻骨风等）、含蛋白类（巴豆）、含挥发油类（土荆芥）、含皂苷类（土牛膝）、含蒽酰苷类（芦荟）和其他苷类（苍耳子）的中药可导致急性肾衰竭。另外，茴香桔梗丸、云南白药、葛根素注射液、复方丹参注射液等中成药也可引起急性肾功能衰竭。

（2）动物类

①斑蝥：斑蝥的肾毒性极强，主要含有斑蝥酸酐。

②鱼胆：含有胆汁毒素，可造成肝、肾、脑的细胞广泛中毒坏死和肾衰竭。

③海马：煎服偶可引起皮肤紫斑、蛋白尿及肾功能减退。

④其他：蜈蚣、蜂毒等也具肾毒性。引起急性肾功能衰竭的含动物类中成药有牛黄解毒片、安宫牛黄丸、蚂蚁丸、蛔虫散。

（3）矿物类

①含砷类：砒石、砒霜、雄黄、红矾，以及中成药牛黄解毒片、安宫牛黄丸、牛黄清心丸、六神丸、砒枣散等。

②含汞类：朱砂、升汞、轻粉、红粉，以及中成药安宫牛黄丸、牛黄清心丸、朱砂安神丸、天王补心丸、安神补脑丸、苏合香丸、人参再造丸、大活络

丸等。

真题回放

最佳选择题：中毒可致肾小管坏死引起急性肾功能衰竭的中药是（2013）

A. 天仙藤　　B. 忍冬藤　　C. 大血藤　　D. 首乌藤

E. 鸡血藤

［答案］A

易错题解析

多项选择题：超量用可导致急性肾功能衰竭的中药有

A. 雷公藤　　B. 蓖麻子　　C. 北豆根　　D. 马兜铃

E. 天仙藤

［答案与解析］ABC。雷公藤、草乌、益母草、蓖麻子、麻黄、北豆根等及其含上述中药的一些制剂均可引起肾损害甚至急性肾功能衰竭。

关键点提示

掌握常见对肾功能有影响的中药及所含的化学成分。

第五节　肝功能不全者的中药应用

考点5 肝功能不全者的中药应用

1. 肝功能不全者的用药基本原则和注意事项

（1）明确疾病诊断和治疗目标：首先要明确疾病的诊断，包括所患肝病的类型、合并疾病等；其次应明确治疗需达到的目标，是改善肝功能，还是抗病毒，或抗纤维化、抗脂肪肝、降转氨酶、调整蛋白代谢等。

（2）忌用有肝毒性的药物：对已知有肝毒性的中药或中成药，应尽量避免使用，如因病情需要必须使用时，应适当减少药物剂量，同时采取相应的保护措施。

（3）注意药物相互作用，避免产生新的肝损害：同时服用多种药物，要注意药物间的相互作用，警惕药物间的代谢产物形成新的肝毒性物质。

（4）坚持少而精的用药原则：肝功能不全者往往出现多种并发症，临床症状呈多样化，病情错综复杂，在治疗上势必多药联用，致使肝脏负担加重，必须减少药量和疗程。

（5）定期检查肝功能、及时调整治疗方案：用药治疗期间必须动态监测肝脏功能，密切观察药物的疗效及不良反应。

2. 引起肝损伤的中药及其主要化学物质

（1）植物类

①生物碱类：含有吡咯双烷生物碱的中草药，包括菊科的千里光属（如千

里光、菊三七等）、款冬属、蜂斗菜属、泽兰属，紫草科的紫草属、天芥菜属；②苷类：三七、商陆、黄药子等，黄药子是目前公认的肝脏毒性中药；③毒蛋白类：苍耳子、蓖麻子、望江南子、相思豆等；④多肽类：如毒蕈植物中毒蕈伞对肝脏损害最重；⑤萜与内酯类：川楝子、黄药子、艾叶等；⑥鞣质类：五倍子、石榴皮、诃子等。

（2）动物类

①蜈蚣：蜈蚣含有类似蜂毒的毒性成分，即组织胺样物质及溶血蛋白质，可引起溶血作用及过敏反应，对肾脏及肝脏造成损伤；②鱼胆；③蟾蜍：能产生强烈的刺激性物质蟾蜍毒素，能致使肝脏损害；④斑蝥：斑蝥含有的斑蝥素具有一定的肝脏毒性；⑤猪胆：含有组胺类物质，可引起变态反应，其中的胆盐及氰化物，也可能引起肝损害。

（3）矿物类

①含汞矿物药：朱砂（HgS）、银朱（HgS）、红粉（HgO）、轻粉（Hg_2Cl_2）、白降丹（$HgCl_2$）等；②含砷矿物药：砒石、雄黄、代赭石等，其毒性成分主要是三氧化二砷（As_2O_3），即砒霜；③含铅矿物药：铅丹、密陀僧等。

真题回放

1. 最佳选择题：具有肝脏毒性的中药是（2015）

A. 使君子　B. 黄药子　C. 女贞子　D. 车前子

E. 牛蒡子

［答案］B

2. 最佳选择题：肝功能不全者应慎用的中药是（2014）

A. 枸杞子　B. 菟丝子　C. 决明子　D. 五味子

E. 川楝子

［答案］E

3. 多项选择题：临床使用不当可引起肝损伤的动物类中药有（2015）

A. 海螵蛸　B. 蜈蚣　C. 鸡内金　D. 斑蝥

E. 穿山甲

［答案］BD

易错题解析

［1-4］配伍选择题

A. 甘草　B. 麻黄　C. 黄药子　D. 马兜铃

E. 麦芽

1. 体虚多汗者忌用

2. 湿盛水肿者忌用

3. 肝功能不全者忌用

4. 肾功能不全者忌用

［答案与解析］B、A、C、D。体虚多汗者忌用发汗力强的麻黄，湿盛胀满、水肿者忌用甘草，肝功能不全者忌用黄药子，肾功能不全者忌用马兜铃，哺乳期妇女不宜大量使用麦芽。

关键点提示

掌握常引起肝损伤的中药及其所含的主要化学成分。

第十一章
中药不良反应

第一节　药物不良反应概述

考点1 中药不良反应的概念与分类

1. 中药不良反应的概念　指在中医药理论指导下预防、诊断、治疗疾病或调节生理功能过程中，患者接受正常剂量的药物时出现的任何有伤害的和与用药目的无关的反应。其内容包括副作用、毒性作用、过敏反应、后遗效应、依赖性、特异反应性、致癌作用等。引发不良反应的药物既可以是中药饮片，也可以是中成药。广义的不良反应概念也应包括药品的质量或使用不当而引起的伤害。中药不良反应的临床表现形式多样，症状不一，以皮肤及其附件损害最常见，其次为全身系统性损伤的临床表现。

2. 中药不良反应的分类

（1）病因学分类

①与药物剂量有关的中药不良反应：该类型由药物本身或其代谢物所引起，使固有药理作用持续和增强。由于不同个体在药物吸收、分布、代谢及排泄等方面的差异，导致单位时间内药物浓度异常升高，引起有关组织器官的不良反应。其不良反应包括药物的副作用、毒性作用，以及继发反应、首剂效应、后遗作用等。该类型具有剂量依赖性和可预测性，个体易感性差异大，并受年龄、性别、病理状态等因素影响，一旦发生，后果十分严重，甚至可导致死亡。如具有止咳平喘作用的苦杏仁，主要成分苦杏仁苷，治疗量的苦杏仁苷在体内消化分解后会产生少量的氢氰酸，对呼吸中枢呈轻度的抑制作用，从而达到止咳平喘的疗效，但是当大剂量服用时，产生的大量氢氰酸能够抑制细胞内的呼吸循环，使细胞内的氧化反应停止，形成“细胞内窒息”组织缺氧，由于中枢神经系统对缺氧最为敏感，故脑部首先受到损害，呼吸中枢麻痹常为氰化物中毒致死的原因。

②与药物剂量无关的中药不良反应：该类型与药物固有的正常药理作用无关，而与药物变性（如药物有效成分降解产生有害物质）和人体特异体质（指患者的特殊遗传素质）有关。该类型与用药剂量无关，难以预测，经常规的毒理学筛选也很难发现，发生率虽较低，但危险性大，病死率较高。如青黛有清热解毒、凉血消斑、泻火定惊的功效，用量1~3g，其不良反应不严重，仅少量患者用药后有轻度恶心、呕吐、腹痛、腹泻、腹胀等胃肠道刺激症状，但仍有

极少数的高敏患者会出现严重的不良反应，如转氨酶升高、头痛、水肿、红细胞减少、血小板减少，甚至骨髓严重抑制等。此类伤害又可分为两种：特异质反应（指由于遗传因素机体产生的不良反应）和变态反应（亦称药物过敏反应，本质上是一类病理性免疫反应，由抗原抗体的相互作用引起）。过敏反应对机体的危害程度轻重不一，轻者停药后可恢复，重者甚可致死亡。从接触抗原至出现症状，时间差异很大，反应持续时间也不相同。

（2）病理学分类

①功能性改变：系指药物引起人体的器官或组织功能发生改变。这种变化多为暂时性，停药后可以恢复正常，无病理组织的变化。但有些功能性改变如肝功能异常、肾功能损害等亦可十分严重，甚至引起器质性改变，常需住院治疗。

②器质性改变：系指药物引起人体器官或组织出现病理性器质改变。由于药物不良反应引起的器质性改变，与疾病本身引起器质性改变无明显区别，因此鉴别诊断时不能仅根据组织病理检查，还应参照药物不良反应判断。此类型又可细分为炎症型、增生型、发育不全型、萎缩坏死型等。

真题回放

1. 最佳选择题：与用药剂量无关的中药不良反应是（2013）

A. 副作用　B. 毒性作用　C. 继发反应　D. 过敏反应

E. 首剂效应

［答案］D

2. 最佳选择题：中药不良反应的概念是（2011）

A. 人接受正常剂量的药物时出现的任何有伤害的和与用药目的相关的反应

B. 人接受正常剂量的药物时出现的任何有伤害的和与用药目的无关的反应

C. 人接受超剂量的药物时出现的任何有伤害的和与用药目的无关的反应

D. 人接受超剂量的药物时出现的任何有伤害的和与用药目的有关的反应

E. 以上均不是

［答案］B

易错题解析

［1-3］配伍选择题

A. 由药物本身或其代谢物所引起

B. 与药物固有的正常药理作用无关

C. 常由中药配伍发生相互作用引起

D. 常与药物依赖性和成瘾性有关

E. 与疾病引起的器质性改变无明显区别

1. 与药物剂量无关的中药不良反应

2. 由药物不良反应引起的器质性改变

3. 与药物剂量有关的中药不良反应

[答案与解析] B、E、A。本组题考查药物不良反应的病因学分类和病理学分类中的内容。与药物剂量无关的中药不良反应与药物固有的正常药理作用无关。与药物剂量有关的中药不良反应由药物本身或其代谢物所引起。由药物不良反应引起的器质性改变与疾病引起的器质性改变无明显区别。

4. 多项选择题：中药不良反应包括

A. 副作用　　B. 毒性作用　　C. 后遗效应　　D. 过敏反应

E. 继发反应

[答案与解析] ABCD。中药不良反应是指在中医药理论指导下预防、诊断、治疗疾病或调节生理功能过程中，患者接受正常剂量的药物时出现的任何有伤害的和与用药目的无关的反应，其内容包括副作用、毒性作用、过敏反应、后遗效应、依赖性、特异反应性、致癌作用等，但不包括继发反应。

关键点提示

1. 中药不良反应包括副作用、毒性作用、过敏反应、后遗效应、依赖性、特异反应性、致癌作用等。

2. 中药不良反应按病因学分类，可分为与药物剂量有关的中药不良反应和与药物剂量无关的中药不良反应。按病理学分类，又可分为功能性改变和器质性改变。

第二节　中药不良反应常见的临床表现

考点2 中药不良反应常见的临床表现

1. 中药不良反应的皮肤症状　中药引起的不良反应在临床可表现为各种皮肤症状，如荨麻疹与血管性水肿、麻疹样、猩红热样与斑丘疹型药疹、固定性药疹、水疱或大疱型药疹、多形性红斑型药疹、结节性红斑型药疹、紫癜型药疹、湿疹样药疹、红斑性狼疮样反应、接触性皮炎、光敏性皮炎、大疱性表皮坏死性松解症、剥脱性皮炎型药疹、Stevens-Johnson 综合征型药疹、银屑病样药疹、药热，注射局部红、肿、坏死、色素沉着、痤疮样疹等。

2. 中药不良反应的全身症状

(1) 各系统常见的中毒表现

中药毒性反应引起的生理生化机能异常和结构的病理变化，可在各系统内发生，造成多系统多脏器的损害。

①消化系统的毒性反应：有恶心、呕吐、食欲不振、腹痛、腹泻，甚至呕

血、便血及肝脏损害等。

②神经系统的毒性反应：有口唇麻木或全身麻木、眩晕、头痛、失眠或嗜睡，严重时出现意识模糊、言语不清或障碍，甚至抽搐、惊厥、昏迷、呼吸抑制等。

③心血管系统的毒性反应：有心慌、胸闷、面色苍白、心率加快或减慢、心律不齐、血压下降或升高、传导阻滞等。

④造血系统的毒性反应：有溶血性贫血、血小板减少性紫癜、再生障碍性贫血等。

⑤呼吸系统的毒性反应：有呼吸急促、咳嗽、呼吸困难、发绀，甚至引发急性肺水肿、呼吸衰竭或麻痹等。

⑥泌尿系统的毒性反应：有少尿或多尿、蛋白尿、管型尿、血尿、腰痛或肾区叩击痛、肾功能降低或衰竭、氮质血症、酸中毒、电解质平衡失调，甚至尿毒症等。

⑦其他毒性反应：有眼、耳等五官功能障碍，如视力降低，甚而失明复视，耳聋、耳鸣，以及头痛、脱发、水肿、胸膜炎、咽痛等。

（2）肝、肾损害的中毒表现

①中药引起肝损害的临床表现：主要为全身症状和急性肝损害。全身症状为纳差、乏力、恶心、厌油腻、尿黄等消化道症状及皮肤、巩膜黄染等体征，也可有肝区疼痛、肝脏压痛、肝肿大；肝功能的改变，可有血清总胆红素升高、转氨酶异常升高，甲、乙、丙、丁、戊肝炎病毒检验全阴性，可有急性肝炎、慢性肝炎、脂肪变性而致的中毒性肝炎、急性亚急性黄色肝萎缩的表现。及时停药并对症治疗，多数患者临床症状和肝功能损害可于短期内恢复，预后良好。

②中药引起的肾毒性临床表现：肾毒性临床表现各异，严重的可引起肾功能衰竭。急性肾功能衰竭时可表现为服药后肾功能在短时期内急剧地进行性下降，氮质代谢废物积聚和电解质紊乱，可出现少尿或无尿，或非少尿性急性肾功能衰竭。常伴有肾性糖尿、低渗尿、低比重尿。肾小管性酸中毒，可有蛋白尿，尿中可见红细胞、白细胞、颗粒管型，尿 NAG 酶及溶菌酶升高。并可演变为慢性肾功能不全，患者可见神昏、头痛、嗜睡、发热、全身浮肿、心慌气急等。部分患者还有肾外表现，如恶心、呕吐、上腹部不适、肝功能损害等表现，以及贫血、血小板减少等骨髓造血抑制。慢性肾功能衰竭患者早期临床症状不明显，血生化检查指标多正常，血肌酐和血清尿素通常在正常范围的高值或轻微升高。此时若继续使用肾毒性中药，则会加重肾脏损害，可致逐步出现氮质血症、血肌酐和血清尿素升高、肾浓缩能力损害，表现为多尿、尿频和夜尿增多，并可出现轻度贫血，尿化验显示肾性尿糖及轻度蛋白尿，低比重及低渗

透压尿。

易错题解析

最佳选择题：属于神经系统毒性反应的表现

A. 心慌、胸闷　B. 头痛、眩晕　C. 咳嗽　D. 呕吐

E. 蛋白尿

［答案与解析］B。神经系统的毒性反应主要表现为口唇麻木或全身麻木、眩晕、头痛、失眠或嗜睡，严重时出现意识模糊、言语不清或障碍，甚至抽搐、惊厥、昏迷、呼吸抵制等，故选B。

关键点提示

1. 中药不良反应的临床表现形式多样，症状不一，以皮肤及其附件损害最常见。

2. 重点掌握神经系统、呼吸系统以及泌尿系统的药物中毒表现。

第三节　引起中药不良反应发生的因素

考点3 引发中药不良反应发生的因素

1. 药物和使用的因素

（1）品种混乱：我国药用资源丰富，地域广阔，南北差异很大，容易出现同品种中药由于产地不同而导致同名异物、同物异名及品种混乱等问题，使用不当易发生不良反应。

（2）炮制不当：一些有毒药材经炮制后可缓和药物的毒副作用，达到应用安全、有效的目的。不严格执行炮制规范，粗制滥造不仅不能发挥中药的疗效作用，且易导致不良反应的发生。如苍耳子有小毒，生品对肝脏有损害，需炒黄去刺用，炒后可使其有毒的植物蛋白变性凝固。

（3）剂量过大：大多数中药不良反应的发生，都与超剂量使用有关，如肉桂过量会发生血尿，麻黄过量出现心率加快、血压升高、心律失常等。

（4）疗程过长：中药与化学药一样，具有疗效和毒性的双重性。有的中药本身就有毒性。因此长期使用一些中药，也会引起中药不良反应或药源性疾病。

（5）辨证不准：临床因辨证失准，寒热错投，攻补倒置，而引起不良反应或药源性疾病时有发生。热者用热药，火上加油；寒者用寒药，雪上加霜，易引发不良反应。

（6）配伍失度：中成药组方不合理、中药汤剂配伍不合理及中西药不合理联用等，常引发中药不良反应或药源性疾病。此外，误服、乱用、给药途径不正确等亦常导致中药不良反应或药源性疾病。

2. 机体因素

（1）生理因素

①特殊人群：性别、年龄差异病人的性别与年龄差异对同一药物的反应会产生很大的影响。少儿与老年人对药物的反应与一般成年人有区别。少儿期正在发育阶段，许多器官、系统的发育尚未完善，老年人肝肾功能普遍减退，会影响药物的体内代谢及排泄功能，药物更容易在体内蓄积，造成中毒或其他不良反应，故用量应适当减少。中医学认为老年人体虚，对药物的耐受力较弱，故用攻病祛邪药物时宜减量使用；幼儿稚阳之体不能峻补，故小儿不宜用参、茸骤补。

②性别：性别对药物作用的影响主要为性激素的作用，妇女一方面因体重差异，一方面由于激素的影响，对某些药物的敏感性颇有不同。如定坤丹、调经丸、乌鸡白凤丸适用于妇科；而催吐药、峻泻药则禁用于孕妇。与性别相关的还有社会和心理因素，性别差异造成的生活习惯的不同，如对乙醇的摄取等都会对药物的作用产生影响。

（2）遗传因素

①个体差异：不同的个体对同一剂量的同一药物有不同的反应，这种个体差异是由于人体的生物学差异造成的。人类因种族和个体差异而有基因变异，人群中的差异超过 1% 即称为基因多态性，它可以使药物代谢受到影响表现出个体差异。

②种族不同：种族对同一剂量相同药物的敏感度不同，产生的作用与反应也不同。中医学强调禀赋不同对药效的影响，意指遗传因素、身体素质对抗病能力及药物反应，存在较大差异。临床上也存在不同种族对某药的治疗剂量相差多倍的现象。

（3）病理因素：人体病理状态下，药物代谢、排泄会受到影响，如肝、肾功能减退时会延长中药在体内的停留时间，容易引起中药不良反应或蓄积中毒。

真题回放

1. 最佳选择题：过量服用会发生血尿的中药是（2014）

A. 麻黄　　B. 肉桂　　C. 黄芪　　D. 石斛

E. 人参

［答案］B

2. 最佳选择题：生用损害肝脏需炒黄去刺用的是（2011）

A. 半夏　　B. 川乌　　C. 皂角　　D. 苍耳子

E. 刺蒺藜

［答案］D

易错题解析

1. 多项选择题： 药物引起不良反应的原因有

A. 个体差异　B. 剂量过大　C. 配伍失当　D. 辨证不准

E. 品种混乱

[答案与解析] ABCDE。中药引起不良反应的原因有药物因素、机体因素两个方面。药物和使用因素包括炮制不当、剂量过大、疗程过长、药不对证、配伍失度、中西药不合理联用、剂型和给药途径的改变以及煎服不合理等，还有误服和乱用也常导致不良反应发生。

2. 多项选择题： 引起中药药源性疾病的原因有

A. 正常用法用量服用　B. 超剂量服用

C. 超时间服用　D. 错用

E. 误用

[答案与解析] ABCDE。“药源性疾病”既包括药物在正常用法用量情况下所产生的严重不良反应，又包括因超量、超时、误服、错用等不正常使用药物所引起的疾病。

关键点提示

1. 引发中药不良反应发生的因素包括药物和使用的因素以及机体因素。
2. 大多数中药不良反应的发生，都与超剂量使用有关。

第四节　医疗用毒性中药的中毒反应和基本救治原则

考点4 乌头类药物

1. 乌头类药物和含乌头类药物的中成药

（1）中药材：川乌、草乌、附子、雪上一枝蒿等。

（2）中成药：追风丸、活络丸、追风透骨丸、小活络丸、三七伤药片、附子理中丸、金匮肾气丸、木瓜丸、小金丸、风湿骨痛胶囊、祛风止痛片、祛风舒筋丸、正天丸、右归丸等。

2. 中毒机理　主要有毒成分为乌头碱，一般中毒量为 0.2mg，致死量为 2~4mg。

3. 中毒表现　主要有：①神经系统表现为口舌、四肢及全身麻木、头痛、头晕、精神恍惚、语言不清或小便失禁，继而四肢抽搐、牙关紧闭、呼吸衰竭等；②循环系统表现为心悸气短、心律失常、血压下降、面色苍白、口唇发绀、四肢厥冷等；③消化系统表现为流涎、恶心、呕吐、腹痛、腹泻、肠鸣音亢进。

4. 中毒原因　过量服用为主要原因，其次还有用法不当，如煎煮时间太短或生用，或泡酒服用，或因个体差异引起蓄积性中毒。

5. 中毒解救　主要措施有：①清除毒物，在无惊厥及严重心律失常情况下，反复催吐、洗胃；②肌注阿托品0.5~1.0mg，根据病情可注射数次。如未见症状改善或出现阿托品毒性反应，可改用利多卡因静注或静滴；③对呼吸衰竭、昏迷及休克等垂危病人，酌情对症治疗；④绿豆、甘草、生姜、蜂蜜等煎汤内服。

真题回放

1. 最佳选择题：金匮肾气丸所含的有毒中药是（2014）

A. 附子　B. 蟾酥　C. 雄黄　D. 朱砂

E. 黄药子

［答案］A

2. 最佳选择题：乌头碱是乌头类药物的主要有毒成分，其一般中毒量为（2010）

A. 0.1mg　B. 0.2mg　C. 0.5mg　D. 1.0mg

E. 2.0mg

［答案］B

易错题解析

1. 多项选择题：引起乌头类药物中毒的常见原因有

A. 生用　B. 皮肤接触

C. 过量服用　D. 煎煮时间太短

E. 与酒同用

［答案与解析］ACDE。引起乌头类药物中毒的常见原因有过量服用（主要原因）、用法不当（如煎煮时间太短或生用）、乌头类药物泡酒服用易中毒。中毒量的个体差异较大，可引起蓄积中毒。

2. 多项选择题：下列含有乌头类药物的中成药有

A. 追风丸　B. 三七伤药片

C. 大活络丸　D. 六味地黄丸

E. 附子理中丸

［答案与解析］ABE。乌头类药物和含乌头类药物的中成药主要有川乌、草乌、附子、雪上一枝蒿等药材及追风丸、活络丸、追风透骨丸、小活络丸、三七伤药片、附子理中丸、金匮肾气丸、木瓜丸、小金丸、风湿骨痛胶囊、祛风止痛片、祛风舒筋丸、正天丸、右归丸等中成药。

关键点提示

1. 掌握含乌头类成分的药材和中成药。

2. 乌头碱一般中毒量为0.2mg，致死量为2~4mg。

3. 肌注阿托品或利多卡因静注或静滴以及绿豆、甘草、生姜、蜂蜜等煎汤内服等可解乌头类中毒。

考点5　马钱子及含马钱子的中成药

1. 含马钱子的中成药　包括九分散、山药丸、舒筋丸、疏风定痛丸、伤科七味片等。

2. 中毒机理 马钱子含番木鳖碱即士的宁，毒性大。成人服用5~10mg即可中毒，一次服用30mg即可致死。

3. 中毒表现 初期出现头晕、头痛、烦躁不安、面部肌肉紧张、吞咽困难；进而伸肌与屈肌同时做极度收缩，发生典型的士的宁惊厥、痉挛，甚至角弓反张，可因呼吸肌痉挛窒息或心力衰竭而死亡。

4. 中毒原因 主要为误服、服用过量或服用炮制不当的马钱子。

5. 中毒解救 主要措施有保持安静、吸氧、洗胃、导泻、输液，痉挛时可静注苯巴比妥钠0.2~0.3g，也可用肉桂煎汤或甘草煎汤饮服。

真题回放

最佳选择题：含马钱子的中成药是（2013）

A. 追风丸　　B. 舒筋丸　　C. 紫金锭　　D. 祛风止痛片

E. 三七伤药片

［答案］B

关键点提示

掌握含马钱子的中成药种类、中毒量和致死量以及中毒表现、中毒解救措施。

考点6 蟾酥及含蟾酥的中成药

1. 含蟾酥的中成药 包括六神丸、六应丸、喉症丸、梅花点舌丸、麝香保心丸、麝香通心滴丸等。

2. 中毒机理 蟾酥毒素有洋地黄样作用，小剂量能使心肌收缩力增强，大剂量则使心脏停止于收缩期。

3. 中毒表现包括 ①循环系统表现为胸闷、心悸、心律不齐等。严重时面色苍白、口唇发绀、四肢厥冷、休克，甚至心搏骤停而死亡；②消化系统表现为恶心呕吐、腹痛、腹泻等。

4. 中毒原因主要包括 ①服用蟾酥制剂过量；②外用蟾酥浓度过高；③误食或过量食用蟾酥。

5. 中毒解救主要措施有 ①清除毒物，如洗胃、灌肠、导泻、较大量静脉输液。服用蛋清、牛奶保护胃黏膜并大量饮水或浓茶；②对症治疗，如注射阿托品，服用颠茄合剂等；③甘草、绿豆煎汤饮用，或以生姜捣汁、鲜芦根捣汁内服。

真题回放

［1-3］配伍选择题（2015）

A. 口舌、四肢及全身麻木，头痛、头晕、精神恍惚、牙关紧闭

B. 头晕、头痛、烦躁不安、面部肌肉紧张、吞咽困难，伸肌与屈肌同时收缩
C. 咽喉干痛、烧灼感，口中金属味、流涎、腹疼腹泻，出现各种出血症状，黄疸
D. 胸闷，心悸，心律不齐，四肢厥冷，血压下降，心电图显示房室传导阻滞
E. 严重脱水，低蛋白血症，水肿，精神错乱，幻觉，癫痫样发作
1. 马钱子中毒的主要表现为
2. 雄黄中毒的主要临床表现为
3. 蟾蜍中毒的主要临床表现为
[答案] B、C、D
[4-7] 配伍选择题（2013）
A. 阿托品 B. 解磷定 C. 二巯基丙醇类 D. 亚硝酸钠
E. 苯巴比妥钠
4. 解救蟾酥中毒，可以注射的药物是
5. 解救雄黄中毒，可以注射的药物是
6. 解救马钱子中毒，可以注射的药物是
7. 解救乌头类药物中毒，可以注射的药物是
[答案] A、C、E、A

易错题解析

最佳选择题：既含蟾酥又含雄黄的中成药是
A. 六神丸 B. 追风丸
C. 六应丸 D. 安宫牛黄丸
E. 牛黄解毒丸
[答案与解析] A。含雄黄的中成药有牛黄解毒丸、六神丸、安宫牛黄丸、牛黄清心丸、追风丸等，其中六神丸既有蟾酥又有雄黄。

关键点提示

掌握含蟾酥的中成药及其中毒机理和解救措施。

考点7 雄黄及含雄黄的中成药

1. 含雄黄的中成药 包括牛黄解毒丸（片）、六神丸、喉症丸、安宫牛黄丸、牛黄清心丸、牛黄镇惊丸、牛黄抱龙丸、牛黄至宝丸、追风丸、牛黄醒消丸、紫金锭（散）、三品等。

2. 中毒机理 雄黄主要成分为二硫化二砷（As_2S_2）及少量三氧化二砷（As_2O_3）。

3. 中毒表现主要包括 ①消化系统表现为口中有金属味、流涎、剧烈恶心呕吐，严重时类似霍乱；②各种出血症状；③肝肾功能损害；④严重者因心力衰竭、呼吸衰竭而死亡；⑤皮肤过敏，出现丘疹、疱疹、痤疮样皮疹等。

4. 中毒原因 超量服用或饮雄黄酒易致中毒。

5. 中毒解救主要措施有 ①清除毒物，如催吐、洗胃、导泻、输液，服用牛奶、蛋清、豆浆、药用炭等吸附毒物，保护黏膜，必要时可应用二巯基丙醇类；②纠正水液代谢和电解质紊乱，抗休克、肾透析等对症治疗；③甘草、绿豆煎汤饮用，也可用中医对症治疗。

真题回放

最佳选择题：因含有雄黄，过量服用可致肝肾功能损害的中成药是（2015）

A. 牛黄上清丸　B. 牛黄降压丸　C. 牛黄解毒片　D. 冠心苏合丸

E. 桂枝茯苓丸

［答案］C

易错题解析

［1-4］配伍选择题

A. 二巯基丙醇类　　B. 尼可刹米

C. 肾上腺素　　D. 苯巴比妥钠

E. 阿托品

1. 可用于马钱子中毒解救的药是
2. 可用于雄黄中毒解救的药是
3. 可用于雪上一枝蒿中毒解救的药是
4. 可用于六应丸中毒解救的药是

［答案与解析］D、A、E、E。可用于马钱子中毒解救的药是苯巴比妥钠。可用于雄黄中毒解救的药是二巯基丙醇类。可用于雪上一枝蒿（主要成分为乌头）中毒解救的药是阿托品。可用于六应丸（主含蟾酥）中毒解救的药是阿托品。

关键点提示

掌握含雄黄的中成药种类及中毒机理、中毒表现和解救措施。

考点8 含朱砂、轻粉、红粉的中成药

1. 含朱砂、轻粉、红粉的中成药 包括牛黄清心丸、牛黄抱龙丸、抱龙丸、朱砂安神丸、天王补心丸、安神补脑丸、苏合香丸、人参再造丸、安宫牛黄丸、牛黄千金散、牛黄镇惊丸、紫雪、梅花点舌丸、紫金锭（散）、磁朱丸、更衣丸、复方芦荟胶囊。

2. 中毒机理 此类药物含汞，属汞中毒。

3. 中毒表现 ①消化系统表现为恶心呕吐、腹痛腹泻、口中有金属味、流涎等；②泌尿系统表现为少尿、蛋白尿，急性肾功能衰竭等；③神经系统及精神方面症状。

4. 中毒原因 ①超剂量或长期服用朱砂；②长期大量服用含朱砂的中成药。

5. 中毒解救　①清除毒物，如催吐、洗胃、导泻、输液，服用牛奶、蛋清等，也可用二巯基丙醇类、硫代硫酸钠等解毒；②纠正水液代谢和电解质紊乱，抗休克、肾透析等对症治疗；③甘草、绿豆煎汤饮，或以土茯苓煎汤饮。

真题回放

[1-4] 配伍选择题（2014）

A. 木瓜丸　B. 舒筋丸　C. 牛黄醒消丸　D. 苏合香丸

E. 独活寄生丸

1. 内含雄黄的中成药是
2. 内含乌头的中成药是
3. 内含朱砂的中成药是
4. 内含马钱子的中成药是

[答案] C、A、D、B

[5-8] 配伍选择题（2011）

A. 风湿定片　B. 小活络丸　C. 疏风定痛丸　D. 牛黄千金散

E. 牛黄解毒丸

5. 内含朱砂的中成药
6. 内含雄黄的中成药
7. 内含乌头类的中成药
8. 内含马钱子的中成药

[答案] D、E、B、C

易错题解析

1. 最佳选择题：苏合香丸中所含的有毒药是

A. 蟾酥　B. 朱砂　C. 附子　D. 雄黄

E. 马钱子

[答案与解析] B。含朱砂、轻粉、红粉的中成药包括牛黄清心丸、牛黄抱龙丸、抱龙丸、朱砂安神丸、天王补心丸、安神补脑丸、苏合香丸、人参再造丸、安宫牛黄丸、牛黄千金散、牛黄镇惊丸、紫雪、梅花点舌丸、紫金锭（散）、磁朱丸、更衣丸、复方芦荟胶囊。

[2-5] 配伍选择题

A. 面部肌肉紧张，痉挛，角弓反张，惊厥

B. 四肢抽搐，牙关紧闭，心律失常

C. 大汗，头昏目眩，口唇黏膜糜烂，脱发

D. 吐血，咯血，便血，尿血，黄疸

E. 口腔黏膜充血，牙齿肿胀溃疡，少尿

2. 过量服用含朱砂的中成药会引起
3. 过量服用含雄黄的中成药会引起
4. 过量服用含马钱子的中成药会引起

5. 过量服用含乌头类的中成药会引起

[答案与解析] E、D、A、B。本题考查含有朱砂、雄黄、马钱子、无头类中药的中毒表现。需在全面掌握的基础上，对上述中药中毒的特征表现有明确的认识(参见前文相关划线部分)。

关键点提示

掌握含朱砂、轻粉、红粉的中成药及中毒表现、中毒机理及解救措施。

第五节　常用中药品种的不良反应

考点9 中药饮片的不良反应

1. 香加皮

(1) 不良反应表现：①消化系统主要为恶心、呕吐、腹泻等胃肠道症状；②心血管系统主要为心律失常，如心率减慢、早搏，房室传导阻滞等。

(2) 可能的机制：香加皮所含强心苷类化合物，表现为选择性地作用于心脏：①刺激延脑呕吐中枢，引起胃肠道反应；②抑制窦房结并直接抑制心脏房室传导组织；③抑制 Na^{+}，K^{+}-ATP 酶，促使心肌细胞内 K^{+}大量丢失，增加心肌兴奋性，提高异位节律点（如房室结）自律性，引起心律失常甚至室颤；④抑制脑细胞氧的利用；⑤减少肾脏血流量。

(3) 中毒解救：①甘草 15g，绿豆 30g，水煎服；②心律失常时，干姜 6g、附子 12g、甘草 6g、葱白 2 节，煎服。每 2~4 小时服 1 次。禁用钙剂、拟肾上腺素药；③心跳过缓时注射阿托品 0.5~1mg，必要时重复注射；④呼吸困难时，可用山梗菜碱、尼可刹米等。

2. 蓖麻子

(1) 不良反应：①消化系统表现为口麻、咽部烧灼感、恶心、呕吐、腹痛、腹泻、出血性胃肠炎，黄疸以及中毒性肝病等；②呼吸、循环系统表现为呼吸、循环衰竭；③网状内皮系统表现为严重脱水、低蛋白血症、水肿、毒血症、高热；④血液、泌尿系统表现为溶血、血便、血尿、少尿、尿闭等中毒性肾病；⑤神经系统表现为四肢麻木、步态不稳、烦躁不安、精神错乱、手舞足蹈、昏迷、幻觉、癫痫样发作；⑥过敏反应表现为口唇青紫、荨麻疹。

(2) 可能的机制：蓖麻子主要含有脂肪油和蓖麻毒素。蓖麻毒素的主要毒性作用机制是抑制蛋白合成。

(3) 中毒解救：可用 1∶4000 的高锰酸钾或 2%~3% 药用炭洗胃，口服 5mg 酒石酸锑钾催吐，用 50% 硫酸镁或硫酸钠导泻，而后口服牛奶、蛋清、冷米汤等保护胃黏膜。

对症治疗方式有：①如有惊厥，可给予镇静剂苯巴比妥钠或水合氯醛等；

②剧烈呕吐、腹泻时，可静脉滴注葡萄糖氯化钠注射液和乳酸钠注射液，并给予止吐剂，心力衰竭时用强心剂；③出现溶血时，可用激素，并给予补血药；有心律失常时，可给利多卡因抗心律失常；④如有条件，可皮下注射抗蓖麻毒血清并输血。出现过敏休克时，皮下注射肾上腺素，静脉输入10%葡萄糖注射液、多巴胺、地塞米松、维生素C，然后用5%葡萄糖注射液加氢化可的松、间羟胺、山梗菜碱、氨茶碱抢救。

3. 雷公藤

（1）中毒反应症状：①消化系统表现为腹痛、腹泻，恶心、呕吐，食欲不振，肝损害，少数可致伪膜性肠炎，严重者可致消化道出血；②血液系统表现为血小板、白细胞、血红蛋白减少，严重者可发生急性粒细胞减少、再生障碍性贫血等；③生殖系统表现为对男性患者雷公藤可抑制精细胞中酶的活性，导致精子产生和成熟发生障碍，表现为精子数量显著减少，长期用药还会导致性欲减退、睾丸萎缩；对女性患者雷公藤可抑制其卵巢功能，表现为月经紊乱、经量减少、卵巢早衰；④神经系统表现为头晕、乏力、失眠、听力减退、嗜睡、复视，还可引起周围神经炎；⑤泌尿系统主要表现为急性肾功能衰竭，服药后迅速出现或逐渐发生少尿、水肿、血尿、蛋白尿、管型尿、腰痛或伴肾区叩击痛，常常发生于过量中毒时；⑥心血管系统表现为心悸、胸闷、心动过缓、气短、心律失常、心电图改变（ST~T段改变），严重者可见血压急剧下降，个别出现室颤、心源性休克而死亡；⑦皮肤黏膜损害表现为皮肤糜烂、溃疡、斑丘疹、荨麻疹、瘙痒等。

（2）可能的机制：雷公藤的主要毒性物质为雷公藤甲素与雷公藤醋酸乙酯。雷公藤甲素是雷公藤引起毒副作用的主要成分。雷公藤甲素导致肝损伤与激活肝中Kuffer细胞，释放大量TNF（肿瘤坏死因子）及NO（一氧化氮）有关，也可能与脂质过氧化有关。雷公藤甲素还可损伤内皮细胞，致毛细血管通透性增加，部分蛋白成分漏出至肾小球囊，刺激壁层上皮细胞增生，若长期服用或剂量过大可能导致肾功能衰竭。雷公藤导致骨髓抑制，可能与雷公藤甲素和雷公藤醋酸乙酯有关。

（3）中毒解救：紧急处理可在中毒后立即停药、催吐、洗胃、导泻、灌肠，静脉输液。

对症治疗方式：①如出现急性肾衰竭时，应用渗透性利尿剂，如20%甘露醇，或低分子右旋糖酐，快速输入，给药后仍无尿，可静脉滴注呋塞米；②如有急性溶血，可用碳酸氢钠碱化尿液；③如有继发感染时，及时应用抗生素。

4. 黄药子

（1）不良反应：主要是肝毒性。一般常见症状为乏力、纳差，尿黄、头晕、厌油腻，有的伴有巩膜、皮肤黄染，瘙痒，大便灰白等。严重者表现为急性肝炎等，有的患者伴有胆囊炎。大剂量服用可引起恶心、呕吐、脱发等症状。

（2）可能的机制：研究提示其毒性与薯蓣皂苷、薯蓣毒皂苷、二萜内酯类成分如黄独乙素、黄酮类和皂苷类等有关。其中二萜内酯类成分具有肝细胞毒性，然而黄药子引起肝肾损害的具体成分与机制仍待充分研究。

（3）中毒解救：首先用 1∶5000 的高锰酸钾洗胃，用硫酸镁导泻，再口服药用炭、牛奶、蛋清等；也可应用保肝药如葡醛内酯、维生素 C、消炎利胆和降低转氨酶的药物等。如出现肝昏迷时，精氨酸加入 5% 葡萄糖注射液中静脉滴注；腹痛、腹泻、呼吸困难、瞳孔缩小时皮下注射阿托品。

5. 吴茱萸

（1）不良反应：腹痛、腹泻、视力障碍、错觉、脱发、胸闷、头痛、眩晕或皮疹、孕妇易流产等症状。

（2）可能的机制：吴茱萸的毒性成分可能是吴茱萸次碱，其在体外试验证实具有肝肾毒性。另有试验证实，连续给小鼠灌服一定剂量的吴茱萸水提组分，其在发挥镇痛药效的同时会对肝脏产生一定的毒副作用，肝脏为主要的毒性靶器官，并呈现一定的剂量依赖关系，其毒性机制与氧化损伤有一定相关性。

（3）中毒解救：中毒后用 1∶5000 的高锰酸钾洗胃，用硫酸镁导泻，内服牛奶、蛋清等。腹痛时应用阿托品或颠茄合剂，视力障碍时可补充维生素 B 等，其他对症治疗。

6. 鸦胆子

（1）不良反应：①消化道症状为恶心、呕吐，食欲不振，腹痛、腹泻，便血，胃肠道充血等；②神经系统表现为头昏、乏力，体温增高，四肢麻木或瘫痪，昏迷、抽搐等；③泌尿系统表现为尿量减少，双肾刺痛；④心血管系统表现为心率增快，严重者可心律失常致死；⑤其他表现为眼结膜充血；外用可引起过敏反应。

（2）可能的机制：一般认为其毒性成分主要存在于水溶性的苦味成分中，鸦胆子苷、双氢鸦胆子苷是水溶性的苦味成分，可能也是鸦胆子的主要毒性成分。其水溶性苦味成分为剧烈的细胞原浆毒，对中枢神经有抑制作用，对肝肾实质有损害作用，并能使内脏动脉显著扩张，引起出血。其脂肪油对皮肤和黏膜有强烈的刺激性。

（3）中毒解救：用 1∶5000 的高锰酸钾洗胃，用硫酸铜催吐、硫酸钠导泻，静脉输入 5% 葡萄糖氯化钠注射液加维生素 C，另外注射或口服维生素 B_1、维生素 B_6、维生素 K 等；对症治疗如有剧烈腹痛时，皮下注射硫酸阿托品；如有昏睡、呼吸困难时可吸氧，酌情先用中枢兴奋剂等，必要时进行人工呼吸。如有便血给予止血药。

7. 白矾

（1）不良反应：①急性中毒的症状表现为大剂量内服可引起口腔、喉头烧伤，呕吐腹泻，虚脱，甚至死亡；②慢性中毒的症状主要为明矾中的铝离子长期摄入导致的蓄积反应，如神经毒性、骨骼骨软化和骨营养不良、肝肾功能损伤以及非缺铁性的小细胞低色素性贫血等。

（2）中毒解救：①口服中毒者可用乳汁洗胃，内服镁盐作为抗酸剂；②服用阿拉伯胶浆或西黄芪胶浆，以保护消化道黏膜，减少毒物吸收；③静脉输入5%葡萄糖生理盐水，以补充体液，稀释毒素。

8. 胆矾

（1）不良反应：①消化系统：流涎、恶心、呕吐、腹痛、腹泻、呕血、便血等，口涎、呕吐物、粪便多呈蓝绿色，口中金属味；黄疸、中毒性肝炎等症状；②血液系统：溶血性贫血；③泌尿系统：蛋白尿、血尿、少尿、无尿、氮质血症、急性肾功能衰竭或尿毒症等；④循环系统：血管麻痹、血压下降；⑤神经系统：头痛头晕、全身乏力，严重者出现脑水肿、痉挛、神经麻痹、谵妄、意识障碍等中毒性脑炎症状。

（2）可能的机制：硫酸铜为多亲和性毒物，可以直接对心、肝、肾造成损伤，同时具有肌肉神经毒性。硫酸铜刺激胃黏膜的末梢神经引起反射性呕吐，对黏膜组织有腐蚀性，可引起口腔、食道和胃黏膜损伤。铜离子对肝脏有直接的损害作用，同时贫血缺氧及大量溶血也会增加肝脏负担导致肝脏变性及肿大，并引起黄疸。硫酸铜引起溶血的机制主要大量Cu^{2+}进入血液后与血红蛋白、红细胞及其他细胞的巯基有亲和力，它与红细胞膜的巯基结合，使红细胞内还原型谷胱甘肽减少，并降低6-磷酸葡萄糖脱氢酶的活性，使红细胞的脆性明显增加而发生溶血和贫血。溶血后血红蛋白及红细胞碎片堵塞肾小管，造成少尿、无尿，甚至发生急性肾功能衰竭，成为硫酸铜中毒的主要死因。

（3）中毒解救：①中毒后立即口服含丰富蛋白质的食品，如蛋清、牛奶、豆浆等，形成蛋白铜盐而沉淀，阻止胃肠道吸收，保护胃黏膜，而后用1%亚铁氰化钾洗胃解毒。②解毒剂首选依地酸二钠，成人每日1g，小儿每次15～25mg/kg，每日2次，加入10%葡萄糖溶液中静脉滴注，每个疗程不超过5天。也可用青霉胺，成人每次口服0.3g，3～4次/日，小儿每日20～25mg/kg，分3～4次口服，也可用1～3g加入葡萄糖注射液中静脉滴注。二巯丁二钠2g加入20ml注射用水静脉注射，以后每次1g，4～8小时1次，5天为一疗程。③内服通用解毒剂硫酸镁37g，硫酸氢钠12.5g，氢氧化钠1g，硫化氢4g，加水至1000ml，摇匀，每次50～100ml，口服；硫酸亚铁饱和液100ml，碳酸镁88g，药用炭40g，加水至800ml，混匀，每次服50～100ml。④对症治疗，有溶血时可用氢化可的松、碳酸氢钠，必要时输血。血压下降或心力衰竭时，给予抗休克治疗。

9. 蜈蚣

（1）不良反应：①消化道症状表现为恶心、呕吐，腹痛、腹泻，十二指肠溃疡，黄疸、急性肝损害等；②循环系统表现为心悸、胸闷、气短，心律失常，血压下降等；③泌尿系统表现为急性肾功能损害，尿量减少等；④血液系统表现为溶血性贫血，酱油尿，黑便等；⑤神经系统表现为抽搐、面神经损害等；⑥过敏反应表现为过敏性皮疹、口唇肿胀、鼻黏性分泌物大量流出、呼吸困难等，严重者可致过敏性休克。

（2）可能的机制：不同种属的药用蜈蚣均含有两种似蜂毒的毒性成分，即组织胺和溶血蛋白质，主要存在于躯干部。溶血蛋白质的溶血作用可直接引起急性肾皮质坏死，造成急性肾小管损伤；而组织胺样物质能使平滑肌痉挛，毛细血管扩张及通透性增加，同时还有致敏作用，因此对急性肾功能衰竭起了促进作用。

（3）中毒解救：被蜈蚣咬伤后，立即用火罐拔出毒液，并迅速用3%氨水或5%～10%碳酸氢钠液，或用肥皂水清洗伤口。局部冷湿敷。内服中毒后用2%～3%碳酸氢钠液洗胃，然后服药用炭，吸附毒素。输入5%葡萄糖氯化钠注射液或10%葡萄糖注射液并加入维生素C。如有过敏性休克，可将氢化可的松加入液体中静滴，并皮下注射肾上腺素。如呼吸困难时，可选用山梗菜碱等呼吸兴奋剂。

10. 细辛

（1）不良反应：细辛中的挥发油直接作用于中枢神经系统，最终可因呼吸中枢完全麻痹而致死。中毒时常可出现头痛、呕吐、烦躁、出汗、口渴、烦躁不安、面赤、呼吸急促、脉数、瞳孔散大、体温血压均升高，个别出现心慌、气短、胸闷，动则加重，窦性心动过速，及双下肢水肿等急性心力衰竭症状，或精神紧张，失眠，胆小易惊，心悸、濒死感，面色萎黄灰暗，经常阵发性窦性心动过速等心律失常伴自主神经紊乱等。严重者可出现牙关禁闭、角弓反张、意识不清、四肢抽搐、尿闭，最后因呼吸麻痹而死亡。

（2）可能的机制：细辛的有效成分是挥发油，其毒性作用也主要源于挥发油。细辛挥发油中的黄樟醚不仅具有呼吸麻痹作用，而且是毒性较大的致癌物质，尤其是对核黄素和维生素E缺乏者，致癌作用更强，长期小剂量服用，即可引起磷中毒样肝、肾脂肪变性。此外，细辛对心肌有直接抑制作用，过量使用可引起心律失常。

（3）中毒解救：中毒后立即催吐，用1∶4000高锰酸钾洗胃，服用蛋清、乳汁或通用解毒剂，静脉输液内加维生素C。对症治疗有：①有惊厥、痉挛等症状时，可给安定或安宫牛黄丸；②尿闭时进行导尿或口服氢氯噻嗪。

11. 苍耳子

（1）不良反应：①消化系统表现为恶心、呕吐，腹痛、腹泻，重者可见黄疸、肝肿大、消化道出血等；②神经系统表现为头痛、头晕等；③循环系统表现为胸闷、心慌气短、血压下降、心律失常、房室传导阻滞等；④呼吸系统表现为呼吸困难、呼吸节律不整、肺水肿等；⑤泌尿系统表现为水肿、少尿、尿闭、血尿、尿失禁、肾功能异常、急性肾功能衰竭等；⑥其他表现为血小板减少性紫癜、神经性水肿、声哑、喉头水肿、喉梗塞等。

（2）可能的机制：苍术苷、羧基苍术苷或其衍生物是苍耳子中的主要毒性成分，它们引起的不良反应的重要机制之一是影响氧化应激。苍术苷可引起线粒体膜外氧化磷酸化的抑制作用，导致细胞损伤及脂质过氧化。羧基苍术苷抑制细胞质中 ADP/ATP 的转运，从而阻止了氧化磷酸化过程，进而引起各种不良反应。

（3）中毒解救：无胃肠道出血时，可催吐，用 1∶5000 高锰酸钾液洗胃，内服硫酸镁导泻，若服大量超过 4 小时者，应及早用 1%～2% 食盐水作高位灌肠。静脉滴注 5% 葡萄糖氯化钠注射液，并大量饮糖水。如有心力衰竭、肺水肿及尿闭者应限制输液量。有出血时给以维生素 K 等止血剂，必要时输血。肝脏明显损害时，可给糖皮质激素及维生素 B_1、维生素 B_{12}、维生素 C 等保肝药物。在治疗期间暂禁脂肪类食物，其他对症治疗。

12. 苦杏仁

（1）不良反应：苦杏仁的主要成分苦杏仁苷是其有效成分也是中毒成分，误服过量苦杏仁可产生氢氰酸中毒，使延髓等生命中枢先抑制后麻痹，并抑制细胞色素氧化酶的活性而引起组织窒息。临床表现为眩晕、心悸、恶心、呕吐等中毒反应，重者出现昏迷、惊厥、瞳孔散大、对光反应消失，最后因呼吸麻痹而死亡。

（2）可能的机制：苦杏仁及其制剂中含有苦杏仁苷。苦杏仁苷内服后，可在体内分解为氢氰酸和苯甲醛。氢氰酸的氰酸离子在组织细胞内迅速与细胞色素及细胞色素氧化酶的三价铁结合，使其失去传递电子作用而发生细胞内窒息，产生细胞中毒性缺氧，主要影响中枢神经系统，患者常因呼吸麻痹而死亡。

（3）中毒解救：①如在食后 4 小时内出现中毒症状，则用 1∶2000～1∶5000的高锰酸钾液及大量清水或 3% 过氧化氢充分洗胃催吐，然后服硫代硫酸钠 2g，也可用 10% 硫代硫酸钠溶液洗胃并留置 100ml 在胃中，使与胃肠道的氢氰酸结合成无毒的硫氰酸化合物，亦可 15 分钟口服 1 匙硫酸亚铁液。②联合使用亚硝酸钠和硫代硫酸钠，如无亚硝酸钠，可用亚甲蓝按 10mg/kg 剂量加入 5% 葡萄糖液 40ml 中静注，再接着注射硫代硫酸钠，但疗效不如亚硝酸钠。葡萄糖的醛基能与氰离子结合成无毒的腈类，静脉注射高渗葡萄糖液，并可促进毒物排泄，防治脑水肿和肺水肿。

（4）对症治疗：必要时给呼吸兴奋剂、强心剂、镇静剂及升压药物等，重症病人给细胞色素 C，根据循环、呼吸情况给予其他处理，如吸氧、人工呼吸等。

13. 罂粟壳

（1）不良反应：罂粟壳中含有的主要成分是吗啡、罂粟碱等，罂粟壳中毒与其所含的主要成分吗啡有关。其临床表现为昏睡或昏迷，抽搐，呼吸浅表而不规则，恶心、呕吐、腹泻，面色苍白，发绀、瞳孔极度缩小呈针尖样，血压下降等。

（2）中毒解救：①先用碘酒 20～30 滴，温开水送服，再用 1∶5000 高锰酸钾或 5% 碳酸氢钠洗胃，内服硫酸钠导泻，口服牛奶、蛋清，保护胃黏膜。②静脉注射 50% 葡萄糖注射液，促进解毒或滴入 10% 葡萄糖注射液促进排泄，防止脱水，静滴甘露醇，降低颅内压。③保持呼吸道通畅，用呼吸兴奋剂，如山梗菜碱、间羟胺、苯丙胺等。呼吸衰竭时，给予含二氧化碳的氧气，必要时进行人工呼吸，保暖，给浓茶或咖啡，勿使病人入睡。④可用烯丙吗啡对抗毒性，不可用士的宁，以免和吗啡作用相加而导致惊厥。必要时导尿，其他对症治疗。

真题回放

1. 最佳选择题：因服用过量而发生药物不良反应，可致呼吸麻痹而死亡的中药是（2015）

A. 细辛　　B. 使君子　　C. 胆矾　　D. 雷公藤

E. 香加皮

［答案］A

［2-3］综合分析选择题（2015）

5 岁幼儿嗜食坚果，某日该儿童出现眩晕、恶心、呕吐等症状来医院就诊。来院后病情继续恶化，出现神志改变，惊厥，查体：瞳孔散大，对光反射迟钝，询问家长得知，患儿发病前服用过某种坚果。

2. 结合病情，医师推测患儿可能因误食某种坚果中毒，误食的坚果是

A. 桃仁　　B. 榛子　　C. 苦杏仁　　D. 松子

E. 甜杏仁

3. 若医师诊断正确，患儿病情又进一步发展，可能出现的严重后果是

A. 黏膜出血　　B. 呼吸麻痹

C. 中毒性肝炎　　D. 急性肾衰竭

E. 中毒性休克

［答案］C、B

易错题解析

最佳选择题：长期大剂量服用黄药子引起中毒的机理是

A. 使心脏停止于收缩期

B. 毒性成分可透过血脑屏障，产生中毒症状

C. 损害肝细胞而发生黄疸

D. 抑制呼吸中枢及周围神经系统

E. 兴奋中枢神经系统及血管运动中枢

［答案与解析］C。本题考查黄药子的中毒机理。黄药子既能损害肝细胞，又能影响胆汁的排泌，还可引起肾损害。

关键点提示

重点掌握雷公藤、黄药子、细辛、苍耳子、苦杏仁、罂粟壳等各药的中毒症状、机理及常规解救措施。

考点10 中成药的不良反应

1. 壮骨关节丸

（1）不良反应：皮疹、瘙痒，恶心、呕吐、腹痛、腹泻、胃痛，血压升高，肝损害。在不良反应的报告中，胆汁淤积型肝炎例数有一定比例。

（2）用药指导：①建议患者应严格遵医嘱用药，避免大剂量、长期连续用药；一旦出现纳差、尿黄、皮肤黄染等症状应及时停药就医；②肝功能不良或特异体质者慎用，定期检查肝功能；③30天为一疗程，长期服用者每疗程之间间隔10~20天。

2. 克银丸

（1）不良反应：肝损害、剥脱性皮炎。

（2）用药指导：①患者必须在医生指导下使用，严格控制剂量和疗程，避免超量、长期使用；②在治疗过程中注意肝功能监测；③儿童、老年人、孕妇及哺乳期妇女慎用；有克银丸过敏史、肝功能不全患者禁用；对其他药物过敏者慎用。

3. 白蚀丸

（1）不良反应：肝损害。

（2）用药指导：①患者必须在医师指导下使用，严格掌握适应证和禁忌证；②使用过程中，严格控制剂量和疗程，避免超剂量、长期服用；同时，在治疗过程中注意肝功能监测；③儿童、老年人及哺乳期妇女慎用；孕妇、肝功能不全患者禁用。

4. 痔血胶囊

（1）不良反应：肝损害为主，另有腹痛、皮疹、过敏样反应、头晕、头痛。

（2）用药指导：①患者应严格遵医嘱用药，避免大剂量、长期连续用药；一旦出现纳差、尿黄、皮肤黄染等症状应及时停药就医；②用药过程中密切监测肝功能，肝功能异常或特异体质者慎用；③服药期间勿食辣椒等刺激性食物。

5. 鼻炎宁颗粒

（1）不良反应：过敏性休克、全身过敏反应、皮疹。

（2）用药指导：①患者应在医师指导下严格按照说明书用药，对有药物过敏史或过敏体质的患者应避免使用；②首次用药及用药后30分钟内加强用药监护，出现面色潮红、皮肤瘙痒等早期症状应引起重视并密切观察，必要时及时停药并对症治疗。

6. 雷公藤制剂

（1）不良反应：药物性肝炎、肾功能不全、粒细胞减少、白细胞减少、血小板减少、闭经、精子数量减少、心律失常等；严重者有药物性肝炎、肝肾功能异常、肾功能衰竭、胃出血、白细胞减少、血小板减少、闭经等。

（2）用药指导：①患者服用该类药物时，必须在医师的指导下使用，用药初期从最小剂量开始；②严格控制用药剂量和疗程，一般连续用药不宜超过3个月；③用药期间应定期随诊并注意检查血、尿常规，加强心电图和肝肾功能监测；④儿童、育龄期有孕育要求者、孕妇和哺乳期妇女禁用；心、肝、肾功能不全者禁用；严重贫血、白细胞和血小板降低者禁用；胃、十二指肠溃疡活动期及严重心律失常者禁用。老年有严重心血管病者慎用。

7. 维C银翘片

（1）不良反应：①皮肤及附属器损害表现为全身皮疹伴瘙痒、严重荨麻疹、重症多形红斑型药疹、大疱性表皮松解症；②消化系统损害表现为肝功能异常；③全身性损害：表现为过敏性休克、过敏样反应、昏厥；④泌尿系统损害：表现为间质性肾炎；血液系统损害，表现为白细胞减少、溶血性贫血。

（2）用药指导：①对本品所含成分过敏者禁用，过敏体质者慎用；②服用本品期间不得饮酒或含有酒精的饮料；不得同时服用与本品成分相似的其他抗感冒药；③肝、肾功能受损者慎用；膀胱颈梗阻、甲状腺功能亢进症、青光眼、高血压病和前列腺肥大者慎用；孕妇及哺乳期妇女慎用。服药期间不得驾驶机、车、船，不得从事高空作业、机械作业及操作精密仪器；④建议严格按说明书用药，避免超剂量、长期连续用药。

8. 珍菊降压片

（1）不良反应：①消化系统表现为肝功能异常、黄疸、胰腺炎等；②精神神经系统表现为头晕、视物模糊、运动障碍、麻木；③皮肤及附件损害表现为剥脱性皮炎、全身水疱疹伴瘙痒等；④代谢和营养障碍表现为低钾血症、低氯血症、低钠血症；⑤其他表现：有肾功能异常、心前区疼痛、心律失常、白细胞减少等个例报告。

（2）用药指导：①注意用药剂量与含有盐酸可乐定、氢氯噻嗪和芦丁成分的药品联合使用时，应分别计算各药品中相同组分的用量，以避免药物过量；②防止撤药反应，避免本品组分盐酸可乐定的撤药反应。

9. 复方青黛丸（胶丸、胶囊、片）

（1）不良反应：腹泻、腹痛、肝炎、肝功能异常、头晕等；严重临床主要表现为药物性肝损害和胃肠出血。

（2）用药指导：①患者在医师指导下严格按照说明书用法用量用药，用药期间注意监测肝生化指标、血常规及患者临床表现，若出现肝脏生化指标异常、便血及腹泻等，应立即停药，及时就医；②孕妇和对本品过敏者禁用，肝脏生化指标异常、消化性溃疡、白细胞低者禁用。

易错题解析

多项选择题： 属于雷公藤制剂严重不良反应的是

A. 药物性肝炎　　B. 白细胞减少

C. 肾功能衰竭　　D. 胃出血

E. 闭经

［答案与解析］ABCDE。雷公藤制剂严重不良反应表现有药物性肝炎、肝肾功能异常、肾功能衰竭、胃出血、白细胞减少、血小板减少、闭经等。

关键点提示

重点记忆、雷公藤制剂、维C银翘片及菊降压片等的严重不良反应表现。

考点11 中药注射剂的不良反应

1. 清开灵注射液

（1）不良反应：以各种类型过敏反应为主，严重过敏反应包括过敏性休克、急性喉头水肿、过敏性哮喘，过敏性间质性肾炎。

（2）用药指导：①医护人员应严格掌握其适应证，谨慎用药；②医护人员应在用药前仔细询问患者的过敏史；③单独使用，谨慎联合用药；④医护人员应严格按照说明书规定的用法用量给药，不得超剂量、高浓度应用；对于老年人、儿童患者应谨慎使用；用药期间密切观察，发现异常及时采取救治措施。

2. 双黄连注射液

（1）不良反应：①全身性损害主要表现为过敏性休克、过敏样反应、高热、寒战等；②呼吸系统损害主要表现为呼吸困难、呼吸急促、喉头水肿、支气管痉挛等；③皮肤及其附件损害表现为药疹、血管神经性水肿、剥脱性皮炎、重症多形性红斑等；④其他损害包括肝功能损害、血尿、肾功能损害、过敏性紫癜、血压下降、视觉异常、听觉异常、抽搐、惊厥、昏迷等。

（2）用药指导：①严格掌握其适应证，谨慎用药。除临床必须使用静脉输液外，尽量选择相对安全的口服双黄连制剂，或采用肌注方式给药；②医护人员在用药前仔细询问患者的过敏史。有咳喘病、心肺功能疾病、血管神经性水肿、静脉炎的患者避免使用该产品；建议单独使用，谨慎联合用药；④严格按说明书规定的用法用量给药，不得超剂量、高浓度应用。用药期间密切观察，发现异常及时采取救治措施。

3. 参麦注射液

（1）不良反应：过敏反应如心慌、气短、胸闷、颜面潮红等；严重过敏性反应如过敏性休克、呼吸困难。

（2）用药指导：①严格按照本品适应证范围使用；②对有药物过敏史或过敏体质的患者应避免使用；③孕妇及老年人慎用。新生儿、婴幼儿禁用；④本品含人参，不宜与含藜芦、五灵脂的药物同时使用。

4. 莲必治注射液

（1）不良反应：表现为急性肾功能损害、皮疹、头晕、胃肠道反应、过敏样反应等。

（2）用药指导：①临床医生严格掌握适应证，加强对用药患者肾功能的监测；②避免与氨基糖苷类等有肾毒性药物联合使用；③对于老年人、儿童、孕妇、哺乳期妇女以及有肾脏疾患的患者应避免使用；④患者用药后出现腰痛、腰酸等症状，应立即到医院就诊，检查肾功能情况。

5. 穿琥宁注射液

（1）不良反应：①全身性损害主要表现为过敏性休克、过敏样反应、发热、寒战等；②呼吸系统损害主要表现为呼吸困难、胸闷、气促等；③皮肤黏膜损害表现为重症药疹等；④其他损害包括血小板减少、紫癜、急性肾衰竭等。

（2）用药指导：①临床应用时务必加强用药监护，并严格按照本品适应证范围使用；②对有药物过敏史或过敏体质的患者应避免使用，静脉输注时不应与其他药品混合使用，并避免快速输注；严格掌握适用人群，慎用于儿童。

6. 炎琥宁注射液

（1）不良反应：①全身性损害主要表现为过敏性休克、过敏样反应、高热、乏力等；②呼吸系统损害主要表现为呼吸困难、窒息、呼吸衰竭等；③皮肤及其附件损害表现为剥脱性皮炎、重症药疹等；④其他损害包括低血压、四肢麻痹、昏迷、药物性肝炎等。

（2）用药指导：①严格掌握其适应证，谨慎用药；②严格控制给药剂量；用药期间密切观察，发现异常立即停用，并及时采取救治措施；③用药前仔细询问患者的过敏史，对他过敏体质患者应谨慎用药，如需用药，应在用药过程中对患者进行密切监测。

7. 生脉注射液

（1）不良反应：①全身主要表现为发热、寒战、过敏性休克、过敏样反应等；②呼吸系统主要表现为呼吸困难、胸闷、憋气、喉头水肿等；③心血管系统主要表现为心悸、发绀、心律失常、高血压等；④皮肤及其附件损害主要表现为皮疹、剥脱性皮炎等。

（2）用药指导：①临床应用时务必加强用药监护，并严格按照本品适应证范围使用；②对有药物过敏史或过敏体质的患者应避免使用，静脉输注时不应与其他药品混合使用，并避免快速输注。

8. 香丹注射液

（1）不良反应：①全身性损害主要表现为过敏样反应、过敏性休克、发绀、发热、寒战、晕厥等；②呼吸系统损害主要表现为呼吸困难、咳嗽、喉头水肿等；③心血管系统损害主要表现为心悸等；④中枢及外周神经系统损害主要表现为头晕、头痛等；皮肤及其附件损害主要表现为皮疹、瘙痒等；胃肠系统损害主要表现为恶心、呕吐等。

（2）用药指导：①临床应用时务必加强用药监护，并严格按照本品适应证范围使用；②对有药物过敏史或过敏体质的患者应避免使用，静脉输注时不应与其他药品混合使用，并避免快速输注；③特别是首次用药开始 30 分钟；发现异常，立即停药，采用积极救治措施救治患者。

9. 脉络宁注射液

（1）不良反应：①呼吸系统损害表现为呼吸困难、憋气、喉头水肿等；②全身性损害表现为过敏样反应、寒战、发热、过敏性休克等；③心血管系统损害表现为胸闷、发绀、低血压、高血压等。

（2）用药指导：①临床应用时务必加强用药监护，特别是老年患者，并严格按照本品适应证范围使用；②对有药物过敏史或过敏体质的患者应避免使用，静脉输注时不应与其他药品混合使用，并避免快速输注。

10. 喜炎平注射液

（1）不良反应：①全身性损害：表现为过敏样反应、过敏性休克等；②呼吸系统损害：表现为呼吸困难等；③皮肤及其附件损害：表现为全身皮疹等；④心血管系统：表现为发绀等。

（2）用药指导：①用药前详细询问患者的过敏史，对穿心莲类药物过敏者及孕妇禁用，过敏体质者慎用，老人、儿童、肝肾功能异常患者等特殊人群和初次使用中药注射剂的患者应慎重使用，加强监测；②严禁与其他药物混合配伍，谨慎联合用药；③医护人员应严格按照说明书规定的用法用量给药，不得超剂量使用。加强用药监护，用药过程缓慢滴注，特别是开始30分钟内要密切观察用药反应，发现异常立即停药并采用积极救治措施。

11. 红花注射液

（1）不良反应：表现为呼吸困难、胸闷、过敏样反应、过敏性休克、寒战、发热、心悸等。

（2）用药指导：①用药前详细询问患者用药史、过敏史等情况；②对本品或含红花的制剂有过敏或严重不良反应病史者禁用，凝血功能不正常及有眼底出血的糖尿病患者禁用，孕妇、哺乳期妇女及儿童禁用；③过敏体质者慎用，老人、肝肾功能异常患者等特殊人群和初次使用中药注射剂的患者慎用，此类人群使用本品应加强监测；④长期使用者应在每疗程间留有间隔时间；⑤医护人员应严格按照说明书规定的用法用量给药，不得超剂量使用。加强用药监护，用药过程缓慢滴注，特别是开始30分钟内要密切观察用药反应，发现异常立即停药并采用积极救治措施。

真题回放

多项选择题：临床使用双黄连注射液应特别监护的严重不良反应有（2015）

A. 过敏性休克
B. 血管神经性水肿
C. 剥脱性皮炎
D. 重症多形性红斑
E. 支气管痉挛

［答案］ABCDE

关键点提示

重点记忆清开灵注射液、双黄连注射液、穿琥宁注射液、炎琥宁注射液及红花注射液等的严重不良反应表现。

第六节　中药不良反应监测与报告

考点12 药品不良反应监测方法与报告

1. 药品不良反应监测方法

（1）自愿呈报系统：又称为自愿呈报制度，是一种自愿而有组织的报告系统，国家或地区设有专门的药物不良反应登记处，成立有关药物不良反应的专门委员会或监测中心，委员会或监测中心通过监测报告单位把大量分散的不良反应病例收集起来，经加工、整理、因果关系评定后储存，并将不良反应及时反馈给监测报告单位，从而及早提出警告，以保障用药安全。医师在诊治病人的过程中，如发现某些症状可能是某种药物引起时，即可填写不良反应报告表，并通过一定程序呈报给监测机构。目前，世界卫生组织国际药物监测合作中心的成员国大多采用这种方法。自愿呈报系统的优点是监测覆盖面大，监测范围广，时间长，简单易行。药物上市后自然地加入被监测行列，且没有时间限制。药物不良反应能够得到早期警告。由于报告者及时得到反馈信息，可以调整治疗计划，更加合理用药。缺点是存在资料偏差和漏报现象。自愿呈报系统在药物不良反应监测中占有极重要的地位，国家应在制度的建立、医务人员的培训等方面改进和加强，以促进和鼓励更多的医务工作者加入到药物不良反应的监测工作中来。

（2）集中监测系统：集中监测系统，即在一定时间、一定范围内根据研究的目的不同分为病源性和药源性监测。病源性监测是以病人为线索，了解病人用药及药物不良反应情况。药物源性监测是以药物为线索，对某一种或几种药物的不良反应的监测。我国集中监测系统采用重点医院监测和重点药物监测系统相结合。

（3）重点医院监测：指定有条件的医院报告不良反应和对药品不良反应进行系统监测研究。这种方法覆盖面虽然较小，但针对性强，准确性高。其又可分为一般性全面监测与重点监测。

（4）重点药物监测：主要是对新药和进口药品进行上市后的监测，以便及时发现一些未知或非预期的不良反应，并作为这类药品的早期预警系统。

（5）记录联结：记录联结，即指通过独特方式把各种信息联结起来，以发现与药物有关的事件。通过分析提示药物与疾病间和其他异常行为之间的关系，从而发现某些药物的不良反应。记录联结的优点是能监测大量的人群，有可能发现不常用药物的不常见不良反应。可以计算不良反应发生率，能避免回忆和访视时的主观偏差，能发现延迟性不良反应。但是它需要依赖其他已成熟的系统，专门建立系统不但费用昂贵，而且对计算机系统的技术要求较高，故不便推广。

（6）记录应用：记录应用，即指在一定范围内通过记录使用研究药物的每个病人的全部有关资料，以提供没有偏性的抽样人群，从而了解药物不良反应在不同人群中的发生情况，以计算药物不良反应发生率，寻找药物不良反应的易发因素。

2. 药品不良反应监测报告监管系统 我国的药品不良反应监测报告系统，是由国家药品不良反应监测中心及省、自治区、直辖市药品不良反应监测中心组成。

（1）国家药品不良反应监测中心：中心具体承办全国药品不良反应监测技术工作，其主要任务是承担全国药品不良反应报告资料的收集、评价、反馈和上报工作；对省、自治区、直辖市药品不良反应监测中心进行技术指导；承办国家药品不良反应信息资料库和监测网络的建设及维护工作；组织药品不良反应宣传、教育、培训和药品不良反应信息刊物的编辑、出版工作；参与药品不良反应监测的国际交流；组织药品不良反应监测方法的研究等。

（2）省、自治区、直辖市药品不良反应监测中心：省、自治区、直辖市药品不良反应监测中心在省、自治区、直辖市（食品）药品监督管理局的领导下承办本行政区域内药品不良反应报告资料的收集、核实、评价、反馈、上报及其他有关工作。

3. 药品不良反应的监测报告范围

（1）新药监测期内的药品应报告该药品发生的所有不良反应，新药监测期已满的药品应报告该药品引起的新的和严重的不良反应。

（2）进口药品：自首次获准进口之日起5年内，报告该进口药品发生的所有不良反应；满5年的，报告该进口药品发生的新的和严重的不良反应。中药不良反应监测除对上市药品不良反应监测外，还应对因用中药材引起的人体伤害进行监测。

4. 药品不良反应的报告程序 药品不良反应监测报告实行逐级、定期报告制度。必要时可以越级报告。

（1）药品生产经营企业和医疗预防保健机构必须严格监测本单位生产、经营、使用药品的不良反应发生情况，如果发现有可疑的不良反应，须进行详细记录、调查，并按要求填写不良反应报告表。同时及时向所在省、自治区、直辖市药品不良反应监测专业机构集中报告。

（2）个人发现药品引起的新的或严重的不良反应，可直接向所在省、自治区、直辖市药品不良反应监测中心或（食品）药品监督管理局报告。

（3）我国《药品不良反应报告和监测管理办法》中要求对新的或严重的药品不良反应病例需用有效方式快速报告，必要时可以越级报告，最迟不超过15个工作日。

（4）我国目前医院报告不良反应，一般是由医师或临床药师填写报告表，对疑难病例则需由医院药物不良反应监测组分析评定，继而将全部结果上报辖区的不良反应监测中心，再由辖区监测中心将收集到的不良反应报告，上报国家药品不良反应监测中心，最后由该中心将有关报告再上报至世界卫生组织的国际药物监测合作中心。

真题回放

最佳选择题：重点药物监测的主要对象是（2010）

A. 昂贵药与麻醉药
B. 新药与精神药
C. 麻醉药与进口药
D. 新药与进口药
E. 麻醉药与精神药

［答案］D

易错题解析

1. 最佳选择题：在药物不良反应监测中占有极重要地位的监测方法是

A. 自愿呈报系统　　B. 重点医院监测

C. 记录联结　　D. 记录应用

E. 集中监测系统

［答案与解析］A。自愿呈报系统又称为自愿呈报制度，是一种自愿而有组织的报告系统，国家或地区设有专门的药物不良反应登记处，成立有关药物不良反应的专门委员会或监测中心，委员会或监测中心通过监测报告单位把大量分散的不良反应病例收集起来，经加工、整理、因果关系评定后储存，并将不良反应及时反馈给监测报告单位，从而及早提出警告，以保障用药安全。目前，世界卫生组织国际药物监测合作中心的成员国大多采用这种方法。自愿呈报系统在药物不良反应监测中占有极重要的地位。

2. 最佳选择题：对于严重罕见的药品不良反应，报告最迟不超过

A. 5 个工作日　　B. 10 个工作日

C. 11 个工作日　　D. 13 个工作日

E. 15 个工作日

［答案与解析］E。我国《药品不良反应报告和监测管理办法》中要求对新的或严重的药品不良反应病例需用有效方式快速报告，必要时可以越级报告，最迟不超过 15 个工作日。

［3-5］配伍选择题

A. 医院药物不良反应监测组

B. 省、自治区、直辖市药品不良反应监测中心

C. 药物不良反应专家咨询委员会

D. 国家药品不良反应监测中心

E. 世界卫生组织的药物监测合作中心

3. 如个人发现药品引起的可疑不良反应，应及时报告给

4. 如生产厂家发现药品引起的可疑不良反应，应及时报告给

5. 如医务人员发现药品引起的可疑不良反应，应及时报告给

［答案与解析］B、B、A。考查药物不良反应的报告程序。个人和生产厂家发现药品引起的可疑不良反应，应及时报告给省、自治区、直辖市药物不良反应监测中心；如医务人员发现药品引起的可疑不良反应，应及时报告给医院药物不良反应监测组，经过分析评定后上报辖区的药物不良反应检测中心，再由辖区检测中心上报国家药物不良反应监测中心。

关键点提示

掌握药品不良反应监测方法及报告程序。

考点 13 药品不良反应/事件报告表

1. 填表内容　医务人员在报告可疑的不良反应时，必须使用国家食品药品监督管理总局统一印制的《药品不良反应/事件报告表》，并逐项认真填写最后

要进行因果关系分析评价（关联性评价），目前分为无法评价、待评价、可能无关、可能、很可能、肯定六级。对此，我国的评价原则有5条：

（1）用药的时间和可疑不良反应出现的时间有无合理的先后关系。

（2）可疑不良反应是否符合该药品已知的不良反应类型。

（3）停药或降低剂量后，可疑不良反应是否减轻或消失。

（4）再次使用可疑药品后是否再次出现同样反应。

（5）所怀疑的不良反应是否可以用患者的并用药的作用、患者病情的进展、其他治疗的影响来解释。

2. 注意事项

（1）药品不良反应报告表需长期保存，务必用钢笔书写，填写内容、签署意见的字迹要清楚，不得用报告表中未规定的符号、代号、不通用的缩写和草体签名等。表格中的内容必须填写齐全和确切，不得缺项。

（2）"不良反应事件过程描述"：要求对不良反应的主要表现和体征描述详细、具体。

（3）"怀疑引起不良反应的药品"：主要填写报告人认为可能是不良反应原因的药品，如认为有两种药品均有可能，可将两种药品的情况同时填上；给药途径应填口服、肌注；如系静脉给药，需填明是静脉滴注或缓慢静脉注射等。

（4）"用药起止时间"：指药品同一剂量的起止时间，均需用填写×年×月×日。用药过程中剂量改变时应另行填写或在备注栏中注明，如某药只用一次或只用一天可具体写明。

（5）"用药原因"：应填写具体，如患高血压性心脏病的病人合并肺部感染因注射氨苄西林引起不良反应，则此栏应填写肺部感染。

（6）"并用药品"：主要填写可能与不良反应有关的药品，与不良反应无关的药品不必填写。

（7）"不良反应结果"：指本次药品不良反应经采取相应的医疗措施后的结果，不是指原患者疾病的后果。

（8）"关联性评价"：评价结果、负责人的签名、日期均需填写齐全，这与监测报告表的完整密切相关。

（9）严重的、特别是致死的不良反应应以最快的通讯方式将情况报告国家药品不良反应监测中心。

真题回放

多项选择题：应通过什么分析药物的不良反应（2010）

A. 用药与不良反应的出现有无合理的时间关系

B. 反应是否符合该药已知的不良反应类型

C. 停药或减量后，反应是否消失或减轻

D. 再次使用可疑药品后是否再次出现同样反应

E. 反应是否可用并用药的作用、患者病情的进展、其他治疗的影响来解释

［答案］ABCDE

关键点提示

《药品不良反应/事件报告表》需认真填写，最后要进行因果关系分析评价（关联性评价）。目前分为无法评价、待评价、可能无关、可能、很可能、肯定六级。